Elisabeth Langmann
Ageismus im Gesundheitswesen

Menschenrechte in der Medizin / Human Rights in Healthcare | Band 9

Editorial

Themen im Spannungsfeld von Medizin und Menschenrechten umreißen ein Spektrum höchst aktueller und brisanter Fragen: Auf welche Weise kann das Menschenrecht auf Gesundheit für Menschen mit Behinderungen, Flüchtlinge oder »Menschen ohne Papiere« effizient gewährleistet werden? Wie lassen sich Menschenwürde und Menschenrechte am Lebensende, in der Phase palliativer Begleitung sichern? Was bedeutet das Postulat der Autonomie für Menschen mit Demenz und ihre Angehörigen?

Die Reihe bietet ein Forum für die Klärung solcher praktischer Fragen und will gleichzeitig Beiträge zur Grundsatzreflexion des Verhältnisses von Menschenrechten und Medizin leisten.

Die Reihe wird herausgegeben von Heiner Bielefeldt und Andreas Frewer.

Elisabeth Langmann (Dr. phil.), geb. 1992, ist Medizinethikerin mit einem interdisziplinären Hintergrund in Pflegewissenschaft, Angewandter Ethik und Pädagogik. Ihre Forschungsschwerpunkte sind feministische Bioethik und Fragen der sozialen Gerechtigkeit sowie Digitalisierung im Gesundheitskontext.

Elisabeth Langmann

Ageismus im Gesundheitswesen

Perspektiven der feministischen Medizinethik

[transcript]

Die vorliegende Arbeit wurde unter dem Titel »Ageismus im Gesundheitswesen. Eine Analyse aus Perspektive feministischer Medizinethik« im Juni 2024 von der Philosophischen Fakultät und dem Fachbereich Theologie der Friedrich-Alexander-Universität Erlangen-Nürnberg als Dissertation genehmigt.
Gutachter: Prof. Dr. Andreas Frewer M.A. und Prof. Dr. Dr. hc. Heiner Bielefeldt

Die Drucklegung erfolgte mit freundlicher Förderung durch:
Promotionsstipendium Josef und Luise-Kraft Stiftung (München)
Graduiertenkolleg »Menschenrechte und Ethik in der Medizin für Ältere« (FAU)
Preisgeld Prof. Dr. Andreas Frewer der Schöller-Stiftung (Nürnberg)
Professur für Ethik in der Medizin (FAU)

Bibliografische Information der Deutschen Nationalbibliothek
Die Deutsche Nationalbibliothek verzeichnet diese Publikation in der Deutschen Nationalbibliografie; detaillierte bibliografische Daten sind im Internet über https://dnb.dnb.de/ abrufbar.

Umschlagkonzept: Kordula Röckenhaus, Bielefeld
Druck: Majuskel Medienproduktion GmbH, Wetzlar
https://doi.org/10.14361/9783839474051
Print-ISBN: 978-3-8376-7405-7
PDF-ISBN: 978-3-8394-7405-1
Buchreihen-ISSN: 2703-0946
Buchreihen-eISSN: 2703-0954

Gedruckt auf alterungsbeständigem Papier mit chlorfrei gebleichtem Zellstoff.

Inhalt

Danksagung

Herzlichen Dank aussprechen möchte ich meinem Betreuer Andreas Frewer sowie dem Graduiertenkolleg »Menschenrechte und Ethik in der Medizin für Ältere«, das durch die großzügige Förderung der Josef und Luise Kraft-Stiftung (München) ermöglicht wurde. Die zahlreichen Treffen haben mir die Gelegenheit geboten, meine Herangehensweise und Argumentation über die Jahre zu vertiefen und zu verbessern. Besonders bedanken möchte ich mich auch bei Lutz Bergemann für seine kritische Durchsicht einer frühen Version dieser Arbeit und für seine ermutigenden Worte, mit denen er mich bestärkt hat, weiterzuarbeiten und selbstbewusst meine Thesen zu verteidigen. Zudem gilt Hans-Jörg Ehni und dem gesamten Team des Instituts für Ethik und Geschichte der Medizin der Universität Tübingen ein Dank für den inhaltlichen Austausch. Auch an diesem Ort habe ich auf unterschiedlichste Weise Unterstützung erhalten, meine Dissertation fertigzustellen. Außerdem bedanke ich mich beim »Netzwerk Junge Medizinethik«, das durch die Schaffung vielfältiger Formate dazu beigetragen hat, dass Ausarbeitungen und Ideen in einem geschützten Rahmen präsentiert und Argumentationen behutsam vorgestellt werden können. Die konstruktiven Rückmeldungen und Kritiken haben meine Arbeit an vielen Punkten maßgeblich bereichert.

Abschließend möchte ich mich bei meiner Familie, meinen Freund:innen und all jenen bedanken, die mich auf meinem Weg bis hierher auf unterschiedlichste Weise unterstützt haben. Dabei gilt besonderer Dank meinem Partner Fabian für seine Freundschaft, seine Beständigkeit und seinen Optimismus. Dieses Buch ist dir gewidmet.

Zusammenfassung

Ageismus als die am weitesten verbreitete Benachteiligungsform steht in Verbindung mit erheblichen Auswirkungen auf das Wohlbefinden von Personen im höheren Alter. In der vorliegenden Dissertation werden die ethischen Implikationen von Ageismus in der Gesundheitsversorgung älterer Menschen untersucht. Dazu wird durch den Transfer von Theorien und Konzepten der feministischen Bio- und Medizinethik ein ethischer Analyserahmen geschaffen und entlang der Arbeit auf die entsprechenden Themenschwerpunkte angewandt. Im Fokus stehen die Auswirkungen von Ageismus auf die individuellen Handlungsräume und die (relationale) Autonomie im Gesundheitswesen. Autonomie wird zunächst im Spannungsfeld zwischen Freiheit und Fähigkeit beleuchtet, bevor eine vertiefte Auseinandersetzung mit dem Konzept der relationalen Autonomie in Kombination mit dem Capability Approach präsentiert wird. Dabei wird betont, dass autonome Entscheidungsprozesse nicht isoliert betrachtet werden können, sondern von sozialen Beziehungen und struktureller Ungleichheit beeinflusst werden. Schlüsselkonzepte im Kontext relationaler Autonomie, Benachteiligung und sozialer Ungerechtigkeit in der Gesundheitsversorgung werden differenziert ausgearbeitet, um die Dynamiken und Auswirkungen von Ageismus auf die Autonomie älterer Menschen einzuordnen und ethische Implikationen abzuleiten. Auf diese Weise wird strukturelle Unterdrückung und Ungerechtigkeit kritisch beleuchtet und eine Anwendung der feministischen Perspektive auf Ageismus geboten. Diese Arbeit basiert auf der Annahme, dass Stereotype, Vorurteile und Diskriminierung gegenüber dem Altern und älteren Menschen die Sorge um die Gesundheit und damit auch die Verwirklichungschancen im Gesundheitswesen stark beeinflussen. Aufbauend auf dem Analyserahmen gliedert sich die vorliegende Dissertation in drei Teile: Im ersten Teil werden Begriffsklärungen vorgenommen und Schlüsselbegriffe wie Alter, Altern und Gesundheit erörtert. In diesem Zusammenhang wird insbesondere auf die

Position des höheren Alters zwischen Gesundheit und Krankheit sowie auf die performativen Aspekte des höheren Alters als soziale Praxis und damit als »Doing« eingegangen. Zudem werden Konzeptionen des guten Alterns kritisch reflektiert, um normative Implikationen des Alterns zu adressieren und Anforderungen an Konzepte des guten Alterns aus einer ethischen Perspektive abgeleitet. Entsprechend wird hervorgehoben, dass gutes Altern nicht primär mit einem Altern in Gesundheit in Verbindung gebracht werden sollte. Dabei geht es nicht darum, gesundheitliche Einschränkungen und ihre Bedeutung für das Wohlbefinden zu relativieren, sondern vielmehr darum, unangemessene, defizitorientierte Verallgemeinerungen in Bezug auf das höhere Lebensalter zu kritisieren und zu vermeiden. Im zweiten Teil folgt die Untersuchung der Hintergründe und Konsequenzen von Ageismus in der Gesundheitsversorgung älterer Personen. Dazu werden Determinanten, Formen und Auswirkungen auf intrapersoneller, interpersoneller und struktureller Ebene untersucht. Auf dieser Basis erfolgen auch die Einordnung und Darstellung der identifizierten ethischen Implikationen. Altersfeindlichkeit wird hier als bisher übersehene, aber zentrale Gesundheitsdeterminante in deren Vielfalt beschrieben. Einen Schwerpunkt stellt dabei die Auseinandersetzung mit der gesellschaftlichen Vulnerabilisierung älterer Personen dar, wobei der Begriff *Doing Vulnerability* eingeführt wird. Im dritten Teil wird die Auseinandersetzung mit Diskriminierung im höheren Alter vertieft, mit besonderem Fokus auf epistemische Ungerechtigkeit und Intersektionalität, da diese bedeutsam für eine gute Versorgung im höheren Alter sind und (bislang) konkrete Forschungslücken aufweisen. Abschließend werden aus der Perspektive dieser Arbeit ableitbare Grundsätze für eine bedürfnisorientierte Gesundheitsversorgung älterer Personen formuliert. Basierend auf der durchgeführten Analyse werden weitere Forschungslücken identifiziert, die in Zukunft genauer untersucht werden sollten. Hierzu zählt eine vertiefte intersektionale Auseinandersetzung sowie eine Lebensspannenperspektive auf Ageismus, insbesondere aus ethischer Perspektive. Ebenso besteht erheblicher Forschungsbedarf in Hinblick auf das Verständnis von Alters- und Krankheitserleben. Zudem wird auf Forschungslücken in Hinblick auf Konzeptionen des guten Alterns verwiesen, wobei die Notwendigkeit einer umfassenden Betrachtung im breiteren gesellschaftlichen Kontext, der strukturelle Bedingungen und soziale Determinanten einschließt, betont wird. Die identifizierten Forschungslücken weisen auf die Notwendigkeit hin, eine kritische Auseinandersetzung mit Ageismus in diesen Bereichen zu vertiefen, um ein umfassenderes Verständnis von Altersfeindlichkeit zu erlangen und wirksame Maßnahmen zur Überwindung dieser Form der Schlechterbehandlung zu entwickeln. Die vorliegende Dissertation schließt mit der Feststellung, dass sich die durch Ageismus ausgelösten unterschiedlichen Benachteiligungsdynamiken auf vielfältige Weise negativ auf die jeweiligen Handlungsräume und Verwirklichungschancen auswirken. Ein »Geraderücken« und damit die Veränderung der Wahrnehmung von Altern und älteren Personen ist entscheidend, um eine gerechte Welt für alle Generationen zu schaffen und Ageismus zu überwinden. Dabei liegt die primäre Verantwortung nicht bei den betroffenen Personen, sondern – aufgrund sozialer Konstruktionen – bei der Gesellschaft und damit bei uns allen.

1. Zur Einführung

Mit ihrem Werk »Das Alter« veröffentlichte Simone de Beauvoir Anfang der 1970er Jahre eine umfangreiche Abhandlung zu einem Thema, das damals wie heute in unterschiedlichen Zusammenhängen immer wieder in den Fokus von gesellschaftlichen, aber auch akademischen Debatten rückt(e). Schon sie fragt: »Wie müsste eine Gesellschaft beschaffen sein, damit ein Mensch auch im Alter ein Mensch bleiben kann?« De Beauvoir löst diese komplexe Frage direkt auf: »Die Antwort ist einfach: Er muss immer schon als ein Mensch behandelt worden sein.«[1] Eine knappe Antwort, die bereits vieles andeutet, aber gleichzeitig einiges an Hintergrund und inhaltlicher Tiefe voraussetzt, um deren vollen Gehalt fassen zu können – denn die betreffenden Themen selbst sowie die Zusammenhänge, in denen über das Alter, Altern und ältere Personen diskutiert wird, sind vielfältig, allgegenwärtig und komplex.

Die vorliegende Arbeit legt den Fokus auf eine besondere Problematik im Zusammenhang mit dem Altern, nämlich *Ageismus*.[2] Diese Form der Ungerechtigkeit ist weit verbreitet, betrifft alle Bereiche des gesellschaftlichen Zusammenlebens und ist eines der zentralen Themen der Gegenwart. Im Rahmen des *European Social Survey* wurde beispielsweise gezeigt, dass es sich bei Ageismus um die am weitesten verbreitete Form der Diskriminierung in Europa handelt.[3] Im 2019 veröffentlichten Eurobarometer-Bericht wird zudem festgestellt, dass innerhalb der Europäischen Union im Schnitt 40 % der Menschen glauben, dass Altersdiskriminierung in ihrem Land sehr oder

1 de Beauvoir (1970/2008), S. 711.

2 Zu verstehen als Altersfeindlichkeit, also Vorurteile, Stereotype sowie Diskriminierung gegenüber älteren Personen; für eine detaillierte Aufarbeitung siehe Abschnitt *Ageismus: Hintergründe und Auswirkungen*.

3 Swift et al. (2018).

ziemlich weit verbreitet ist.[4] Im »Global Report on Ageism« wird darüber hinaus von der Weltgesundheitsorganisation (WHO) hervorgehoben, dass global gesehen zumindest eine von zwei Personen altersfeindlich gegenüber älteren Menschen ist, also entsprechende Vorurteile hat oder sich gar altersdiskriminierend verhält.[5] Untersuchungen solcher Art sind zum einen wichtig, um einen Einblick bezüglich Ageismus, dessen Verbreitung sowie dessen Mechanismen in der Gesellschaft zu erlangen, zum anderen aber auch Voraussetzung für politische Entscheidungen zur Überwindung von Altersfeindlichkeit und Bemühungen um ein diskriminierungsfreies Altern. Zudem verdeutlichen sie bereits den sozialen Rahmen, in dem Altern wahrgenommen und erlebt wird und auf komplexe Weise in soziale Dynamiken und Normen verwoben ist. Trotz dessen weiter Verbreitung und negativer Implikationen auf unterschiedlichen Ebenen tritt Ageismus jedoch nur langsam in den Fokus der Aufmerksamkeit. Dabei ist gerade der Kontext Gesundheitswesen ein sensibler Bereich für Personen im höheren Lebensalter, da sich Ungerechtigkeiten hier auf vielfältige Weise und massiv auf die Versorgungs- und Lebensqualität auswirken können. Das Verstehen, Erkennen und Entgegenwirken von Altersfeindlichkeit ist dabei entscheidend, um eine Gesellschaft zu fördern, die Menschen jeden Alters schätzt und respektiert.

Gemeinsam mit den Vereinten Nationen (UN) wurde von der WHO für den Zeitraum 2021–2030 die »Decade of Healthy Ageing« ausgerufen. Übergeordnetes Ziel dieser Initiative ist es, die Art und Weise zu verändern, wie wir über das Alter und das Altern denken und diesbezüglich fühlen und handeln. Es wurden zehn Prioritäten festgelegt, sowohl um die Gesundheit älterer Personen zu fördern und deren Möglichkeiten zur Teilhabe an den entsprechenden Gemeinschaften und an der Gesellschaft zu stärken als auch um insgesamt einen Beitrag zu leisten, auf die Bedürfnisse älterer Personen besser einzugehen. Neben Regierungen, internationalen und regionalen Organisationen, Medien und Wissenschaft sind dadurch im Grunde alle Personen dazu aufgerufen, die gesetzten Ziele mitzugestalten und die notwendigen Maßnahmen

---

4 Rychtaříková (2019), S. 10. 51 % der befragten Personen in Deutschland gaben an, dass Diskriminierung aufgrund des Alters ein ernstes oder sogar sehr ernstes Problem darstelle. Vgl. Keller/Warner (2022), S. 81–82.

5 WHO (2021), S. XVI.

zu unterstützen.[6] In diesem Rahmen wurde auch die Bekämpfung von Ageismus als zentrales Handlungsziel definiert.[7]

Diese Initiative zur Verbesserung der Rahmenbedingungen für ein Altern in Gesundheit und Wohlbefinden entstand vor dem Hintergrund des demografischen Übergangs zu einer Bevölkerung mit höherem durchschnittlichem Lebensalter – mit weitreichenden Auswirkungen auf das gesamtgesellschaftliche Zusammenleben, wie unter anderem auf das Gesundheitswesen sowie das Gesundheitsverständnis und -verhalten von Personen und Gruppen.[8] Weltweit ist seit dem Jahr 1950 ein signifikanter Anstieg der Lebenserwartung, die derzeit im EU-Schnitt bei 81 Jahren liegt, zu beobachten.[9] In den OECD-Ländern hat sich in den letzten Jahrzehnten der Anteil der Bevölkerung im Alter von 65 Jahren und älter im Durchschnitt verdoppelt und betrug im Jahr 2021 18 %. Neben einer reduzierten Mortalität zählen auch Veränderungen in der Fertilität und in der Migration zu den zentralen Einflussfaktoren für die beobachteten und noch zu erwartenden Verschiebungen in der Bevölkerungsstruktur.[10] Insbesondere die Abnahme der Mortalität, die zu einer Zunahme der Lebenserwartung führt, trägt dazu bei, dass für das Jahr 2045 die Anzahl an über 60-Jährigen in Deutschland (voraussichtlich) erstmals größer sein wird als jene der 10- bis 24-Jährigen.[11] Diese demografischen Veränderungen werden sowohl wissenschaftlich als auch gesellschaftlich seit geraumer Zeit in unterschiedlichen Kontexten diskutiert und unterstreichen die Bedeutung, das Gesundheitssystem entsprechend diesen Veränderungen und den damit einhergehenden Bedürfnissen vorzubereiten und zu adaptieren.

Bisher konzentrierte sich die Auseinandersetzung mit dem demografischen Wandel vor allem auf wirtschaftliche Aspekte und den Druck auf die Sozialsysteme.[12] Häufig wird in diesem Zusammenhang die Zunahme an älteren Personen als Problem und Bremse für wirtschaftliches Wachstum wahrgenommen und kommuniziert.[13] In Zeitungsartikeln wird beispielsweise vor Schwierigkeiten sowie Belastungen durch eine »Überalterung« der Gesellschaft gewarnt und auf die demografische Verschiebung als unterschätztes

6 UN (2020). WHO (2021).

7 WHO (2021), S. 3. Vgl. Mahne et al. (2016).

8 Rudnicka et al. (2020), S. 10.

9 OECD (2021).

10 OECD (2023), S. 210.

11 Schwartz/Walter (2012), S. 169. OECD (2021).

12 Siehe hierzu beispielsweise OECD (2023).

13 Holtemöller et al. (2021). Vgl. auch Kesby (2017).

Risiko für den Wirtschaftsstandort hingewiesen.[14] Zudem verändern sich Vorstellungen des Alterns, nicht zuletzt, weil Menschen gemäß steigender Lebenserwartung länger leben.[15] Darstellungen, die ältere Menschen als ökonomisches, politisches und soziales Problem oder sogar als Belastung herausstellen, spiegeln defizitorientierte Altersbilder wider, die das höhere Alter mit Krankheit, Gebrechlichkeit und Verletzlichkeit gleichsetzen.[16]

Infolgedessen wird bereits seit einigen Jahren bis wenigen Jahrzehnten versucht, durch Initiativen, wie die eingangs genannte, das gesellschaftliche Verständnis des Alterns umzuprägen. Eines der Hauptmotive von »Decade of Healthy Ageing« besteht beispielsweise darin, den demografischen Wandel nicht nur als Herausforderung, sondern auch als Chance zu begreifen und diese Auffassung breitflächig zu fördern. Zudem gibt es Bemühungen, die starke Assoziation von höherem Alter mit Krankheit durch eine Verknüpfung mit Gesundheit aufzulockern. Die Initiative ist nicht die erste internationale Anstrengung um die Förderung eines besseren Umgangs mit dem Altern, sondern stützt sich vielmehr auf bereits bestehende Aktionspläne und Maßnahmen zur Alternsforschung und -politik. Hierzu zählen unter anderem der 2002 beschlossene UN-Aktionsplan »Madrid International Plan of Action on Ageing«[17] und der dazu erarbeitete politische Rahmen für aktives Altern der WHO.[18] In beiden Dokumenten wurde das Ziel in den Mittelpunkt gestellt, neue Wege in der Wahrnehmung, Integration und Versorgung älterer Personen zu beschreiten. Mit dem Verweis auf das Recht auf Gesundheit (als Menschenrecht) wurden Fähigkeiten und Erfahrungen älterer Personen hervorgehoben und ein breites Spektrum an politischen Maßnahmen zur Gewährleistung der Möglichkeit auf *gutes* Altern vorgelegt. Dabei wird forciert, Fragen des Alterns mit den Bereichen der sozialen und wirtschaftlichen Entwicklung und den Menschenrechten zusammenzudenken. Einige Jahre später wurde aufbauend auf dem 2015 veröffentlichten Bericht »World Report on Ageing and Health«[19] – als eine Reaktion der WHO auf die Sustainable

---

14 Unter anderem Mihm (2009) und Beeger (2020) in der FAZ. Petropulos (2011) in Die Zeit.

15 Vgl. Overall (2016), S. 27.

16 Centre for Ageing Better (2021), S. 77. Sanchini et al. (2022). Langmann (2023). Siehe hierzu insbesondere Kapitel *Doing Vulnerability – Vulnerabilisierung älterer Personen*.

17 UN (2002).

18 WHO (2002).

19 WHO (2015a).

Devolopment Goals[20] – der »Global Strategy and Action Plan on Ageing and Health«[21] verabschiedet. Dieser weist auf rechtliche, soziale und strukturelle Hindernisse für ein Altern in Wohlbefinden hin und hebt wiederum die Bedeutung der Möglichkeit hervor, gesund zu altern. Zugleich wird eine globale Kampagne zur Bekämpfung von Ageismus gefordert und dabei festgestellt, dass so lange Altersfeindlichkeit nicht überwunden ist, die Förderung von gesundem Altern nur begrenzt erfolgreich sein kann.[22] Ein Vorgehen gegen Altersfeindlichkeit kann so als wichtiger Beitrag für die Schaffung einer gleichberechtigten Gesellschaft verstanden werden. Eine Verschiebung in der Wahrnehmung des höheren Alters und von älteren Personen gilt in diesem Zusammenhang als voraussetzend für die Überwindung von Ageismus.

Gleich zu Beginn der ausgerufenen »Decade of Healthy Ageing« bestimmte der Ausbruch der Covid-19-Pandemie beispielslos das gesellschaftliche Leben. Erste Forschungsergebnisse deuteten dabei darauf hin, dass für ältere Menschen ein deutlich erhöhtes Risiko für schwere Krankheitsverläufe bis hin zu tödlichen Folgen besteht.[23] Es wurde jedoch bald erkannt, dass das Alter allein *kein* ausreichendes Kriterium ist, um die gesundheitlichen Folgen einer Infektion vorherzusagen.[24] Der anfängliche Umgang mit der Covid-19-Pandemie, der von umfangreichen Bemühungen um Infektionsschutz und folglich von Schutzmaßnahmen geprägt war, stellte dennoch speziell die Gruppe der älteren Personen vermehrt in den Fokus. Hierbei wurde sowohl weitgehend in der Öffentlichkeit als auch teilweise in der Wissenschaft ein sehr undifferenziertes Altersbild gezeichnet, gemäß dem ältere Personen (per se) hilfsbedürftig, besonders verletzlich und demzufolge schutzbedürftig seien. Als Konsequenz

---

20 Auch Ziele für nachhaltige Entwicklung oder kurz SDGs genannt. Diese 17 SDGs mit 169 Unterzielen basieren auf einem 2015 von den Vereinten Nationen verabschiedeten Handlungsaufruf (Agenda 2030) zur Verwirklichung von sozial, wirtschaftlich und ökologisch nachhaltiger Entwicklung. Bis 2030 soll dadurch mit Zielen wie der Beendigung von Armut, der Sicherung der Ernährung sowie der Förderung von Gesundheit und Wohlergehen der Planet geschützt und gleichzeitig erreicht werden, dass alle Menschen in Frieden und Wohlstand leben können.

21 WHO (2017).

22 Ibid., S. 8. »The strategy does however propose that a fundamental step in fostering Healthy Ageing is to combat ageism. […] Unless ageism is tackled and these fundamental beliefs and processes are changed, our capacity to seize innovative opportunities to foster Healthy Ageing will be limited. This will require diverse actions including legislation, interventions to shift social norms, and education.«

23 Gao et al. (2021). WHO (2020a).

24 Romero Starke et al. (2021).

wurden nicht nur strenge Besuchsverbote in Altersheimen und Pflegeeinrichtungen eingeführt, sondern auch (unter anderem auf politischer Ebene) dazu aufgefordert, den direkten Kontakt zu älteren Personen beispielsweise im Verwandtenkreis einzuschränken.[25]

Obwohl die kommunizierte Absicht – zum Schutz älterer Personen – positiv zu werten ist, verstärkt die wiederholte Darstellung älterer Menschen als verletzlich und schutzbedürftig das Narrativ einer erhöhten Vulnerabilität im höheren Alter und provoziert ein Verständnis der Homogenität dieser Altersgruppe.[26] Dabei vernachlässigt das Vulnerabilitätsnarrativ die Vielfalt der Gruppe der älteren Menschen, und führte insbesondere am Beginn der Pandemie, der von Einschränkungen des gesellschaftlichen Lebens geprägt war, zu Spannungen, indem diese zum Zweck des Schutzes älterer Menschen kommuniziert wurden.[27] Dies förderte unter anderem den (bereits bestehenden) Eindruck, dass ältere Menschen eine Belastung für die Gesellschaft darstellen. Die Vulnerabilitäts- und Belastungsnarrative trugen beispielsweise zu Marginalisierung und Benachteiligung älterer Erwachsener bei und förderten einen Anstieg von Ageismus.[28] Im Rahmen der Covid-19-Pandemie wurden also altersfeindliche Dynamiken deutlicher,[29] aber auch das gesellschaftliche Bewusstsein für diese Problematiken geschärft.[30]

Diese Zusammenhänge zeigen die hohe Relevanz von globalen Kampagnen wie »Decade of Healthy Ageing«, des aktuellen Berichts über Altersfeindlichkeit[31] aber auch der vorliegenden Dissertation. Die erwähnten (und andere) Erscheinungsformen von Ageismus stehen dabei mit weitreichenden Implikationen für das gesellschaftliche Zusammenleben, insbesondere die Gesundheitsversorgung, in Relation. Vor allem aufgrund der Berührung sensibler Bereiche der menschlichen Existenz, wie Autonomie, Gesundheit und Wohlbefinden, sowie deren normativer Verflechtungen, bedürfen diese Themen einer näheren (auch ethischen) Betrachtung. In diesem Kontext bietet ein weiteres Zitat von de Beauvoir eine wichtige Perspektive, indem es einen

25 Ayalon et al. (2021). Previtali et al. (2020).

26 Vgl. Ehni/Wahl (2021), S. 249.

27 Vgl. Cohn-Schwartz/Ayalon (2021). Swift/Chasteen (2021), S. 247.

28 Cohn-Schwartz/Ayalon (2021).

29 UN (2021).

30 Siehe unterschiedliche Publikationen, die Ageismus als zentrale Problematik während der Covid-19-Pandemie hervorhoben: Previtali et al. (2020). Ng et al. (2021a). Ehni/Wahl (2020). Ayalon et al. (2021). Forster/Frewer (2021).

31 WHO (2021).

bedeutsamen Rahmen für die Auseinandersetzung in dieser Arbeit setzt: »Durch die Art, wie sich eine Gesellschaft gegenüber ihren Alten verhält, enthüllt sie unmissverständlich die Wahrheit – oft sorgsam verschleiert – über ihre Grundsätze und Ziele.«[32] So ist das übergeordnete Ziel der vorliegenden Dissertation, dazu beizutragen, das Phänomen Ageismus im Gesundheitswesen aus einer ethischen Perspektive zu beleuchten. Dies soll durch eine Analyse der damit verbundenen Dynamiken sozialer Ungerechtigkeit erfolgen, um die konkreten Auswirkungen auf die Handlungsräume und -fähigkeit älterer Personen und somit auf ihre Autonomie zu konkretisieren. Dabei greift die vorliegende Analyse auf Erkenntnisse und Konzepte aus der feministischen Medizinethik zurück und überträgt diese auf das Thema Ageismus im Gesundheitswesen. Durch den Transfer dieser Perspektiven auf das hier im Zentrum stehende Phänomen eröffnen sich wertvolle neue Möglichkeiten, Ageismus (besser) zu verstehen.

Vor diesem Hintergrund wird anfangs ein ethischer Analyserahmen entwickelt, der verdeutlicht, aus welcher Perspektive sich den Themen aus welchen Gründen angenähert wurde, und der infolge entlang der Arbeit auf die entsprechenden Themenschwerpunkte angewandt wird. Im Zentrum der Analyse steht Ageismus als weit verbreitete Form der sozialen Ungerechtigkeit und wie dieser sich auf die individuellen Handlungsräume und damit auf die (relationale) Autonomie im Gesundheitskontext auswirkt. Dazu wird in einem ersten Schritt Autonomie in Kapitel 3.1 im Spannungsfeld zwischen Freiheit und Fähigkeit beleuchtet, wie sie in der Gesundheitsversorgung sowie in der Bio- und Medizinethik breite Anwendung findet.

Im darauffolgenden Kapitel *Relationale Autonomie und Capability Approach* wird eine vertiefte Auseinandersetzung mit dem Konzept der relationalen Autonomie in Verbindung mit dem Capability Approach präsentiert. Dies stellt ein Schlüsselkapitel der vorliegenden Dissertation dar. Es wird betont, dass Selbstbestimmung und autonome Entscheidungsprozesse nicht in einem sozialen Vakuum stattfinden und damit nicht isoliert betrachtet werden können, sondern stark von sozialen Beziehungen, struktureller Ungleichheit und anderen externen Faktoren beeinflusst werden. Vor diesem Hintergrund wird für die Anwendung der Perspektive der relationalen Autonomie im Rahmen dieser Arbeit argumentiert. Dabei wird dieses aus der feministischen Bio- und Medizinethik stammende Konzept als aufschlussreiche Möglichkeit präsentiert, komplexe Problemfelder, insbesondere im Zusammenhang mit bioethi-

32 de Beauvoir (1970/2008), S. 110.

schen Fragen und sozialer Gerechtigkeit, umfassend und differenziert zu betrachten. In den folgenden Abschnitten werden Schlüsselbegriffe und -konzepte im Kontext (relationale) Autonomie, Benachteiligung und soziale Ungerechtigkeit in der Gesundheitsversorgung ausgearbeitet. Diese bilden wichtige Grundlagen für die weitere Untersuchung, speziell hinsichtlich Dynamiken und Auswirkungen von Ageismus auf die Autonomie älterer Menschen im Gesundheitswesen. Zum einen wird Vulnerabilität in ihrer Vielfalt erörtert, einschließlich ontologischer, situativer und pathogener Quellen sowie einem Auftreten in dynamischen Schichten (layers). Zum anderen werden Empowerment und Teilhabe beziehungsweise Partizipation als differenzierte und aufeinander aufbauende Konzepte analysiert, die vor allem in der Gesundheitsversorgung dazu beitragen können, die Dynamiken sozialer Ungerechtigkeit bezüglich Autonomie zu verstehen und zu verbessern. Zur Kontextualisierung und zur direkten Verschränkung des Analyserahmens mit der Gesundheitsversorgung wird in Kapitel 3.5 das Recht auf Gesundheit herangezogen. Diskutiert werden dabei die Zusammenhänge zwischen Verfügbarkeit, Zugang und sozialer Gerechtigkeit sowie die Bedeutung von Autonomie, Vulnerabilität, Empowerment und Partizipation im Kontext des Rechts auf Gesundheit.

Im Anschluss an den Analyserahmen werden in einem ersten Schritt begriffliche Klärungen als Grundlage für die weitere Untersuchung erarbeitet. Im Kapitel *Alter, Altern und Gesundheit* wird das Phänomen des Alterns in seiner Vielfalt und Vielschichtigkeit erörtert. Die Analyse der Beziehung zwischen Gesundheit, Krankheit und Altern wird in Abschnitt 4.1.1 vertieft. Darüber hinaus wird im Kapitel *Doing Age – das höhere Alter als performativer Akt* ein performatives Verständnis von Altern als grundlegend verargumentiert, um die vielfältigen Einflüsse auf den Alternsprozess zu erfassen und normative Implikationen zu adressieren. Darauffolgend werden im Kapitel 4.2 unterschiedliche Konzeptionen des guten Alterns vor dem Hintergrund des Analyserahmens und der begrifflichen Klärungen untersucht. Das Konzept »Successful Aging« wird zunächst vorgestellt, wobei kritisiert wird, dass es Vielfalt und soziale Determinanten vernachlässigt. Daraufhin wird »Healthy Aging« kritisch betrachtet, bevor (ethische) Anforderungen an ein Konzept des guten Alterns abgeleitet werden. Hier wird Geroethik mit einem Ausblick auf die Integration der Salutogenese präsentiert, um die identifizierten Kritikpunkte aufzugreifen und das Altern als wertneutralen Prozess in seiner Vielfalt darzustellen.

Mit *Ageismus in der Gesundheitsversorgung älterer Personen* folgt ein weiteres zentrales Kapitel der vorliegenden Arbeit. Darin wird eine Definition von Ageismus präsentiert und die Studienlage zu Ageismus – als Stereotype,

Vorurteile und Diskriminierung gegenüber älteren Menschen – im Gesundheitswesen analysiert. Die identifizierten Determinanten und Dynamiken werden entlang der Dimensionen intrapersonell, interpersonell und strukturell dargestellt und mit möglichen Auswirkungen in Relation gesetzt. Im Abschnitt *Doing Vulnerability – Vulnerabilisierung älterer Personen* wird die gängige Vorstellung von Menschen im höheren Alter als vulnerabel, abhängig und gebrechlich kritisch reflektiert. Es wird diskutiert, ob dieses Stereotyp adäquat und für die Gesundheitsversorgung hilfreich ist oder ob es als Ausdruck von Ageismus gewertet werden kann. Zudem wird im Kontext sozialer Ungerechtigkeit für ein Verständnis von Vulnerabilität als Doing argumentiert, womit der Fokus von den betroffenen Personen gelöst und auf soziale Prozesse gerichtet wird.

Im Rahmen von *Diskriminierung im höheren Alter* wird darauffolgend die Erörterung von Altersdiskriminierung vertieft, wobei der Fokus auf bestimmte Formen der Diskriminierung gelegt wird, die in engem Zusammenhang mit vorherrschenden Stereotypen über das höhere Alter stehen. Eine wichtige, aber wenig beachtete Form der Diskriminierung im höheren Alter wird in Kapitel 6.1 behandelt. Es wird betont, dass epistemische Ungerechtigkeit auch in Bezug auf die medizinische Indikation und die Wahrnehmung von Ageismus als Forschungslücke bisher wenig Beachtung findet. Diese Form der Ungerechtigkeit beeinträchtigt nicht nur die Glaubwürdigkeit älterer Menschen, sondern auch ihre Autonomie, da ihre Erfahrungen und Perspektiven oft nicht angemessen berücksichtigt werden. Daran anschließend wird angesichts der Vielfalt der älteren Bevölkerungsgruppe im Kapitel *Ageismus unter intersektionaler Perspektive* die homogene und defizitorientierte Darstellung des höheren Alters weiter problematisiert. Im Unterkapitel *Verflechtungen von Ageismus und Ableismus* werden Verbindungen zwischen Altersfeindlichkeit und Behindertenfeindlichkeit untersucht. Dabei wird unter anderem die potenziell stigmatisierende Wirkung von Konzepten, wie Successful Aging, auf ältere Menschen mit Behinderungen hervorgehoben. Infolge wird ein inklusiverer Ansatz gefordert, der individuelle Fähigkeiten und Präferenzen berücksichtigt und somit ein gerechteres Verständnis von »gutem Altern« fördert. Daneben fokussiert das Kapitel 6.2.2 auf die Vielfalt älterer Patient:innen und deren heterogene Bedürfnisse, einschließlich physiologischer Unterschiede und sozialer Aspekte. Es werden Grundsätze für eine bedürfnisorientierte Gesundheitsversorgung älterer Personen formuliert, die auf dem Ansatz der (relationalen) Autonomie aufbaut. Im Anschluss an diese Kapitel folgt eine Diskussion, die die Erarbeitungen und Ergebnisse zusammenführt und (weiter) verschränkt.

2. Methode und Konzept

In dieser Dissertation wird eine Analyse von Ageismus in der Gesundheitsversorgung älterer Personen durchgeführt. Dazu werden bestimmte, für den Forschungsgegenstand relevante Erkenntnisse und Konzepte aus der feministischen Bio- und Medizinethik auf diesen Themenschwerpunkt übertragen. Ageismus wird dabei insbesondere unter den Aspekten der (relationalen) Autonomie und der sozialen Gerechtigkeit untersucht, um hierdurch die Vielschichtigkeit von Altersfeindlichkeit in der Gesundheitsversorgung zu verdeutlichen und zugleich auch deren weitreichende Auswirkungen auf die individuelle Lebensgestaltung in der Lebensphase des höheren Alters hervorzuheben.

Der theoretische Hintergrund sowie der ethische Analyserahmen dafür werden in einem ersten Schritt als Basis für eine umfängliche Auseinandersetzung mit den im Zentrum dieser Arbeit stehenden Themen entwickelt. Ausgehend von Theorien und Konzepten aus der feministischen Bio- und Medizinethik werden problematische Auswirkungen von struktureller Unterdrückung und Ungerechtigkeit fokussiert und eine kritische Perspektive auf Ageismus eröffnet. Das übergeordnete Ziel ist dabei nicht (nur), zu unterstreichen, dass Ageismus in der Gesundheitsversorgung älterer Personen existiert, sondern darüber hinaus eben spezifisch die damit verbundenen normativen Dynamiken und ethischen Implikationen zu klären, um so aus ethischer Perspektive zu einem kohärenteren und umfassenderen Verständnis dieses sozialen Phänomens, speziell im Gesundheitskontext, zu gelangen. Dies geschieht vor den Grundprinzipien der Gleichheit und Menschenwürde sowie speziell mit Blick auf das Recht auf Gesundheit und den Respekt vor Autonomie. Hinsichtlich der Selbstbestimmung wird untersucht, welche Auswirkungen Ageismus auf die individuellen und gesellschaftlichen Dimensionen des Alterns und die entsprechenden Handlungsräume im höheren Lebensalter haben kann. Dieser Untersuchung liegt die These zugrunde, dass aufgrund weit verbreiteter Stereotype, Vorurteile und Diskriminierungen gegenüber dem Altern und gegenüber älteren Menschen die Sorge um die (auch eigene) Gesundheit im Alter stark von Ageismus geprägt ist. Dies betrifft die Gesundheitsversorgung sowohl strukturell, das heißt im Gesundheitswesen und in Institutionen, als auch auf persönlicher Ebene, in Form von Altersbildern und entsprechenden Selbstbildern.

Im Zentrum stehen somit die Identifikation von und die Auseinandersetzung mit (ethisch relevanten) Auswirkungen und Dynamiken von Ageismus im Gesundheitswesen – speziell im Kontext Autonomie. Hierzu wird auf Literatur aufgebaut, die sich auf das Altern, altersabhängige Ungleichbehandlungen und Ageismus bezieht. Theorien, Konzepte und Begriffe aus der (feministischen) Bio- und Medizinethik werden herangezogen und auf die betreffenden Themen angewandt. Weitverbreitete Auffassungen von Autonomie werden kritisch hinterfragt und im Gegenzug für eine schwerpunktmäßig relationale Perspektive argumentiert. Diverse zentrale Aspekte der Autonomie im Zusammenhang mit Ageismus werden unter anderem im Hinblick auf Konzeptionen des *guten* Alterns und deren normative Implikationen analysiert und besprochen. Die identifizierten Dimensionen von Ageismus werden aus unterschiedlichen Blickwinkeln betrachtet und mit einer *bedürfnisorientierten* Gesundheitsversorgung von Personen im höheren Alter verknüpft. Mögliche gesundheitliche Auswirkungen von Altersfeindlichkeit werden sichtbar gemacht und deren Vielschichtigkeit verdeutlicht. Hierzu zählt auch die kritische Auseinandersetzung mit der Vorstellung einer universellen Erfahrung des Alterns beziehungsweise die Betonung der Heterogenität des höheren Alters.

Darauf aufbauend werden die Auswirkungen von Ageismus im Kontext von Handlungsoptionen und substanziellen Möglichkeiten im Gesundheitswesen untersucht. Indem hierbei ein dynamisches Verständnis von Autonomie als Kontinuum zwischen einem Mehr und Weniger zur Anwendung kommt, wird ein breites Spektrum ethischer Implikationen von Ageismus auf die Selbstbestimmung, Selbstverwaltung und Selbstautorisierung sichtbar gemacht. Es wird auf Schwachstellen von Strukturen und Instrumenten in der Gesundheitsversorgung Bezug genommen, um herauszuarbeiten, wie diese – auch über Ageismus – die Verwirklichungschancen und damit die Autonomie beeinflussen (können). Dabei wird sowohl die Perspektive einer älteren Person, die Gesundheitsleistungen in Anspruch nimmt, als auch die der Personen, die im Gesundheitssystem tätig sind, berücksichtigt. Insgesamt wird durch den Transfer feministischer Perspektiven der Bio- und Medizinethik ein wertvoller Rahmen für die Auseinandersetzung mit und die

Überwindung von Ageismus geboten. Dadurch kann dazu beitragen werden, eine gerechtere und gleichberechtigtere Gesellschaft für alle Menschen zu fördern, unabhängig von ihrem Alter.

2.1 Zielgruppen und Limitationen

Im Fokus dieser Analyse stehen Personen im höheren Alter, die Gesundheitsleistungen in Anspruch nehmen (wollen). Dabei scheint es hilfreich zu sein, darzulegen, wen diese Erarbeitung *nicht* in ihr Zentrum stellen möchte: Personen im höheren Alter mit einem bestimmten Krankheitsbild, wie Parkinson oder Demenz, oder in speziellen Lebensformen oder -phasen, wie beispielsweise am Lebensende, werden teilweise thematisiert, stehen aber nicht im Fokus. Diese Einschränkungen sind zugleich Limitationen dieser Arbeit. Im Mittelpunkt der vorliegenden Bearbeitung stehen somit ältere Person, die potenziell Gesundheitsleistungen unterschiedlicher Art in Anspruch nehmen möchten, womit ein grundlegenderer Blickwinkel ermöglicht werden soll. Demzufolge wird auch der Frage begegnet, welchen Barrieren Personen im höheren Alter aufgrund ihres Alters im Gesundheitswesen gegenüberstehen. Eine Besonderheit dieser Dissertation besteht zudem darin, feministische Theorien und Konzepte auf das Thema des höheren Alters und Ageismus zu übertragen. Dennoch liegt der Schwerpunkt der inhaltlichen Fragestellungen nicht primär auf feministischen Bezugspunkten. Diese Entscheidung kann als eine Limitation dieser Arbeit interpretiert werden und verweist gleichzeitig auf zukünftigen Forschungsbedarf in diese Richtung.

2.2 Forschungslücken

Eine der drängendsten Forschungslücken in der Alternsforschung besteht im Mangel an Verständnis für die *ethischen* Implikationen von Ageismus. Eine Auseinandersetzung damit ist unter anderem deshalb notwendig, weil die vielfältigen und teils impliziten Dynamiken dieses weitverbreiteten Phänomens umfangreiche negative Auswirkungen auf das Leben einzelner Personen sowie das soziale Zusammenleben haben. Auf verschiedenen Ebenen ist davon auch die Gesundheitsversorgung betroffen. Aufgrund der mangelnden Auseinandersetzung damit bleiben Dynamiken sozialer Ungerechtigkeit unzureichend verstanden und demnach strukturell wie individuell bestehen und drohen sich insgesamt vor dem Hintergrund der demografischen Verschiebungen zu verstärken.

Demgegenüber steht im Bereich der Medizinethik die Fokussierung auf Themen des höheren Alters wie Lebensende, Demenz oder auch gute Gesundheitsversorgung. In diesen ist Ageismus implizit eingewoben, wird bisher aber häufig nicht explizit thematisiert. Zugleich nimmt Altern im Allgemeinen und Ageismus im Speziellen keinen zentralen Stellenwert in der feministischen Forschung ein. Insbesondere Theorien und Konzepte aus der feministischen Bio- und Medizinethik eignen sich jedoch für eine kritische Untersuchung von Ageismus, werden aber bislang nur lückenhaft auf diese Form der sozialen Benachteiligung übertragen. Dies ist eine bedeutsame Wissenslücke, da hiermit potenziell vertiefte Einblicke auf ethische Implikationen von Ageismus gewonnen werden könnten. Durch den Transfer bestimmter Theorien und Begrifflichkeiten der feministischen Bio- und Medizinethik soll im Rahmen dieser Arbeit eine kritische Perspektive auf gesellschaftliche Zusammenhänge und strukturelle Faktoren in Bezug auf das höhere Alter und Ageismus ermöglicht werden.

Eine spezifischere Forschungslücke besteht inter alia in einer Auseinandersetzung mit relationaler Autonomie vor dem Hintergrund der Dynamiken von Ageismus im Gesundheitswesen. Dabei sind eine gute Gesundheitsversorgung im höheren Alter, eine intersektionale Analyse von Ageismus sowie eine integrierende Betrachtung von Vulnerabilität, Partizipation und Empowerment Schwerpunkte dieser Dissertation, denen bislang in diesem Kontext wenig Beachtung zukam. Insbesondere epistemische Ungerechtigkeit gegenüber älteren Personen im Zusammenhang mit Ageismus konnte als zentrale Forschungslücke identifiziert und entsprechend bearbeitet werden. Durch die Beschäftigung mit diesen Themen soll nicht nur auf weitgehende negative Auswirkungen von Altersfeindlichkeit in der Gesundheitsversorgung eingegangen, sondern zugleich deren Implikationen für ein *gutes* Altern hervorgehoben werden. Folglich ist die erweiterte Sensibilisierung für Ageismus ein zusätzliches Ziel dieser Arbeit.

Wichtig ist hierbei zu betonen, dass die Komplexität des Phänomens Ageismus erst durch eine gründliche und vertiefte Auseinandersetzung hinreichend abgebildet werden kann und erst damit eine Voraussetzung dafür geschaffen wird, dass dessen Beachtung einen wertvollen Beitrag zum Diskurs darstellen kann. Erfolgt dies nicht, so besteht – wie an einigen Stellen in dieser Arbeit aufgezeigt – die Gefahr, dass durch unterschiedliche, verkürzte Beiträge das übergeordnete Ziel, Ageismus entgegenzuwirken, eher behindert als sich ihm angenähert wird. Somit sollen durch die Schwerpunktsetzungen der vorliegenden Dissertation einige der beschriebenen Lücken in der Aufarbeitung von und im Umgang mit Ageismus geschlossen und weiterer Forschungsbedarf aufgezeigt werden.

3. Theoretischer Hintergrund und Analyserahmen

Der Respekt der persönlichen Autonomie als normatives Grundprinzip ist in liberal-demokratischen Gesellschaften akzeptiert. Wie im folgenden Kapitel genauer ausgeführt, wird dies zumeist verstanden als der Respekt des Rechts einer jeden Person, ein selbstbestimmtes Leben zu führen und Entscheidungen auf der Grundlage der eigenen Werte und Verpflichtungen zu treffen – frei von unangemessenen Einmischungen und Druck von außen.[1] Zudem wird davon ausgegangen, dass ein Großteil der Menschen die entsprechende Fähigkeit besitzt und dieses Recht auch ausüben darf, wenn es gegebenenfalls als unvernünftig verstanden werden könnte.[2] Im Fokus der Auseinandersetzung mit Autonomie steht dabei zumeist die Analyse von speziellen, gesellschaftlich anerkannten Merkmalen selbstbestimmter Handlungsfähigkeit, die erfüllt sein müssen, damit einer Person die Fähigkeit der Selbstbestimmung zuerkannt werden kann.

Bei Ageismus im Kontext von Gesundheit und dessen Auswirkungen auf die Autonomie treten entsprechend dem Konzept von Altersfeindlichkeit soziale und strukturelle Ungerechtigkeiten in den Vordergrund. Demnach werden die Betrachtung und Berücksichtigung sozialer Rahmenbedingungen sowie asymmetrischer Beziehungen und Machtverhältnisse mitsamt deren Einfluss auf die tatsächliche Ausübung von (individueller) Autonomie zentral. Hierzu zählen die Einschränkung von Verwirklichungschancen oder auch von betroffenen Personen selbst aufgrund gesellschaftlichen Drucks verinnerlichte Unterdrückung, die zu adaptiven Präferenzen führen kann.[3] In der

1 Christman (2014), S. 373. Beauchamp/Childress (2019), S. 39. Saad (2018).

2 Vgl. Mackenzie (2019), S. 146.

3 Stoljar/Mackenzie (2022), S. 71. Feministische Theoretiker:innen argumentieren, dass es adaptive Präferenzen gibt, die moralisch fragwürdig sind. Diese Präferenzen sind an die Umstände der Unterdrückung angepasst und können folglich den eigenen Interessen widersprechen.

vorliegenden Arbeit wird durch Anwendung eines relationalen Verständnisses von Autonomie breitflächig auf unterschiedliche Folgen der Gruppenzugehörigkeit – hier zur Gruppe der älteren Personen – in Bezug auf Gesundheit eingegangen. Die relationale Perspektive eignet sich für diese Analyse insbesondere aufgrund ihrer engen Verknüpfung zu Mechanismen wie Stereotypisierung und Unterdrückung sowie zu Fragen von Chancengleichheit und sozialer Gerechtigkeit.[4] Im folgenden Abschnitt wird Autonomie dementsprechend aus verschiedenen Perspektiven beschrieben und dabei für das relationale Verständnis hinsichtlich der Bearbeitung der Forschungsfragen argumentiert. Im Weiteren werden zentrale Konzepte vorgestellt, die eng mit Autonomie in Verbindung stehen und somit für die Analyse grundlegend sind. Hierzu zählen Vulnerabilität sowie Partizipation und Empowerment.

3.1 Autonomie zwischen Freiheit und Fähigkeit

Autonomie und der Respekt vor autonomen Entscheidungen sind tief in der Vorstellung eines guten Lebens und Zusammenlebens verankert. Obwohl zuweilen undifferenziert und vage bleibt, was mit Autonomie genau gemeint wird, so wurde sie dennoch Schlüsselbegriff für eine Lebensgestaltung, die den jeweiligen persönlichen Vorstellungen der einzelnen Person entspricht und für Werte wie Freiheit, Eigenständigkeit und/oder Selbstbestimmung steht. Als Terminus und Konzept ist Autonomie in verschiedenen wissenschaftlichen Disziplinen stark verwurzelt, wobei abhängig von den jeweiligen Perspektiven unterschiedliche Auffassungen entstehen und bestehen. Wörtlich übersetzt kann Autonomie als Selbstverwaltung oder Selbstbestimmung verstanden werden. Der Begriff leitet sich aus den altgriechischen Wörtern *autos* (selbst) und *nomos* (Gesetz) ab. Im Laufe der Zeit wurde dem Begriff der Autonomie darüber hinaus eine Vielzahl an Bedeutungen zugeordnet – nicht zuletzt in Bezug auf das Individuum.[5]

Auf Individualebene stützt sich Autonomie auf persönliche Überzeugungen, Prinzipien und Werte, nach denen gelebt und entschieden wird oder gegebenenfalls auch stellvertretend entschieden werden soll.[6] Mit Blick auf Wünsche, Eigenschaften und Überlegungen kann autonom zu sein bedeuten,

4 Mackenzie (2019), S. 144.

5 Saad (2018), S. 125.

6 Beispielsweise in Form von Patient:innenverfügungen.

die eigene Person zu sein sowie die eigene Integrität wahren und ausdrücken zu können.[7] In diesem Kontext entspricht *nomos* den eigenen Werten, Vorlieben oder Wünschen, woraus sich normative Implikationen des Respekts vor dem Recht, den eigenen Weg zu wählen und zu gehen, ableiten lassen.[8] Damit eng verbunden sind Konzepte wie Rationalität und Reflexionsfähigkeit, Selbstbestimmung oder auch Unabhängigkeit, in denen die Bedingungen zum Ausdruck kommen, die nach vorherrschender Meinung erfüllt sein sollten/müssen, um eine in diesem Sinne verstandene Autonomie tatsächlich »leben« beziehungsweise im eigenen Entscheiden und Tun umsetzen zu können.[9] Ferner kann Autonomie als *Freiheit*, Entscheidungen entsprechend des eigenen Willens zu treffen, beschrieben werden und als *Fähigkeit*, das eigene Leben nach den eigenen (rationalen) Überlegungen zu gestalten. So kann Selbstbestimmung bedeuten, über eine konkrete Situation zu bestimmen, aber auch in einem weiteren Sinn über sich selbst, das heißt inter alia über Lebensentwürfe und mögliche Alternativen.[10] In Verbindung damit steht demnach nicht nur die Verwirklichung des Selbst, sondern auch die Reflexion, inwiefern jemand den eigenen Vorstellungen folgend lebt.

Besonders in der Bioethik wurde die Achtung vor der Autonomie von Patient:innen und Proband:innen als Reaktion auf Missstände und Fehlverhalten in diesen Bereichen zunehmend betont.[11] Dabei ist hier der Respekt vor der Autonomie zumeist auf bestimmte Fälle oder Entscheidungssituationen ausgerichtet. Dessen Geltungskraft sowie erfahrene Aufmerksamkeit wurden durch Autonomie als eigenständigem Prinzip im von Beauchamp und Childress erarbeiten Prinzipalismus, einem der zentralen Konzepte der Medizinethik, noch verstärkt. Unter anderem führte dies dazu, dass Autonomie in den letzten Jahrzehnten in unterschiedlichen Kontexten rund um das Thema Gesundheit vermehrt und vertieft Beachtung fand.[12]

Bereits an den vier Prinzipien lässt sich eine starke Orientierung an der klinischen Praxis erkennen. Entsprechend wird mit dem Prinzip des Respekts

---

7 Christman (2014), S. 373.

8 Anderson (2013), S. 447–448.

9 Ibid., S. 442–444. Friedman (2000), S. 39.

10 Schramme (2022), S. 50–51.

11 Childress (2020), S. 19.

12 Vgl. unter anderem Bergemann/Frewer (2019); Sullivan (2017) oder auch Mackenzie/Stoljar (2000) sowie Steinfath/Wiesemann (2016).

vor der Autonomie auf die wesentlichen Elemente der Entscheidungsautonomie verwiesen, wie sich diese beispielsweise bei der Inanspruchnahme von Behandlungsmöglichkeiten oder der Teilnahme an Forschungsvorhaben von einzelnen Personen manifestieren.[13] In der ersten Ausgabe der bedeutsamen »Principles of Biomedical Ethics«, die 1978 veröffentlicht wurde, wird Autonomie als eine Form der persönlichen Handlungsfreiheit verstanden, bei der eine Person das eigene Vorgehen nach einem selbst gewählten Plan bestimmt und im Rahmen dessen auf Basis von eigenen Überlegungen handelt.[14] Später wurde das Prinzip der Autonomie in einen Grundsatz zur Achtung der Autonomie übertragen, wobei dennoch ein prozedurales Verständnis der Selbstbestimmung im Vordergrund steht, das stark mit rechtlichen Kompetenzen verknüpft ist. Damit ist eine Beschäftigung mit dem Thema Autonomie in diesem Kontext nach wie vor eng mit der Frage verwoben, wann jemand als autonom beziehungsweise als einwilligungsfähig verstanden werden kann und über die Befugnis verfügt, (selbstbestimmt) Entscheidungen zu treffen.[15]

Der Grundsatz des Respekts vor der Autonomie wird dabei, neben den weiteren drei Prinzipien – Wohltun, Nichtschaden und Gerechtigkeit – als *primus inter pares* genannt und das ohne direkten Verweis auf philosophische oder ethische Theorien, aber in Bezug zur »common morality«.[16] Diese meint gemeinsame ethische Werte und Prinzipien, die gesellschaftlich weitgehend akzeptiert, verstanden und in traditionellen Moraltheorien wie der Deontologie, dem Konsequentialismus und der Tugendethik verwurzelt sind. Die vier Prinzipien werden als Teil dieser »common morality« angesehen.[17] Entsprechend können darin neben der Kant'schen Philosophie beispielsweise auch Elemente der positiven sowie negativen Freiheitsbegriffe (geprägt von Mill und Berlin) erkannt werden. *Negative Freiheit* bedeutet in diesem Kontext die Abwesenheit von Barrieren oder Zwängen im eigenen Handeln.[18] Dies kann als Abwehrfreiheit interpretiert werden, aber auch als richtungsweisend für den Freiheitsgebrauch. Es steht die Frage im Zentrum, inwiefern die Freiheit von Personen oder Gruppen durch externe Beeinflussung verändert wird

---

13 Beauchamp/Childress (2019), S. 99–112.

14 Beauchamp/Childress (1979), S. 56.

15 Gutmann (2022), S. 117.

16 Vgl. Beauchamp/Childress (2019), S. 3–5. Siehe hierzu auch den Sammelband Rauprich/Steger (2005).

17 Beauchamp (2016), S. 8–10.

18 Vgl. Mill (1859/2020) sowie Berlin (1969/2002).

oder verändert werden kann – etwa in Zusammenhang mit paternalistischen Strukturen. Auch Beauchamp und Childress verweisen diesbezüglich darauf, dass autonome Handlungen und Entscheidungen nicht durch andere eingeschränkt werden dürfen. Dabei stellt die Freiheit von externen Barrieren oder Zwängen eine notwendige, aber keine hinreichende Bedingung für die faktische *Ausübung* der individuellen Freiheit dar, da hierfür weitere Faktoren, wie zum Beispiel die Fähigkeit, für sich selbst zu entscheiden, als Voraussetzungen gelten.[19] Im Unterschied dazu wird *positive Freiheit* komplementär als Möglichkeit verstanden, die Kontrolle über das eigene Leben zu übernehmen, und bezieht sich überwiegend auf Befähigungen und Gemeinschaften. Hierzu kann unter anderem das Schaffen von Bedingungen gezählt werden, die für die Selbstverwirklichung benötigt werden, wie beispielsweise eine solidarische Gesundheitsversorgung für alle Personen. Die beiden Aspekte lassen sich somit auch in positive Anspruchs- und negative Schutzrechte hinsichtlich Autonomie übersetzen. Es kann inter alia ein Anspruch auf den Respekt der Autonomie sowie ein Schutz vor Missachtung dieses Rechts abgeleitet werden.[20] Besonders im Kontext der Gesundheitsversorgung kommt hinzu, dass, indem Meinungen und Wünschen, auch unabhängig von konkreten Entscheidungssituationen, bewusst Raum gegeben wird, Autonomie zusätzlich gefördert werden kann. Bereits durch diesen Hintergrund gewinnt das Recht auf den Respekt autonomer Entscheidungen hier an Kontur und Tiefe.

Die Ausübung von Autonomie besteht nicht nur darin, zwischen unterschiedlichen Möglichkeiten zu wählen, sondern auch darin, *tatsächlich* Autorität über die eigenen Entscheidungen und Handlungen zu haben, die für eine:n selbst von Bedeutung sind.[21] In Bezug auf die Darstellung der Autonomie im Rahmen der vier Prinzipien wird die fehlende Auseinandersetzung mit dem Thema der Selbstwirksamkeit und Authentizität als bedeutsames Defizit kritisiert.[22] Wird nämlich das Recht auf und der Respekt vor Autonomie (lediglich) als freie Entscheidung zwischen unterschiedlichen Handlungsmöglichkeiten interpretiert, so kann dies als ein enges oder häufig auch »thin« genanntes Autonomiekonzept verstanden werden.[23]

19 Beauchamp/Childress (2019), S. 39.

20 Vgl. Bergemann/Frewer (2019), S. 7.

21 Oshana (2003), S. 100.

22 Campbell (2017).

23 Vgl. unter anderem Gutmann (2022). Childress/Quante (2022).

Mit Blick auf die Anfänge der (akademischen) Bio- und Medizinethik lässt sich eine Ausrichtung an einem solchen eher prozeduralen Autonomieverständnis einerseits zum Teil durch die im Fokus stehenden Themenfelder begründen. Dies waren unter anderem Fragen zur Ärzt:innen-Patient:innen-Beziehung und zu den Rechten von Patient:innen sowie Proband:innen.[24] Diese Schwerpunkte ergaben sich, wie erwähnt, zum Teil als Reaktion auf Fehlverhalten, Misshandlung und Verbrechen im Kontext von Experimenten und wissenschaftlichen Studien.[25] Damit wurden Diskussionen zu ethisch herausfordernden Fällen gefördert und Leitlinien für die Praxis entwickelt, mit dem Ziel, Orientierung in schwierigen Fragen zu geben.[26] Andererseits lassen sich in dieser Entwicklung auch erste Ansätze zu einem nuancierteren »thick« Konzept von Autonomie erkennen, denn das Recht auf Autonomie und der Respekt davor drücken sich beispielsweise in den Patient:innenrechten aus. Diese entwickelten sich vor dem Hintergrund von Bürgerrechtsgruppen in den USA, die gegen systemischen Rassismus und Diskriminierung protestierten. Daraufhin formierten sich eben auch Patient:innenrechtsbewegungen sowie die National Welfare Rights Organisation (NWRO), die sich in den späten 1960er Jahren erstmals für Patient:innenrechte einsetzten. Es wurden neue Qualitätsstandards für die Gesundheitsversorgung geschaffen, in denen erstmals aktiv eine Berücksichtigung der Perspektiven von Patient:innen strukturell verankert wurde.[27] Patient:innenrechte können dabei als spezifische Anwendung der Menschenrechte verstanden werden, in denen der Anspruch auf das Recht auf Gesundheit rechtlich verwirklicht und konkretisiert wird. Damit wurde eine nahezu revolutionäre Abkehr vom Verständnis der bisher traditionellen hippokratischen Fürsorglichkeit der Ärzt:innen hin zu einer Sprache der Rechte und legitimen Ansprüche von Patient:innen angestoßen.[28] Dem Respekt der Autonomie wurde hierdurch eine zentrale Rolle zugesprochen, die historisch betrachtet in der Medizinethik mit der Forderung verbunden war, die *informierte* Zustimmung der

---

24 Siehe hierzu auch Emanuel/Emanuel (1992).

25 Exemplarisch hierfür sind unter anderem die Tuskegee-Syphilis-Studie an Schwarzen Menschen in den USA oder auch die Verbrechen gegen die Menschlichkeit in medizinischen Studien im deutschen Nationalsozialismus. Vgl. unter anderem Algahtani et al. (2018) oder auch Frewer (2011), sowie grundlegend der Sammelband Schmidt et al. (2020).

26 Vgl. unter anderem Jennings (2007), S. 72–80.

27 Vgl. u.a. d'Oronzio (2001). Siehe auch Annas (2004) sowie Campbell (2017).

28 Vgl. Frewer (2016), S. 95–101. Siehe auch Campbell (2017).

Patient:innen vor einer (invasiven) Behandlung einzuholen. Dies zeichnet einen Versuch nach, Paternalismus, der besonders mit Ärzt:innen und Forscher:innen assoziiert wurde, durch die Anforderung einer angemessenen Aufklärung von betroffenen Personen und deren freie Entscheidung (aktives Zustimmen beziehungsweise Ablehnen) zu überwinden.[29] Auf diese Weise sollte eine paritätische(re) Beziehung zwischen Patient:innen und Ärzt:innen gefördert werden, in der Ärzt:innen als fachkundige Berater:innen fungieren, die in jeweils verständlicher Form Informationen bereitstellen und dadurch eine freie Entscheidung der Patient:innen – das heißt frei von Bevormundung – ermöglichen. Nach dem Verständnis von Emanuel und Emanuel (1992) gilt dies allerdings nur als Zwischenstufe in einer Bewegung weg von Paternalismus, wobei das anzustrebende Verhältnis zwischen Ärzt:innen und Patient:innen das deliberative Modell darstelle. Dabei steht ein partnerschaftlicher Entscheidungsprozess im Vordergrund, bei dem sowohl die Werte, Präferenzen und Ziele der Patient:innen als auch die medizinische Expertise von Ärzt:innen berücksichtigt werden.[30] Mit der beschriebenen Entwicklung wurde nicht nur die Rolle der Patient:innen im Prozess einer medizinischen Entscheidungsfindung gestärkt, sondern zugleich auch die bis dahin allein als zentral geltende ärztliche Fürsorge von der Selbstbestimmung der betroffenen Personen abhängig gemacht. Dadurch wurde zusätzlich inter alia die Aufmerksamkeit auf moralische Verpflichtungen von Ärzt:innen gelenkt, die sich aus moralischen Rechten von Patient:innen ergeben, und zugleich den jeweiligen Patient:innen Verantwortung für die eigene Behandlung übertragen. Es wurden sowohl Elemente positiver als auch negativer Freiheit im praktischen Umgang mit Autonomie im Gesundheitswesen verankert: Einerseits wurde durch Patient:innenrechte eine Befähigung zur Auslebung der Selbstbestimmung angestoßen, andererseits zugleich unter anderem eine Abwehr von Bevormundung im Gesundheitswesen – dahingehend könnte beispielsweise die Einführung der informierten Zustimmung (*informed consent*) als notwendige und in einem engen Verständnis sogar als hinreichende Bedingung für den Respekt der individuellen Autonomie verstanden werden.

In diesem Zusammenhang kann zur Erläuterung wiederum auf die Arbeit von Beauchamp und Childress[31] verwiesen werden, die oftmals in der Bioethik

29 Siehe unter anderem Dodds (2000), S. 213.

30 Emanuel/Emanuel (1992), S. 2222–2224.

31 Beauchamp/Childress (2019).

die Grundlage einer anschließenden Reflexion bildet. Dabei wird die informierte Zustimmung als zentral für die Berücksichtigung von Autonomie in der Gesundheitsversorgung genannt. Dieser Zugang entspricht nach wie vor weitgehend der klinischen Praxis, in der Wünsche und persönliche Vorstellungen von Patient:innen über mögliche Behandlungsschritte im Rahmen der Entscheidungsfindung grundlegend sein sollten. So gelten Patient:innenentscheidungen in diesem Verständnis dann als selbstbestimmt, wenn die Entscheidung unter drei erforderlichen Bedingungen – *Urteilsfähigkeit*, *Informiertheit* und *Freiwilligkeit* der jeweiligen Person – getroffen wird.[32] Daran wird eine Auffassung von Autonomie sichtbar, die von Maximierung der individuellen Entscheidungsfreiheit und Minimierung regulatorischer Einschränkungen in diesem Kontext geprägt ist. In einem solchen Verständnis wird Autonomie eher als ein Fähigkeits- und Statuskonzept denn als Befähigungskonzept dargestellt. Das bedeutet, die Fähigkeit zu *haben*, auf Basis der eigenen Vorstellungen Entscheidungen zu treffen, und zugleich aufgrund des Status als autonome Person das Recht zu haben, selbstbestimmt über das eigene Leben zu verfügen.[33] Für die Beurteilung, ob Entscheidungen tatsächlich die eigenen sind, stützen sich *liberal* oder auch *prozedural* verstandene Autonomiekonzepte auf die Nichteinmischung externer Akteur:innen und die Abwesenheit von Hindernissen. Dies entspricht, wie bereits angemerkt, einem Verständnis der negativen Freiheit, in dem ein Individuum in dem Ausmaß als autonom gilt, in dem Entscheidungen nicht aufgezwungen werden und zugleich ohne äußere Zwänge über mögliche alternative Entscheidungen nachgedacht werden kann.[34] Wird Autonomie jedoch im Zusammenhang mit sozialer Gerechtigkeit betrachtet, insbesondere hinsichtlich des Einflusses einer (nachteiligen) Gruppenzugehörigkeit, so ist eine relationale Perspektive zur Analyse nützlich, da sie auf soziale Beziehungen und den Kontext bei der Entwicklung und Ausübung von Autonomie und damit auf Dynamiken sozialer Unterdrückung ausgerichtet ist.

---

32 Ibid., S. 101–120. Die Bedeutung der Einwilligung nach Aufklärung in der medizinischen Forschung wurde zum ersten Mal in der 1964 veröffentlichten Deklaration von Helsinki hervorgehoben. In einer überarbeiteten Fassung wird Autonomie als Selbstbestimmung jedoch erst 2008 explizit erwähnt und als Grundprinzip für Forschung aufgenommen. Vgl. unter anderem WMA (2008), sowie übergreifend der Sammelband Schmidt et al. (2020).

33 Mackenzie (2017), S. 515.

34 Bandeira/Lenine (2022). Vgl. zudem Berlin (1969/2002).

3.2 Relationale Autonomie und Capability Approach

In einer multidimensionalen Betrachtung von Selbstbestimmung ist davon auszugehen, dass Aspekte wie soziale Praxis, strukturelle Ungleichheit etc. einen nicht zu vernachlässigenden Einfluss auf die Autonomie einer Person haben. Dementsprechend wird die Annahme, dass Selbstbestimmung und autonome Entscheidungsfindung maßgeblich von sozialen und zwischenmenschlichen Beziehungsgeflechten, in denen sich eine Person befindet, abhängig sind, bereits seit geraumer Zeit unter dem Stichwort der *relationalen Autonomie* diskutiert.[35] Dieser signifikante Perspektivenwechsel entwickelte sich primär aus der feministischen Bio- und Medizinethik heraus, die inter alia den Fokus darauf richtet, dass Menschen ihre Identität und Fähigkeiten in komplexen Geflechten an Relationen entwickeln und sich (schon) immer in solchen befinden.[36] Dabei bezieht sich relationale Autonomie nicht auf eine bestimmte konzeptionelle Auffassung von individueller Autonomie, sondern kann vielmehr als ein Überbegriff verstanden werden, der ähnliche, auf die soziale Dimension fokussierende Perspektiven von Autonomie subsumiert.[37]

Im Zentrum steht hierbei die Überzeugung, dass Autonomie und die Verwirklichung von Selbstbestimmung abhängig sind von den sie rahmenden sozialen Institutionen, Normen und zwischenmenschlichen Beziehungen. Diese formen individuelles Handeln, können es unterstützen, aber auch hemmen.[38] Im Gegensatz zu prozeduralen, aber auch liberalen Auffassungen werden in einem relationalen Verständnis von Autonomie zwischenmenschliche Interdependenzen als wesentlich für die Entwicklung und Ausübung von Selbstbestimmung interpretiert.[39] Entsprechend wird diese häufig als oppositionelle Antwort auf derartige Interpretationen von Autonomie betrachtet, die individualistisch geprägt sind.[40]

---

35 Vgl. unter anderem Mackenzie/Stojar (2000).

36 Rogers S. et al. (2022), S. 1–12. Siehe auch Lindemann (2019).

37 Mackenzie/Stoljar (2000), S. 4. Der 2000 erschienene Sammelband »*Relational autonomy: Feminist perspectives on automony, agency, and the social self*«, herausgegeben von Catriona Mackenzie und Natalie Stoljar, ist dabei grundlegend und prägend für die Arbeit und Debatte in Bezug auf die relationale Perspektive auf Autonomie.

38 Oshana (2013), S. 1. Vgl. auch Anderson (2014), S. 137–138.

39 Vgl. unter anderem Mackenzie/Stoljar (2000); Oshana (2013); Mackenzie (2019); Lindemann (2019); Christman (2022), S. 68–69.

40 Gómez-Vírseda et al. (2019), S. 5.

In einem relationalen Verständnis wird davon ausgegangen, dass eine Entscheidung nicht *nur* als einzelne (interne oder abgeschlossene) Handlung eines unabhängigen Individuums gewertet werden kann, sondern von zahlreichen externen Faktoren beeinflusst wird und mitunter sogar von ihnen abhängig ist. Relationale Autonomie beschreibt somit jenes Maß an Selbstbestimmung, das wir *wegen* oder *trotz* der sozialen Rahmenbedingungen, zwischenmenschlichen Beziehungen und asymmetrischen Machtverhältnissen und Abhängigkeiten, in denen wir leben, haben respektive erhalten. Damit wird ein Bild gezeichnet, in dem autonome Personen sich einen sozialen Raum teilen, in dem inter alia Entscheidungen getroffen werden.[41]

Wird diese Perspektive der Betrachtung auf die Möglichkeit, selbstbestimmt zu leben und zu entscheiden, eingenommen, so lassen sich sowohl unterdrückende als auch befähigende Einflussfaktoren erkennen. Indem Autonomie erst durch soziale Interaktion entstehen und verwirklicht werden kann, kommt neben der entscheidenden Person selbst – mitsamt ihren Werten, Fähigkeiten und Freiheiten – dem »Gegenüber«[42] respektive dem Umfeld, in dem Entscheidungen getroffen werden, eine maßgebliche Rolle zu.[43] Autonomie kann damit auch erst durch Inklusion verwirklicht werden.[44] Dem zugrunde liegt die Überzeugung, dass Menschen sozial eingebettet sind und sich erst *durch* Interaktion mit anderen Personen Autonomie entwickelt. Dabei findet diese Entwicklung im Rahmen von Werten, Bedeutungen und Formen der *Selbstreflexion* statt, die nur anhand sozialer Praktiken konstituiert werden können.[45] Daher verlangt ein relationales Verständnis von Autonomie in Konsequenz autonomes Handeln nicht individualistisch zu interpretieren und richtet den Fokus *weniger* auf unmittelbare Entscheidungen als vielmehr auf jenen Kontext, der Entscheidungen beeinflusst und prägt.[46] Ebenso sind soziale Räume und Beziehungen maßgeblich für die Fähigkeit zur Autonomie: Wird Autonomie also sowohl als ein Status- als auch ein Fähigkeitskonzept verstanden, so ist davon auszugehen, dass diese beiden Dimensionen stark miteinander verflochten sind. Das bedeutet, dass für eine selbstbestimmte Lebensführung nicht nur die Fähigkeit bestehen muss, selbstbestimmt

41 Oshana (2013), S. 11.

42 Brauer/Strub (2016), S. 13–14.

43 Dodds (2000).

44 Bielefeldt (2016), S. 57.

45 Friedman (2000), S. 40.

46 Childress (2020), S. 26.

zu entscheiden, sondern diese Fähigkeit und damit der Status des autonomen Akteurs von sich selbst und/oder vom Gegenüber auch anerkannt und gegebenenfalls unterstützt werden muss. Die Statusdimension von Autonomie wird folglich intersubjektiv in sozialen Anerkennungsbeziehungen konstituiert.[47] Hierbei besteht das Risiko von Anerkennungs- und Unterstützungsdefiziten, beispielsweise wenn eine Anerkennung dieses Status aufgrund der Zugehörigkeit zu einer benachteiligten sozialen Gruppe, wie den älteren Personen, nicht gewährt wird. So kann eine Person, die sich in einer unterdrückenden Beziehung befindet, zwar grundsätzlich über Autonomiekompetenzen verfügen, dennoch aber nicht in der Lage sein, autonom zu handeln. Indem der Zugang zu sinnvollen Möglichkeiten zur Verbesserung der eigenen Lebensqualität eingeschränkt ist, wird erkennbar, dass eine autonome Lebensgestaltung von Ressourcen unterschiedlichster Art abhängig ist. Entsprechend wird das zentrale Ziel der relationalen Autonomie sichtbar, nämlich abzubilden und aufzudecken, inwiefern Arten der sozialen Unterdrückung und Benachteiligung den Status einer Person als autonome Akteurin bedrohen und die Entwicklung oder Ausübung der Fähigkeit zur Autonomie beeinträchtigen (können).[48] Zum einen wird Autonomie in Konsequenz nicht mehr vorwiegend – wie Steinfath es nennt – internalistisch definiert, sondern als zumindest teilweise externalistisch, also auf Basis einer Verflechtung mit den sozialen Rahmenbedingungen. Daraus folgt, dass Autonomie in einem relationalen Verständnis als ein sozialer Status begriffen wird und nicht als rein individuelle Fähigkeit und individueller Status.[49] Durch dieses Verständnis tritt zum anderen eine (weitere) enge Interdependenz von Autonomie und sozialer Gerechtigkeit hervor.[50] Infolge der potenziell tiefgreifenden Auswirkungen sozialer Ungerechtigkeit auf die Identität und das Selbstverständnis von Personen argumentiert Mackenzie für den Nutzen einer *multidimensionalen Analyse* des Konzepts von Autonomie. Dies umschließt die folgenden drei konzeptionell unterschiedlichen, aber ineinander verwobenen Dimensionen: Selbstbestimmung, Selbstverwaltung und Selbstermächtigung.[51]

47 Anderson (2014), S. 137–138. Mackenzie (2019), S. 148.

48 Mackenzie (2019), S. 148.

49 Steinfath (2016), S. 36.

50 Rogers (2017), S. 586.

51 Mackenzie (2019), S. 148. Siehe auch Mackenzie (2014a). Mackenzie verwendet in ihren Originalarbeiten die englischen Begriffe self-determination, self-governance und self-authorization.

Selbstbestimmung steht dabei eng in Verbindung mit dem Begriff der Freiheit und konzentriert sich auf Autonomie als sozialer Status – also vorwiegend darauf, wie sie (von außen) zuerkannt wird. Der Fokus liegt hierbei primär auf strukturellen Bedingungen für die individuelle Autonomie, die sich auf Freiheit und Chancen beziehen,[52] und damit vordergründig auf Möglichkeiten, die einer Person zur Verfügung stehen, um ihr Leben eben selbstbestimmt und nach ihren eigenen Vorstellungen zu gestalten. Mit dem Fokus auf Relationalität geht es somit vor allem auch um strukturelle Bedingungen, die es einer Person ermöglichen, ihre Fähigkeiten und Potenziale zu entfalten und die eigenen Ziele zu verfolgen. Diese Perspektive fördert die Identifikation der vielfältigen Wege, wie (zum Beispiel altersabhängige) strukturelle Ungerechtigkeiten und Formen der Unterdrückung, die Freiheit und Möglichkeiten von (beispielsweise älteren) Personen einschränken und so die Möglichkeit negativ beeinflussen, ein selbstbestimmtes Leben zu führen. Dies ist nicht auf Hindernisse für die Autonomie beschränkt, sondern betrifft auch (das Fehlen von) fördernde(n) Strukturen und Bedingungen. Insgesamt bezieht sich Selbstbestimmung als Analysekategorie damit unter anderem auf den Zugang zu signifikanten respektive bedeutsamen Optionen für die individuelle Lebensgestaltung. Fehlender Zugang zu solchen Optionen oder entscheidenden Fähigkeiten beeinträchtigt die Möglichkeit, *tatsächlich* autonome Entscheidungen zu treffen und ein selbstbestimmtes Leben zu führen.[53] Selbstbestimmung steht somit mit dem Respekt der Autonomie in Verbindung, ist aber auch mit Autonomie als Möglichkeiten und Handlungsräume verknüpft.

Die Dimension der *Selbstverwaltung* identifiziert die internen Handlungsbedingungen und konzentriert sich vordergründig auf Autonomie als Fähigkeit. Hierzu zählen unter anderem psychologische Fähigkeiten hinsichtlich Emotionen und kritischer Reflexion.[54] Im Zusammenhang mit (psychologischer) Freiheit aus einer relationalen Perspektive steht dabei im Fokus, wie das soziale Umfeld die Selbstverwaltung sowohl ermöglicht als auch einschränkt. In diesem Kontext können Formen sozialer Unterdrückung, wie Stereotypisierung oder explizite und implizite Voreingenommenheit, beispielsweise mit Blick auf adaptive Präferenzbildung berücksichtigt werden.[55] Derartige For-

52 Mackenzie (2019), S. 148.

53 Brison (2000), S. 284–285.

54 Mackenzie (2019), S. 150.

55 Adaptive Präferenzen umfassen Veränderungen der Selbstwahrnehmung, Fehleinschätzungen der Angemessenheit des Verhaltens anderer und die Verfolgung selbst-

men der Unterdrückung werden auch genutzt, um (diskriminierende) soziale Ordnungen zu rechtfertigen. Hierbei werden sie von privilegierten sowie – eben wegen dysfunktionaler Anpassung an diskriminierende Stereotype – von benachteiligten Personen und Gruppen implizit wie explizit mitgetragen.[56] Wie später in dieser Arbeit noch beschrieben wird, ist selbstgerichteter Ageismus insbesondere in derartigen Zusammenhängen zu sehen und manifestiert sich inter alia als Relativierung von Bedürfnissen und als Nicht-Einforderung von Gesundheitsleistungen.[57] Eine Stärkung der Selbstverwaltung von sozial benachteiligten Personen(gruppen) kann unter anderem durch Sensibilisierung, Partizipation und Empowerment (siehe Kapitel 3.4) schrittweise erfolgen. So kann eine Neuverhandlung hinsichtlich diskriminierender Stereotype, das heißt eine neue Übereinkunft über gesellschaftliche Ordnung mittels kritischer Auseinandersetzung damit beginnen beziehungsweise erfolgen.

Selbstautorisierung als dritte Dimension von (relationaler) Autonomie betrifft die Art und Weise, wie Autonomie hinsichtlich Status und Fähigkeiten mit einer selbstbewussten Haltung der Selbstachtung, des Selbstvertrauens und Selbstwertgefühls sowie mit sozialen Anerkennungsbeziehungen verbunden ist.[58] In dieser Dimension geht es darum, sich selbst als mit der nötigen normativen Autorität ausgestattet zu betrachten, das heißt die Überzeugung zu haben, über die normative Autorität zu verfügen, um selbstbestimmt und selbstgesteuert handeln zu können.[59] Hierbei manifestiert sich die zentrale Bedeutung von Anerkennung durch andere in Relationen, von denen – vor allem entsprechend der Argumentation aus einer relationalen Perspektive – Autonomie abhängig ist.[60] Innerhalb dieser Dimension findet auch Berücksichtigung, inwiefern die Selbsteinschätzung von (beispielsweise älteren) Perso-

---

schädigender Ziele. Die Anpassung von Patient:innen, die durch Veränderungen der Selbstwahrnehmung und der Bewertungsstandards gekennzeichnet ist, wird als eine Form adaptiver Präferenzen betrachtet. Vgl. Mitchell (2018), S. 1010. Siehe auch Khader (2011); Mackenzie (2015) oder Wardrope (2015). Martha Nussbaum argumentiert außerdem, dass sich adaptive Präferenzen sich typischerweise in benachteiligten Kontexten entwickeln und im Konflikt mit Gütern stehen, die einen intrinsischen Wert haben. Vgl. Nussbaum (2000), S. 111–112.

56 Mackenzie (2019), S. 150.

57 Meisner (2012a). Makris et al. (2015). de São José et al. (2019).

58 Schemmel (2021), 108–117. Mackenzie (2019), S. 150. Mackenzie (2015).

59 Mackenzie (2008), S. 514.

60 Mackenzie et al. (2014), S. 21.

nen durch deren soziale Benachteiligung negativ geprägt wird. In diesem Kontext sind Selbstachtung und Selbstwertgefühl eng mit den Erfahrungen in zwischenmenschlichen Beziehungen verbunden. Wie sich die Zugehörigkeit zu einer sozial benachteiligten Gruppe (negativ) auf das Selbstwertgefühl auswirken kann, wurde bereits vielfach untersucht.[61] Dabei konnten negative Auswirkungen nicht nur auf die Selbstachtung, sondern inter alia auch auf das Vertrauen in das eigene Urteilsvermögen aufgezeigt werden.[62]

Wie bereits in der Beschreibung dieser drei miteinander verwobenen Dimensionen der relationalen Autonomie anklingt, ist deren Betrachtung in Kombination mit dem *Capability Approach* hilfreich.[63] Auch in diesem stehen strukturelle Bedingungen im Fokus, die es einer Person ermöglichen, ihre Fähigkeiten und Potenziale zu entfalten und ihre eigenen Ziele zu verfolgen, um ein selbstbestimmtes Leben zu führen.[64] Dabei stellen Fähigkeiten *Verwirklichungschancen* dar,[65] die Menschen haben, um bestimmte Zustände zu erreichen. Das heißt, es handelt sich nicht nur um die formale Freiheit, etwas zu tun oder zu sein, sondern vor allem um die *substanzielle* Möglichkeit, diese Freiheit auch tatsächlich ausüben zu können – sie zu verwirklichen. Zentral hierbei ist es, die Möglichkeit zu haben, zwischen verschiedenen Lebensformen wählen zu können und zu untersuchen, welche Verwirklichungserfolge und -defizite in unterschiedlichen Kontexten bestehen.[66] Sen argumentiert diesbezüglich auch, dass hinsichtlich Gerechtigkeit der Fokus auf den realen Möglichkeiten liegen sollte, da unterschiedliche Ressourcen zwar für das Wohlergehen und die Freiheit notwendig sind, sie aber kein angemessenes Maß für die Vorteile oder Nachteile, mit denen Personen konfrontiert

---

61 Siehe unter anderem Bergman (2022). Bergman/Bodner (2022). Lev et al. (2018).

62 Siehe hierzu insbesondere das Kapitel *Testimoniale Ungerechtigkeit im Kontext von Ageismus*.

63 Der Capability Approach geht auf den Ökonomen und Philosophen Amartya Sen zurück, mit dem er nach wie vor eng verbunden ist, während (unter anderem) die Philosophin Martha Nussbaum wesentlich zu seiner Weiterentwicklung beigetragen hat. Siehe hierzu »Development as Freedom« (1999) von Amartya Sen, beziehungsweise »Creating Capabilities: *The Human Development Approach*« (2013) von Martha Nussbaum.

64 Sen (1992), S. 30–54. Sen (2009a).

65 Capabilities werden häufig übersetzt als Verwirklichungschancen oder reale Möglichkeiten.

66 Siehe unter anderem Sen (2009b).

sind, darstellen.[67] Folglich befasst sich der Capability-Ansatz mit tief verwurzelten sozialen Ungerechtigkeiten und den daraus ableitbaren Barrieren von Verwirklichungschancen, die das Ergebnis von Diskriminierung oder Marginalisierung sind.[68]

Das Heranziehen von Verwirklichungschancen als Maßstab für Gerechtigkeit bietet parallel zu relationalen Theorien der Autonomie einen Rahmen, in dem sowohl individuelle Unterschiede in den persönlichen Eigenschaften und Werten als auch die äußeren Lebensumstände von Menschen, wie das soziale Umfeld, berücksichtigt werden. Die Fähigkeit einer einzelnen Person, verfügbare Ressourcen in realisierte Möglichkeiten umzusetzen, wird dabei in *Abhängigkeit* von diesen Faktoren verstanden und als Umrechnungsfaktor (conversion factor) bezeichnet.[69] Sen betont in diesem Zusammenhang, dass dieselben Faktoren, die die Umsetzung von Ressourcen in Verwirklichungschancen beeinflussen, sich ebenso auf Handlungsmöglichkeiten auswirken.[70] Es ist also nicht nur entscheidend, welche Ressourcen vorhanden sind, sondern auch, wie sie genutzt werden können. Eine Auseinandersetzung mit Verwirklichungschancen beziehungsweise substanziellen Möglichkeiten und dem Ausmaß, in dem eine Person eine Ressource in eine Funktion umwandeln kann, ist daher zentral für ein umfassendes Verständnis von Ungleichheiten und entsprechend wirksame Maßnahmen zur Verbesserung der individuellen Lebensbedingungen.[71] Wahlmöglichkeiten werden demgemäß in enger Verbindung mit sozialen Bedingungen betrachtet, wobei auch die Rolle des sozialen Umfelds und von Institutionen bei der Ermöglichung oder Einschränkung individueller Freiheit berücksichtigt wird.

Wie im Kontext der drei Dimensionen der relationalen Autonomie erwähnt, werden im Capability-Ansatz ebenfalls negative Auswirkungen auf die Entscheidungsfähigkeit und das Selbstvertrauen sowie die adaptive Präferenzbildung als Reaktion auf negative soziale Einflüsse sichtbar.[72] Damit wird anerkannt, dass unterdrückende oder benachteiligende soziale Situationen nicht nur äußere Implikationen haben, die die Autonomie einschränken und zu Verwirklichungsdefiziten führen, sondern auch verinnerlichte Zwänge,

67 Ibid., S. 30–53.

68 Nussbaum (2013a), S. 19.

69 Siehe hierzu Sen (2009b). Robeyns (2017), S. 21–51. Mackenzie (2014b), S. 49.

70 Sen (1999), S. 70–86.

71 Sen (1992), S. 64.

72 Siehe hierzu Nussbaum (2000), S. 111–122.

die das Gefühl des Individuums dazu prägen, was es sein und tun kann. Vor allem in Situationen sozialer Benachteiligung kann die Selbstachtung und das Selbstwertgefühl beeinträchtigt werden. In diesem Zusammenhang ist auf normative Autorität zu verweisen: Um selbstbestimmt zu handeln und Entscheidungen zu treffen, ist es folglich notwendig, einerseits die eigenen Bedürfnisse und Vorstellungen als valide einzuschätzen, andererseits diese Anerkennung und diesen Zuspruch auch von außen zu erhalten. In Bezug darauf spricht Mackenzie von intersubjektiver Anerkennung (intersubjective recognition) der eigenen normativen Autorität.[73] Besonders in der Gesundheitsversorgung bedeutet dies, die betreffende Person in die Lage zu versetzen, durch Förderung des Selbstvertrauens, selbstbestimmtes Handeln in der Sorge um die eigene Gesundheit zu stärken. Im Rahmen des Capability-Ansatzes wird die Bedeutung von sozialer Gerechtigkeit und Gleichheit als Grundlage für die Entfaltung individueller Fähigkeiten betont. Dies betrifft auch den Zugang zu substanziellen Möglichkeiten für die individuelle Lebensgestaltung.[74] Zusammengefasst fokussiert der Capability Approach also nicht nur darauf, dass Menschen über bestimmte Fähigkeiten oder Ressourcen verfügen, sondern darauf, dass sie ebenso in der Lage sind, diese zu nutzen, um ein erfülltes Leben zu führen. In diesem Sinn wird hiermit die Anerkennung von Gleichheit in der Gesellschaft als Voraussetzung für individuelle Autonomie gefordert.

Durch die Betrachtung der beschriebenen drei Dimensionen und der daraus ableitbaren Aspekte der relationalen Autonomie wird in Kombination mit dem Capability-Ansatz eine Analyse angestoßen, die es ermöglicht, wichtige Elemente des Kontexts in den Fokus zu rücken: So kann beispielsweise untersucht werden, wie das höhere Alter oder andere Faktoren, die Gegenstand von sozialer Unterdrückung sind, den sozialen Status einer Person als autonome Akteurin negativ beeinflussen und die Entwicklung oder Ausübung der Fähigkeit zur Autonomie beeinträchtigen. Zu derartigen bioethischen Themen wird aus feministischer Perspektive bereits seit einigen Jahren ein Bündel an Kritikpunkten vorgebracht, das sich vor allem auf Abstraktion, Individualismus und Macht bezieht.[75] Diese Kritik ist auf die überwiegend individualistische und

73 Mackenzie (2008), S. 514.

74 Siehe hierzu Sen (1999) sowie Sen (2009a).

75 Marway/Widdows (2015), S. 166. Mackenzie (2017), S. 515–527. Siehe hierzu auch grundlegend Gilligan (1977).

vom Kontext isolierte Betrachtung des Grundprinzips zum Respekt der Autonomie von Patient:innen gerichtet. Die zentralen drei Elemente dieser Kritik lassen sich folgendermaßen zusammenfassen:

1. Ein negatives Freiheitsverständnis beziehungsweise der Schutz vor externer Beeinflussung allein sei für die Gewährleistung von Autonomie nicht hinreichend. So bestehe das zentrale Problem darin, dass ein unrealistisches Bild von Unabhängigkeit gezeichnet werde, indem Autonomie mit Individualismus schrittweise gleichgesetzt wird.[76] Die Betonung von Individualismus und Unabhängigkeit wird daher als zentrales Defizit verstanden, insbesondere im Gesundheitswesen, wo ein solches Verständnis von Autonomie auch im Hinblick auf Vulnerabilität ungeeignet ist (siehe Kapitel 3.3).
2. Die Vorstellung der freien Wahl- und Entscheidungsoptionen berücksichtige nicht den sozialen Kontext und die individuellen Möglichkeiten. Es ist jedoch davon auszugehen, dass verschiedene soziale Identitäten (wie beispielsweise Geschlecht, Klasse oder auch Alter) in einer unterschiedlichen Anzahl an Auswahlmöglichkeiten und Entscheidungsalternativen resultieren, wodurch der individuelle Handlungsraum erheblich eingeschränkt werden könne. Dabei wird argumentiert, dass diese Form der Einschränkung durch eine Nichteinmischung von außen nicht behoben werden könne. Vielmehr entstünden durch die Abstraktion solcher zentraler Merkmale von Personen(-gruppen) Lücken, die zu einer Wahrnehmung beitragen, die Patient:innen als austauschbare Gleiche verstehe.[77] Zusätzlich beeinflussen viele weitere Faktoren das Ausmaß an Selbstbestimmung. Dazu können unter anderem das soziale Umfeld, Bildung, Alter und Krankheit gezählt werden, wobei diese wiederum auch von vorherrschenden Abhängigkeitsverhältnissen und Vulnerabilitäten berührt werden und damit besonders sensible Situationen des selbstbestimmten Handelns beeinflussen. In diesem Rahmen kann es zu Spannungsverhältnissen und Konflikten zwischen der Autonomie einer hilfesuchenden Person und der Abhängigkeit gegenüber dem Gesundheitspersonal kommen, beispielsweise indem autonome Entscheidungen

76 Marway/Widdows, (2015), S. 167. Doods (2000), S. 217.

77 Rogers (2017), S. 583. Marway/Widdows, (2015), S. 166–167.

durch unterschiedliche – auch unzulässige – Einflussnahmen gestört werden.[78]

3. Libertäre Auffassungen von Autonomie vernachlässigen Fragen der sozialen Gerechtigkeit, wodurch wichtige Aspekte von bestehenden Ungleichheiten nicht nur ignoriert, sondern ebenso verschärft werden könnten, indem die Bedeutung von Chancen und Ungleichheiten nicht berücksichtigt werde.[79] Hierzu zählen Ungerechtigkeiten in der medizinischen Versorgung, konkret auch im Kontakt mit Gesundheitspersonal, oder der ungerechtfertigte Ausschluss in klinischer Forschung (siehe hierzu Kapitel 5.2.3).[80] Privilegien, Macht sowie diskriminierende und unterdrückende Umgebungen beeinträchtigten die Möglichkeit zur Selbstwirksamkeit und seien somit mit Autonomie unvereinbar.[81] Entsprechend wird in diesem Zusammenhang argumentiert, dass eine liberale Interpretation von Autonomie nicht nur unbeachtete Bereiche habe, sondern vor allem mit Blick auf Fragen der Abhängigkeit von Personen und der Verantwortungsübernahme für Personen auch schädlich sein könne.[82]

Eine relationale Perspektive auf Autonomie ermöglicht es, viele (unter anderem der beschriebenen) Problembereiche aufzugreifen, die durch ein individualistisches Verständnis von Autonomie entstehen. Beispielsweise betont eine relationale Sichtweise die Interdependenz des Patient:innenstatus mit der Lebenssituation und wiederum deren Abhängigkeit von Behandlungsentscheidungen, die vom subjektiven Verständnis der jeweils betroffenen Person geprägt sind. Dabei kann eine Vorstellung von Autonomie als Kontinuum zum Tragen kommen, in dem Personen selten als völlig autonom oder gar nicht autonom gelten. Anstatt sie dichotomisch als vorhanden oder fehlend einzuordnen, kann Autonomie dementsprechend vielmehr in einem Spektrum zwischen weniger und mehr verortet werden.[83] Neben dem Respekt der Autonomie kommt so den Möglichkeiten und Handlungsräumen ein zentraler Stellenwert zu. Dodds argumentiert diesbezüglich auch, dass ein relationales

78 Mackenzie (2014a).

79 Rogers (2017), S. 583.

80 Marway/Widdows, (2015), S. 166–167.

81 Oshana (2013), S. 7.

82 Rogers (2017), S. 584.

83 Friedman (2003), S. 15–16. Siehe auch Friedman (2000).

Verständnis von Fähigkeit zur und dem Respekt vor Autonomie – über Prozesse wie beispielsweise den der informierten Zustimmung hinaus – auf den gesamten Kontext von Gesundheit angewandt werden muss.[84]

Vor diesem Hintergrund soll in den folgenden Abschnitten die Wichtigkeit einer weitreichenden Berücksichtigung von Autonomie aus einer relationalen Perspektive aufgezeigt werden. So soll hervorgehoben werden, dass Selbstbestimmung in der Gesundheitsversorgung nicht allein darauf beschränkt ist, zwischen verschiedenen Optionen zu wählen. Vielmehr geht es darum, Patient:innen zu fördern und zu ermächtigen, ihre eigenen Bedürfnisse und Wünsche einzubringen, was in vielen Fällen die Grundlage für eine qualitativ hochwertige Gesundheitsversorgung bildet. Eine angemessene Berücksichtigung relationaler Aspekte in der Selbstbestimmung und Teilhabe an der (eigenen) Gesundheitsversorgung verlangt unweigerlich die Einbeziehung und Unterstützung unterschiedlicher Prägungen. Erst dadurch wird die Selbstverwaltung des eigenen Handelns tatsächlich im Rahmen eines relationalen Verständnisses von Autonomie ermöglicht.[85]

In dem skizzierten erweiterten und dynamischen Bild von Autonomie scheint zudem die Abhängigkeit dieser vielen Aspekte der Selbstbestimmung gegenüber situativen und relationalen Einflussfaktoren, wie beispielsweise unvermittelt Patientin in einer Klinik zu sein, leichter abbildbar. Demnach kann die Anerkennung der Person als valide:r Gesprächspartner:in als entscheidend für den Schutz der Autonomie verstanden werden. In der vorliegenden Erarbeitung soll folglich das in diesem Kapitel skizzierte erweiterte Verständnis von Autonomie im Mittelpunkt stehen, wodurch die zentrale Untersuchung in dieser Dissertation – nämlich inwiefern sich Ageismus im Gesundheitswesen auf die Autonomie und damit auf die Selbstbestimmung von älteren Personen auswirken kann – erst (umfassend) ermöglicht wird.

Wie bereits an mehreren Stellen angedeutet, bestehen enge Verbindungen zwischen (relationaler) Autonomie und angrenzenden Begrifflichkeiten und Konzepten aus der (feministischen) Bio- und Medizinethik, wie Vulnerabilität. Dabei liegt eine wesentliche Verknüpfung zwischen relationaler Autonomie, dem Capability-Ansatz und Vulnerabilität in der gemeinsamen Betonung der Bedeutung von Beziehungen, des sozialen Kontexts und den Verwirklichungschancen. Insbesondere in der Auseinandersetzung mit Ageismus und der Gesundheitsversorgung älterer Menschen ist die Thematik allgegenwärtig und

84 Dodds (2000), S. 226.

85 Mackenzie (2018).

weist vielfältige Implikationen auf. Die Integration von Vulnerabilität im Rahmen von Autonomie, Benachteiligung und sozialer Ungerechtigkeit ist daher von zentraler Bedeutung für die vorliegende Arbeit. Im folgenden Abschnitt wird somit das Konzept der Vulnerabilität und seine Bedeutung im Gesundheitswesen grundlegend erörtert.

3.3 Vulnerabilität

In vielen Forschungsbereichen, so auch in der Bioethik, stellt Vulnerabilität einen Schlüsselbegriff dar. Dieser wird zwar abhängig von der eingenommenen Perspektive unterschiedlich verstanden und verwendet, der Ausgangspunkt für die entsprechende Betrachtung sowie Reflexion findet sich jedoch in verschiedenen bioethischen Ansätzen, wie zum Beispiel dem Prinzipalismus oder der Care-Ethik. Zudem finden besonders in der feministischen Bio- und Medizinethik Zusammenhänge zwischen Autonomie und Vulnerabilität verstärkt Beachtung.[86] Hierbei steht primär die Kontingenz von Vulnerabilität als dynamisches Konzept im Vordergrund; neben der Konsequenz intrinsischer Eigenschaften von Personen kann sie dabei ebenso als Resultat sozialer Benachteiligung entstehen.[87] Nach diesem Verständnis stehen potenzielle Risiken für Gesundheit und Wohlbefinden im Zentrum der Analysen.[88] Dies entspricht weitestgehend auch der Herkunft des Begriffs der Vulnerabilität, die eben als Anfälligkeit für Verletzungen unterschiedlichen Ursprungs[89] interpretiert wird.

Aus philosophischer Perspektive wird Vulnerabilität zum einen als wesentliches, das heißt inhärent ontologisches Merkmal des Menschseins erachtet. Vulnerabilität ist demnach fundamental und unvermeidbar mit der menschlichen Existenz verbunden, besteht von Anfang an und bleibt bestehen.[90] Zum anderen kann sie aber auch als Folge kontingenter Faktoren verstanden werden, wobei beide Formen in Intensität und Ausprägung unterschiedlich auftretend diskutiert werden.[91] Darüber hinaus existieren in der Literatur ver-

86 Luna (2009). Mackenzie et al. (2014).

87 Langmann (2023). Mackenzie et al. (2014).

88 Rogers et al. (2012).

89 Mögliche Übersetzungen sind auch Verletzlichkeit, Verletzbarkeit oder Verwundbarkeit.

90 Gilson (2014), S. 15–17. Siehe auch grundlegend Nussbaum (2013b).

91 Siehe hierzu Mergen/Akpınar (2021); Mackenzie et al. (2013), S. 4 oder Bergemann (2019), S. 76.

schiedene Konzeptionen von Vulnerabilität, von denen die meisten eng mit Risiken für das Wohlbefinden, Leiblichkeit und/oder Autonomie verknüpft sind.[92] Der Begriff Vulnerabilität wird in der Bioethik außerdem häufig im Kontext des Themas Schutzbedürftigkeit verwendet, wobei insgesamt eine fehlende Theoretisierung des Konzeptes sichtbar und kritisiert wird.[93] Vielmehr werden Begriffe wie Abhängigkeit oder Verlust der Autonomie oft synonym mit Vulnerabilität verwendet.[94] Eine Ausnahme davon stellt der Bereich der Forschungsethik dar, in der vorwiegend mit dem Ansatz gearbeitet wird, bestimmte Personengruppen als vulnerabel zu definieren, um diese zu schützen.[95] Eine solche Kategorisierung von Personen gemäß ihrer Gruppenzugehörigkeit basiert auf einem Verständnis, in dem Vulnerabilität als Voraussetzung für Gefahr und Schaden angesehen wird und infolgedessen besonderen Schutz erforderlich macht. Dieser Ansatz wird auch als »Labeling Approach«[96] diskutiert. Historisch betrachtet wurde mit einer Festlegung von vulnerablen Gruppen auf erhebliche Missstände in bestimmten Forschungsdisziplinen reagiert. Nach dem Zweiten Weltkrieg – im Zusammenhang mit dem Nürnberger Kodex – ging es primär darum, inhumane Experimente an bestimmten Personengruppen, wie zum Beispiel Menschen in Gefängnissen, zu verhindern. Nur wenige Jahre später wurde die (erste Version der) Deklaration von Helsinki verabschiedet, in der ethische Grundsätze für die medizinische Forschung am Menschen festgehalten wurden.[97] In ihr wird auf die Notwendigkeit des Schutzes vulnerabler Personengruppen hingewiesen, unter anderem in Bezug auf deren Fähigkeit zur Einwilligung oder das Risiko der Ausbeutung im Kontext der Forschung.[98]

Die Tendenz zur Kategorisierung vulnerabler Gruppen verbreitete sich jedoch über den Bereich der klinischen Forschung hinaus. Sie wird inter alia zur Identifikation gezielter Maßnahmen und Strategien genutzt, um auf spezifische Bedürfnisse einzugehen.[99] Die Bezeichnung von vulnerablen Patient:innengruppen dient unter anderem dazu, den Zugang zu Ressourcen zu legitimieren und moralische sowie ethische Verpflichtungen im Gesundheitswesen

---

92 Sanchini et al. (2022). Siehe auch Bergemann/Frewer (2019).

93 Sanchini et al. (2022), S. 8–10. Clark/Preto (2018).

94 Levasseur et al. (2022). Sanchini et al. (2022).

95 Rogers et al. (2012). Sanchini et al. (2022).

96 Luna (2009).

97 Wiesing et al. (2014). Siehe auch Wiesing/Ehni (2014), S. 517–518.

98 Bracken-Roche et al. (2017), S. 1–18. Vgl. auch Rogers (2021), S. 17.

99 Gathron (2019). Rogers et al. (2012).

zu definieren und festzuhalten. Dabei kann jedoch auch beobachtet werden, dass durch eine solche Einteilung der Eindruck von Homogenität und Defiziten in den entsprechenden Gruppen, unter anderem in Bezug auf Autonomie, gefördert wird.[100]

In Anbetracht des im Gesundheitswesen weit verbreiteten liberalen Verständnisses von Autonomie, in dem Personen zudem überwiegend als rationale Akteure betrachtet werden, die aktiv Entscheidungen treffen und sich somit selbst schützen können, wird Vulnerabilität vorwiegend dort gesehen, wo Autonomie (in dieser Wahrnehmung) vermindert oder vermeintlich nicht vorhanden sei.[101] Insofern trägt diese Verknüpfung mit einer herabgesetzten Fähigkeit, (informierte) Entscheidungen zu treffen oder sich vor Schaden zu schützen, zur Kontextualisierung von Vulnerabilität bei.[102] Sie wird gleichzeitig (vice versa) denjenigen zugeschrieben, die als vulnerabel bezeichnet werden. In einer solchen Sichtweise wird Vulnerabilität als mangelnde *Fähigkeit* der einzelnen Person interpretiert, eigene informierte Entscheidungen zu treffen, sozial oder wirtschaftlich benachteiligt zu sein oder als Ergebnis anderer Faktoren, die zu einem Mangel an Autonomie beitragen.[103] Dieses Verständnis von Vulnerabilität ist in verschiedenen Kontexten anzutreffen, wie beispielsweise – mit Blick auf die entsprechende Literatur – eben im Gesundheitswesen.

Ein zunehmendes Interesse und eine erhebliche Weiterentwicklung des Konzeptes der Vulnerabilität wurde auch hier durch die Fokussierung und Bearbeitung von Seiten feministischer Theorien angestoßen.[104] So haben in den letzten Jahren unter anderem Rogers, Mackenzie und Dodds das Phänomen der Vulnerabilität verstärkt und differenziert untersucht und zugleich eine Taxonomie von drei unterschiedlichen, aber sich überschneidenden Quellen, nämlich *inhärente, situative* und *pathogene,* sowie zwei Arten – *potenziell auftretend* und *tatsächlich eintretend* – ausgearbeitet.[105] Anstatt den Begriff der Vulnerabilität als Kategorie zu verwenden, soll hierdurch eine differenziertere

100 Sanchini et al. (2022). S. 18. Langmann (2023), S. 135.

101 Vgl. ten Have (2016), S. 1. Siehe auch Nuffield Council on Bioethics (2007), S. 144.

102 Mergen/Akpınar (2021), S. 11.

103 Nuffield Council on Bioethics (2007), S. 144.

104 Mergen/Akpınar (2021). Gilson (2014).

105 Rogers et al. (2012) S. 24–26. Mackenzie (2013), S. 1–3.

Unterscheidung und Auseinandersetzung auch mit den unterschiedlichen Ursachen von Vulnerabilität ermöglicht werden.[106]

Inhärente Vulnerabilität bezieht sich auf jene Verletzlichkeit von Menschen, die uns im Wesentlichen aufgrund des Menschseins zukommt, und ist somit ontologisch respektive Folge der *conditio humana.*[107] Damit kann Vulnerabilität als eine Disposition von verkörperten, sozialen und relationalen Wesen beschrieben werden,[108] die untrennbar mit der Möglichkeit von Krankheit und Gebrechen sowie der Unausweichlichkeit von Tod und Sterben verbunden ist. Diese Quelle der Vulnerabilität ist unabhängig von Zeit, Raum und Kontext und wird in der Literatur auch als intrinsisch, existenziell oder permanent beschrieben.[109] In diesem Zusammenhang argumentiert Bergemann, dass durch diese *inhärente* Verletzlichkeit die Menschenrechte und insbesondere das Recht auf Gesundheit zu einer Notwendigkeit werden.[110] Darüber hinaus sind wir in einer solchen Sichtweise als soziale Wesen von den Handlungen anderer abhängig, was uns auch ihnen gegenüber verletzlich macht und das Konzept der Verletzlichkeit direkt mit *Abhängigkeit* verknüpft.[111] Diesbezüglich heben Mackenzie et al. Faktoren hervor, die die inhärente Verwundbarkeit beeinflussen können, wie Alter, Gesundheitszustand oder Geschlecht. Sie erwähnen dabei, dass Krankheit oder »Altersextreme« neue Vulnerabilitäten *schaffen* oder bestehende *verstärken* können.[112] Hierbei ist jedoch zu betonen, dass die individuelle Vulnerabilität nicht nur inter alia von dem individuellen Gesundheitszustand abhängig ist, sondern auch von der jeweiligen sozialen Position, in der sich eine Person befindet, und damit eng mit Privilegien und Ressourcen und folglich mit sozialer Gerechtigkeit in Verbindung steht.[113]

Die zweite Quelle der Vulnerabilität, die erörtert wird, ist primär kontextspezifisch und konzentriert sich auf die kontingente Anfälligkeit bestimmter Personen oder Gruppen für spezifische Arten von Schaden oder Bedrohung (durch andere).[114] Demnach sind Menschen aufgrund bestimmter Umstände wie beispielsweise persönlicher, sozioökonomischer oder umweltbezogener

---

106 Rogers et al. (2012), S. 24–26. Mackenzie et al. (2014), S. 1–30.

107 Mackenzie et al. (2014), S. 7–10. Turner (2006).

108 Dodds (2014), S. 182.

109 Mergen/Akpınar (2021), S. 10.

110 Bergemann (2019), S. 73–112.

111 Siehe Dodds (2014).

112 Mackenzie et al. (2014), S. 7. Mackenzie (2014b).

113 Scully (2014), S. 219.

114 Mackenzie et al. (2014), S. 7.

Faktoren sowie Situationen (besonders) vulnerabel und haben daher eine geringere Fähigkeit, Macht oder Kontrolle, ihre Interessen im Vergleich zu anderen Akteuren zu schützen.[115] Diese Quellen der Vulnerabilität werden in der Taxonomie nach Mackenzie et al. als *situativ* bezeichnet und können kurzfristig, intermittierend oder andauernd auftreten.[116] In diesem Rahmen kann Abhängigkeit von anderen Personen, zum Beispiel in Form von Pflege, ein Merkmal situativer Vulnerabilität darstellen. Abhängig zu sein bedeutet dabei, sich in einer Situation zu befinden, in der man auf das Wohltun anderer Personen angewiesen ist, um die eigenen Bedürfnisse zu sichern oder zu befriedigen, sowie die Entwicklung der eigenen Autonomie (aus einem relationalen Verständnis) oder Handlungsfähigkeit zu fördern.[117] Im klinischen Setting beispielsweise sind Patient:innen bereits durch den Aufnahmegrund und damit durch ihren Gesundheitszustand, aber auch durch ihre Abhängigkeit vom Gesundheitspersonal in Situationen der Vulnerabilität.[118] Sich in einer Situation von besonderer Verletzlichkeit zu befinden, kann ein beunruhigendes Gefühl der Ohnmacht, des Verlusts von Kontrolle oder Handlungsfähigkeit auslösen. Dahingehend argumentieren Mackenzie et al., dass das Ziel von Interventionen, die als Reaktion auf Vulnerabilität gesetzt werden, darin bestehen müsse, die Autonomie der betroffenen Personen(-gruppen) zu fördern oder wiederherzustellen.[119]

In solchen situativ auftretenden Vulnerabilitäten kann es auch zu (ethisch) besonders sensiblen Momenten im Verhalten und Handeln verantwortlicher Akteur:innen kommen, die von Mackenzie, Dodds und Rogers in der Untergruppe der *pathogenen* Vulnerabilitäten subsumiert werden.[120] Diese werden als zentrales Instrument zur Identifikation von jenen Vulnerabilitäten verstanden, die insbesondere aus ethisch bedenklichen Kontexten, wie moralisch dysfunktionalen oder missbräuchlichen zwischenmenschlichen und sozialen Beziehungen sowie soziopolitischer Unterdrückung oder Ungerechtigkeit, entstehen.[121] Dabei stehen diese in engem Zusammenhang mit einer asymmetrischen Verteilung von Macht und resultieren häufig aus Stereotypen und Vor-

115 Rogers et al. (2012), 24–26.

116 Ibid. Mackenzie et al. (2014), S. 7.

117 Dodds (2014), S. 183.

118 Hack/Herrler (2020), S. 2. Siehe grundlegend auch den Sammelband »Autonomie und Vulnerabilität in der Medizin« von Bergemann/Frewer (2019).

119 Mackenzie et al. (2014), S. 9–16.

120 Rogers et al. (2012), S. 24–26. Mackenzie et al. (2014), S. 9.

121 Rogers et al. (2012), S. 24–26.

urteilen. Pathogene Vulnerabilität liegt auch dann vor, wenn eine Maßnahme darauf abzielt, Vulnerabilitäten zu verbessern, diese aber (paradoxerweise) verschlimmert.[122] Solche Situationen können beispielsweise speziell in der Gesundheitsversorgung auftreten, da bereits eine potenziell situative Vulnerabilität aufgrund des Gesundheitszustands oder der Situation der Abhängigkeit besteht. Ein ungleiches Machtverhältnis kann die Verwundbarkeit noch verschärfen, auch wenn eine fürsorgliche Maßnahme eigentlich das Gegenteil bewirken sollte. Pathogene Vulnerabilität steht entsprechend für inakzeptable Vorkommnisse in Abhängigkeitssituationen, wie bei der Übernahme der Körperpflege durch Pflegepersonal, ohne zuvor den individuellen Unterstützungsbedarf der betroffenen Person zu erfragen. Dies ist ein Beispiel für paternalistisches Wohlwollen, das als eine problematische Ausübung von Macht verstanden werden kann. Dadurch verstärkt sich die Vulnerabilität, was als ethisches Versagen interpretiert werden kann.[123] Erkennbar liegt derartigem Verhalten, das pathogene Vulnerabilität erzeugt statt verhindert, häufig die Überzeugung des Gesundheitspersonals zugrunde, dass Menschen im höherem Alter hilfsbedürftig seien und entsprechend Unterstützung benötigen.[124] Kennzeichnend in solchen Situationen der pathogenen Vulnerabilität ist einerseits die Untergrabung von Autonomie der betroffenen Personen, andererseits die Verstärkung des Gefühls von Ohnmacht, wodurch sich wiederum die Verletzlichkeit – unter anderem auch aufgrund adaptiver Präferenzbildung – erhöht.[125] Gesundheitsinstitutionen sind somit Orte potenzieller pathogener Vulnerabilität, was eine erhöhte Achtsamkeit beim Umgang mit Vulnerabilitäten in diesem Rahmen erforderlich macht.

In Hinblick auf den Respekt der Autonomie gegenüber der jeweilig betroffenen Person(-engruppe) scheint es in diesem Zusammenhang von grundlegender Bedeutung zu sein, in Reaktion auf Vulnerabilität die Selbstbestimmung zu ermöglichen, zu erhalten beziehungsweise wiederherzustellen und dementsprechend einen Verlust an Handlungsfähigkeit in Situationen besonderer Vulnerabilität zu vermeiden. Es ist anzumerken, dass Vulnerabilitäten vielfach durch soziale und politische Strukturen verursacht oder verschärft werden, was die Entstehung pathogener Vulnerabilität fördern

122 Ibid., S. 26.

123 Ganguli-Mitra (2022), S. 63–64.

124 Coudin/Alexopoulos (2010), S. 517.

125 Mackenzie et al. (2014), S. 9.

kann.[126] Eine Auseinandersetzung mit solchen negativen Prozessen kann nicht nur das Bewusstsein für situative Vulnerabilität schärfen, sondern auch die zentrale Bedeutung betonen, in diesen Situationen die Autonomie zu fördern. Eine Betrachtung der Vulnerabilität und der Kontexte, in denen der Begriff angewandt wird, kann dabei unterstützen, (verborgene) Annahmen aufzudecken, die in rechtliche, kulturelle, soziale und ökonomische Praktiken eingebettet sind und gegebenenfalls Benachteiligung begünstigen.[127]

Anhand des folgenden Beispiels soll die vorgestellte Klassifizierung der Vulnerabilität verdeutlicht werden:[128] Eine Person, die zur Behandlung einer Krankheit eine Klinik aufsucht, befindet sich erstens aufgrund der Notwendigkeit der Gesundheitsversorgung und zweitens aufgrund der vorherrschenden Abhängigkeit vom Gesundheitspersonal in situativer Vulnerabilität. Wenn in dieser Situation paternalistische Entscheidungen hinsichtlich der Behandlung getroffen werden, sei es durch das Gesundheitspersonal oder Angehörige, kann dies als Form der pathogenen Vulnerabilität identifiziert werden – auch wenn dies mit der Absicht geschieht, eine gute Versorgung sicherzustellen. Pathogen wird die Situation aufgrund der bestehenden asymmetrischen Machtverhältnisse und der damit einhergehenden Missachtung der Selbstbestimmung der betroffenen Person. So können Gesundheitsinstitutionen als helfende Orte, wie erwähnt, zu Orten pathogener Vulnerabilität werden, indem sie unter anderem die Autonomie von Patient:innen untergraben, individuelle Bedürfnisse unzureichend berücksichtigen und/oder Gefühle von Ohnmacht und Kontrollverlust verstärken.[129]

In diesem Zusammenhang wird argumentiert, dass die (gängige) Betrachtung von Verletzlichkeit und Autonomie als zwei *gegensätzliche* Konzepte nicht förderlich für eine Gesundheitsversorgung sein kann, die darauf abzielt, auf die Bedürfnisse einzelner Personen einzugehen.[130] Werden nämlich Vulnerabilität und Autonomie fälschlicherweise als sich gegenseitig ausschließende Begriffe theoretisiert, so bestehe die Gefahr, dass mit der Motivation des Wohltuns und zur Vermeidung von Verletzlichkeiten paternalistische Beziehungen entstehen oder gefördert werden.[131] Infolge wird die Situation für die jewei-

---

126 Vgl. anderem Mergen/Akpınar (2021), S. 11. Siehe auch Anderson (2014).

127 Mackenzie (2014b), S. 36.

128 Vgl. hierzu Langmann (2023), S. 135–136.

129 Mackenzie (2014b).

130 Ibid. Siehe auch Anderson (2014), S. 151–153.

131 Mackenzie et al. (2014).

ligen betroffenen Personen (zusätzlich) verschlechtert anstatt verbessert. Um dies zu vermeiden, ist es grundlegend, nicht nur die Selbstbestimmung zu respektieren und zu fördern, sondern die Autonomie der jeweiligen Person in den Mittelpunkt der Versorgung zu stellen, wodurch Interventionen gesetzt werden können, die Autonomie fördern und gleichzeitig eben auch Vulnerabilitäten anerkennen und vermindern. Das heißt, um pathogene Formen beziehungsweise Quellen der Vulnerabilität zu vermeiden, sind Lösungsansätze notwendig, die sich am relationalen Verständnis von Autonomie orientieren, in dem Vulnerabilität nicht als ein Gegenspieler von Autonomie interpretiert wird. Vielmehr kann sich einem Wohltun für die betroffenen Personen insbesondere durch das übergeordnete Ziel der Förderung der Autonomie angenähert werden.[132] Mackenzie et al. argumentieren, dass, wenn Personen sowohl (ontologisch) vulnerabel als auch autonom sein können, ein Konzept von Autonomie benötigt wird, das eine derartige Verletzlichkeit berücksichtigt und zulässt, aber diese nicht (nur) zum Anlass nimmt, allein vor Schaden zu schützen, wodurch (unweigerliche) Einschränkungen der Autonomie akzeptiert werden. Stattdessen sollte Verletzlichkeit vielmehr als möglicher Angriffspunkt gesehen werden, um gleichzeitig die Autonomie der Betroffenen zu fördern *und* deren situative Vulnerabilität zu mindern.[133]

Dies impliziert aber auch, dass die weitverbreitete defizitorientierte Sichtweise auf Vulnerabilität verändert werden muss, um die weitreichende und einseitige Assoziation von Vulnerabilität mit Schwäche und Hilfsbedürftigkeit zu überwinden. Dadurch würde eine Reaktion auf Vulnerabilität ermöglicht, die nicht nur auf Schutz abzielt, sondern zwischen Status und Erleben von Vulnerabilität unterscheidet. Dies erfordert, über eine reduktive Sichtweise hinauszugehen, Verletzlichkeit als grundlegende und unvermeidliche Eigenschaft des Lebens anzuerkennen und zugleich auf bestimmte Momente erhöhter Vulnerabilität zu reagieren.[134] Daraus lässt sich ableiten, dass die Anerkennung der ontologischen Vulnerabilität als universelles Konzept, das alle Menschen gleichermaßen betrifft, zur Förderung einer bedürfnisorientierten Reaktion auf situative Vulnerabilitätsmomente beiträgt, anstatt auf paternalistisches Wohlwollen zurückzugreifen. Werden Autonomie und Vulnerabilität entsprechend nicht gegensätzlich verstanden, wird dieser

132 Mackenzie et al. (2014), S. 15.

133 Ibid., S. 16.

134 Siehe hierzu insbesondere Gilson (2014).

scheinbar bestehende Widerspruch zwischen dem Schutz vor situativen Vulnerabilitäten einerseits und dem Respekt vor der Autonomie andererseits durch eine nicht-paternalistische Form des Wohltuns aufgelöst.

In der Literatur, in der Vulnerabilitäten als situativ erörtert werden, schlägt Luna zudem ein dynamisches Konzept der Verletzlichkeit vor, demgemäß Vulnerabilität in Schichten (*layers*) besteht, die als relational und dynamisch verstanden werden können.[135] Auf diese Weise können mehrere Arten, Quellen und sogar Überschneidungen von Vulnerabilitäten aufgezeigt werden, die jeweils mit bestimmten Situationen und Kontexten verbunden sind, zum Beispiel mit informierter Zustimmung oder sozialen Umständen.[136] Durch ein solches Verständnis gewinnt das Konzept der Vulnerabilität zusätzlich an Flexibilität und trägt gleichzeitig durch seine differenzierte(re) Ausrichtung dazu bei, Verallgemeinerungen und Stereotypisierung zu vermeiden. Darüber hinaus wird das Konzept durch die Vorstellung von Vulnerabilitäten in Schichten dynamischer, indem die Möglichkeit eines parallelen Bestehens konkreter ausdrückbar wird. Das bedeutet, dass sowohl die unterschiedlichen Quellen und Arten von Vulnerabilität, wie in der Taxonomie von Rogers, Dodds und Mackenzie vorgeschlagen, Raum haben, aber auch kontingente Schichten,[137] die inter alia aufgrund von sozialen Ungleichheiten bestehen. Beispielhaft hierfür sind die unterschiedlichen Formen und Auswirkungen von Ageismus oder ebenso Ableismus. Obwohl die beschriebene Taxonomie nützlich ist, um verschiedene Quellen und Ursachen von Vulnerabilität zu identifizieren und zu sortieren, scheint ein flexiblerer respektive adaptiverer Ansatz, wie die von Luna vorgeschlagene Metapher der Schichten, speziell mit Blick auf die Komplexität der Thematik der vorliegenden Arbeit, angemessen und hilfreich zu sein. Luna schreibt bezüglich der von Rogers et al.[138] entwickelten Taxonomie, dass deren Anwendung aufgrund der Komplexität von Vulnerabilität in der Realität kaum möglich sei.[139] Zudem weist Luna darauf hin, dass sich Vulnerabilitäten aufgrund ihrer Vielfalt einer geordneten Klassifizierung entziehen (können), wobei Kategorisierungen die Gefahr bergen, eine Starrheit einzuführen, die der Realität in diesem Kontext nicht gerecht wird.[140]

135 Luna (2009).

136 Ibid.

137 Scully (2014), S. 208.

138 Rogers et al. (2012).

139 Luna (2014), S. 8.

140 Luna (2015) und (2022).

Die beiden skizzierten Verständnisse von Vulnerabilität müssen sich jedoch nicht ausschließen, sondern könnten sich vielmehr ergänzen und (mit Vorsicht und Blick auf die jeweiligen Probleme) zusammengeführt werden, um (wo möglich konkrete) Quellen, Arten und Wirkmechanismen in ein größeres Bild der jeweiligen Vulnerabilitäten einzuordnen, das von relationalen Faktoren geprägt ist. Vor allem vor dem Hintergrund der Themen Ageismus, Autonomie und Gesundheit scheint eine derartige vertiefte Berücksichtigung und Zusammenschau von (relationalen) Phänomenen wie sozialer Ungleichheit, Benachteiligung und Diskriminierung essenziell. In der vorliegenden Arbeit ist zum einen der Ansatz der Schichten nützlich hinsichtlich der facettenreichen, lebensweltlichen Ausprägungen sowie Implikationen von Ageismus, zum anderen aber ebenso die Berücksichtigung der beschriebenen Taxonomie, um konkrete Situationen in Bezug auf Vulnerabilität und Altersfeindlichkeit zu identifizieren und zu untersuchen.

Das zuvor angeführte Beispiel veranschaulicht nicht nur die vorgestellte Klassifizierung von Vulnerabilität, sondern zeigt auch in einem weiteren Sinn den relationalen Charakter des Themas auf. Die beschriebenen Vulnerabilitäten bestehen zwar in genau dem skizzierten Kontext, aber nicht notwendigerweise über die Besonderheiten der Situation hinaus. Das heißt, wenn sich die Situation ändert, können sich die bestehenden situativen Vulnerabilitäten ändern oder sogar auflösen. Möglicherweise kann die betroffene Person infolgedessen nicht mehr als (besonders) vulnerabel verstanden werden.[141] Dabei ist dies nur auf der Grundlage eines dynamischen Konzepts von Vulnerabilität denkbar, das nicht im Sinne eines kategorischen Ansatzes funktioniert. Auch erscheint es nur vor diesem Hintergrund möglich, kontextspezifische Vulnerabilitäten adäquat abzubilden, zu erkennen und konkrete Maßnahmen zu erarbeiten, um diesen entgegenzuwirken.

Im Folgenden soll der theoretische Hintergrund weiterer ebensolcher Konzepte vorgestellt werden, die dazu beitragen können, die (relationale) Autonomie und den Respekt davor in der Gesundheitsversorgung zu fördern und zu verankern. Gerade in Situationen der Vulnerabilität können nämlich beispielsweise Teilhabe und Empowerment aus einer relationalen Perspektive dabei unterstützen, Vulnerabilitäten abzubauen und gleichzeitig die Autonomie zu stärken. Hierbei geht es vordergründig um Handlungsräume, wie diese eröffnet und in Anspruch genommen werden können, entsprechende Barrieren beziehungsweise deren Abbau oder Überwindung und letztendlich

141 Luna (2019), S. 72. Siehe hierzu auch Langmann (2023) sowie ferner Luna (2009).

um die Verwirklichung der Menschenrechte. Erst durch ein reflektiertes Zusammenspiel der Konzepte der relationalen Autonomie und der Vulnerabilität ist es somit möglich zu erfassen, dass und wie durch Teilhabe und Empowerment die Autonomie in den jeweiligen Beziehungsgeflechten gestärkt werden kann, indem unter anderem asymmetrische Machtrelationen auch in der Gesundheitsversorgung wo möglich überwunden werden, wodurch wiederum ein angemessenes Wahrnehmen des Rechts auf Gesundheit ermöglicht wird.[142]

3.4 Empowerment und Teilhabe

Seit geraumer Zeit stellen Empowerment und Teilhabe zentrale Begrifflichkeiten der Gesundheitsversorgung dar und werden als grundlegend für die Förderung einer aktiven Rolle von Patient:innen verstanden.[143] Ein klarer Aufruf zur Partizipation erfolgte im Rahmen der Alma-Ata-Konferenz 1978, woraus die Deklaration von Alma-Ata entstand. Diese gilt als Meilenstein hinsichtlich Public Health sowie dem Ziel der »*Gesundheit für alle*«. In Bezug auf Teilhabe wird hierin das Recht und die Pflicht von Menschen hervorgehoben, sich individuell und kollektiv an der Planung und Durchführung ihrer Gesundheitsversorgung zu beteiligen.[144] In Hinblick auf die Umsetzung des Rechts auf Gesundheit[145] nimmt dabei Empowerment, als Kontrast zu einem passiven Empfangen von Gesundheitsleistungen, eine zentrale Rolle ein.[146]

Die meisten Definitionsversuche von Empowerment im Kontext von Patient:innen beinhalten Aspekte von Kontrolle und Selbstwirksamkeit sowie der Fähigkeit, selbstbestimmt Entscheidungen zu treffen.[147] Das bedeutet einerseits, dass den Patient:innen Raum für autonomes Handeln in Bezug auf ihre Gesundheit(-sversorgung) gegeben wird, sie andererseits aber auch dazu ermutigt werden, Raum *einzunehmen* – oder mehr noch für sich zu beanspruchen. Hierbei wird die Asymmetrie in der Verteilung von Macht zwischen Patient:innen und Gesundheitspersonal und deren angestrebte Veränderung

---

142 Siehe hierzu auch den von Bergemann und Frewer 2019 herausgegebenen Sammelband »*Autonomie und Vulnerabilität in der Medizin*«.

143 Castro et al. (2016), S. 1924.

144 WHO (1978), Abschnitt IV.

145 Siehe Kapitel 3.5

146 McAllister et al. (2012). Castro et al. (2016).

147 Carr (2003). Huth (2019). Castro et al. (2016).

sichtbar und adressiert.[148] Entsprechend versteht sich Empowerment ebenso als Prozess der Aufhebung von Unterdrückung oder Bevormundung.[149]

Ein solches Verständnis findet sich insbesondere in feministischen Arbeiten, innerhalb derer sich viele Autor:innen für eine Neukonzeption von Macht als Fähigkeit und Fertigkeit ausgesprochen haben, wobei nicht Macht *über* etwas, sondern vielmehr Bemächtigung *für* etwas ins Zentrum gerückt wurde.[150] Die Philosophin Serene Khader definierte Empowerment zudem als einen Prozess der Überwindung von Nachteilen, der das Selbstkonzept einer Person verbessert und die Fähigkeit fördert, sich für das eigene Wohlergehen einzusetzen.[151] Dabei liegt es nahe, dass Empowerment ein inhärent relationaler Prozess ist, in dem kollektiv und kooperativ Strategien definiert werden, um Zugang zu Wissen und Macht zu erlangen.[152] Ähnlich wie im Verständnis der relationalen Autonomie benötigt Empowerment jeweils ein Gegenüber, einerseits eines, das Raum gibt und ermutigt, und andererseits eines, das dazu ermutigt ist, Raum einzunehmen und somit Selbstfürsorge und Selbstwirksamkeit erfährt und übernimmt. Daran zeigt sich sowohl die starke Verwobenheit von Empowerment mit dem Respekt und der Förderung von Autonomie als auch dessen Gegenbewegung zu Bevormundung.

Teilhabe beziehungsweise Partizipation stellt einen zentralen Aspekt von Empowerment dar. Obwohl das Konzept der Teilhabe selbst weitgehend unbestimmt ist, erhielt es nach einer expliziten Nennung in der Deklaration von Alma-Ata[153] vor allem durch die Einführung der International Classification of Functioning, Disability and Health (ICF)[154] der WHO vermehrt Aufmerksamkeit. In diesem Kontext wurde Partizipation als ein »*Einbezogensein in eine Lebenssituation*« beschrieben.[155] Im Rahmen einer umfangreichen systema-

148 Anderson (1996), S. 703.

149 Nagar/Raju (2003), S. 4.

150 Oksala (2017), S. 679. Carr (2003). Ganguli-Mitra (2022), S. 63–65.

151 Khader (2011), S. 176.

152 Carr (2003), S. 19.

153 WHO (1978), Abschnitt IV.

154 Hierbei handelt es sich um ein (neues) Instrument zur Klassifikation von Funktionalität, Behinderung und Gesundheit, in dem die biopsychosoziale Perspektive auf Gesundheit eingenommen wird, mit dem Ziel, die Gesundheit und die mit dem jeweiligen Gesundheitszustand in Verbindung stehenden Zustände jeder Person beschreiben zu können. Vgl. Abdi et al. (2019).

155 Übersetzung aus dem Englischen »Participation is involvement in a life situation.« WHO (2001), S. 10.

tischen Literaturanalyse wurde eine Definition von Teilhabe als *Beteiligung und Involviertheit* einer Person an Aktivitäten mit anderen Personen vorgeschlagen.[156] Auf Patient:innenseite kann Partizipation zudem bedeuten, dass betroffene Personen an einem Dialog teilnehmen, der auf ihre Präferenzen, Fähigkeiten und ihr Fachwissen ausgerichtet ist und dabei darauf abzielt, sie zu befähigen, Entscheidungen in Bezug auf die eigene Versorgung mitzubestimmen.[157] Hierdurch kann jede Person selbst Gestalter:in des eigenen Lebens bleiben und als solche:r gefördert werden.

Teilhabe von Patient:innen ist entsprechend gekennzeichnet von Beteiligung an unterschiedlichen Entscheidungsprozessen und -momenten in der Gesundheitsversorgung. Voraussetzend hierfür ist eine partnerschaftliche Beziehung, in der der Mitbestimmung von Patient:innen mit Anerkennung begegnet wird, was unter anderem bedeuten kann, dass betroffene Personen als (Selbst-)Expert:innen ihrer Gesundheit er- und geachtet werden.[158] Ein Teilnehmen oder Teilhaben an etwas ermöglicht auf Seite der Betroffenen die aktive (Mit-)Gestaltung des eigenen Lebens und aus Sicht der Personen in Machtposition den Versuch, die Perspektive der jeweiligen (betroffenen) Person(-engruppe) einzunehmen und einzubeziehen.[159] Im Gesundheitswesen kann sich dies als Patient:innenbeteiligung ausdrücken, wobei diese zumeist auf individuelle Behandlungsentscheidungen reduziert wird,[160] während Partizipation ebenso auf allen weiteren Ebenen stattfinden kann: Auf der Mikroebene im Rahmen der individuellen Versorgung, auf der Mesoebene bei der Entwicklung, Planung, Durchführung und Bewertung von Dienstleistungen sowie der Versorgung oder auch der Aus- und Weiterbildung von Gesundheitspersonal und auf der Makroebene im Kontext von strukturellen oder politischen Entscheidungen.[161] Während das Ausmaß potenziell positiver Effekte einer Förderung von Teilhabe auf den individuellen Gesundheitszustand unklar erscheint,[162] ist es definitiv eine Maßnahme zur Stärkung der Patient:innenrechte, der Autonomie von Patient:innen und des Rechts auf Gesundheit.

---

156 Levasseur et al. (2010), S. 2148.

157 Castro et al. (2016), S. 1929.

158 Ibid., S. 1928.

159 Bartelheimer et al. (2020a), S. 43–45.

160 Eldh et al. (2010), S. 22.

161 Castro et al. (2016), S. 1928.

162 Sanders et al. (2013).

Sind Patient:innen jedoch bei der Inanspruchnahme von Gesundheitsleistungen direkt oder indirekt mit unterdrückenden Faktoren auf unterschiedlichen Ebenen konfrontiert, so kann dies dazu führen, dass ihre Teilhabe gehemmt oder beschränkt wird. Zu derartigen, negativen Faktoren zählen unter anderem die Verwendung von Fachsprache, die für Patient:innen nicht zugänglich oder verständlich ist, und Zeitdruck.[163] Bestehen entsprechende Teilhabebarrieren, so handelt es sich um eine Beeinträchtigung des Einbezogenseins in die Gestaltung der eigenen Lebenssituation und somit um eine Beeinträchtigung der gelebten Autonomie. Auch wenn gegebenenfalls – trotz mangelnder Möglichkeit zur Partizipation – Autonomie aus einer prozeduralen Perspektive nicht zwingend eingeschränkt sein müsste, ist der Weg zu Entscheidungsmöglichkeiten in diesem Fall für eine Mitgestaltung der betroffenen Person unzureichend beziehungsweise nicht erschöpfend geebnet. Dabei zeigt sich eine enge Verbindung zwischen Teilhabe und Macht und damit wiederum zwischen Autonomie und sozialer Gerechtigkeit. Auch Partizipation ist von einem Gegenüber abhängig und somit inhärent relational.

Im Vordergrund von Teilhabe stehen jene Möglichkeiten, die eine Person potenziell zur Verfügung hat und haben sollte, um selbstbestimmt über die eigene Lebensführung zu verfügen, und nicht zwingend jene, die tatsächlich von ihr ergriffen werden. Folglich sind, wie im Zusammenhang mit dem Capability Approach erläutert, vor allem die substanziellen Möglichkeiten, die zur Wahl gestellt werden, von Interesse und nicht primär die realisierte Option selbst oder alle denkbaren Entscheidungsmöglichkeiten. Hierbei ist der Fokus vorrangig auf *bedeutungsvolle* Entscheidungsmöglichkeiten zu richten. Mit der Kategorie der Bedeutsamkeit können Maßnahmen zur Steigerung von Partizipation sowie allgemein Perspektiven der Lebensführung danach beurteilt werden, inwiefern hierdurch Lebenswelten und Handlungsräume eröffnet werden, die zu einem Teilhaben einladen und damit Selbstbestimmung ermöglichen.[164] Entsprechend kann Partizipation auch als Gegenbegriff zu Ausgrenzung oder Ausschluss verstanden werden.[165]

Bestehen Faktoren, die eine Teilhabe und Empowerment erschweren oder gar verhindern, so ist es – wie bei Autonomie insgesamt – notwendig, nicht

163 Pel-Littel et al. (2021), S. 4–14.

164 Bartelheimer et al. (2020a), S. 43–45.

165 Bartelheimer et al. (2020b), S. 19.

nur die individuelle Situation zu verbessern, sondern auch die zugrunde liegenden (zum Beispiel strukturellen) Dimensionen davon aufzudecken. Partizipation und Empowerment sind nicht nur individuelle Fähigkeiten einer Person, sondern erfordern eine Auseinandersetzung mit Rahmenbedingungen, die einen zentralen Einfluss darauf haben, in welchem Ausmaß Personen Kontrolle und Selbstbestimmung haben können. Somit können und sollten Empowerment und Teilhabe zumal als Ergebnis dieser Strukturen und Machtverhältnisse verstanden werden und nicht allein im Kontext individueller Handlungen und Verantwortlichkeiten.[166] Ein diesbezüglicher Hinweis gegenüber Personen, die beispielsweise in der Gesundheitsversorgung auf Barrieren stoßen, kann dabei wesentlich für die Stärkung des Selbstvertrauens sowie der Einsicht sein, dass das Streben nach Eingebundenheit in der Inanspruchnahme von Gesundheitsleistungen ein legitimer Ausdruck ihrer Bedürfnisse und Rechte ist.[167]

Ein entscheidender Teil dieser Arbeit thematisiert und analysiert Ageismus als eine zentrale Barriere für die Autonomie, die Teilhabe und das Empowerment älterer Menschen. Erst auf Basis dieser Untersuchung kann der Frage nach Möglichkeiten für Partizipation, Empowerment und die Stärkung des Selbstvertrauens von Patient:innen im höheren Alter in einer Gesellschaft, in der Ageismus weit verbreitet ist, angemessen nachgegangen werden. Empowerment bedeutet somit im Kontext dieser Arbeit auch, dass trotz (bestehender) negativer Auswirkungen von Ageismus auf die Gesundheitsversorgung eine dahingehende Bestärkung älterer Personen stattfinden kann, die gleiche Qualität an Gesundheitsversorgung einzufordern, wie sie andere erfahren. Unter Berücksichtigung dieses Verständnisses ist Empowerment somit eine Stärkung der Selbstwirksamkeit sowie der Fähigkeiten des Formulierens und Hinterfragens von Werten und sozialen Erwartungen. Dies soll als Prozess und Strategie der Einforderung von Handlungsräumen, dem Abbau von Barrieren und damit der Durchsetzung des Rechts auf Gesundheit dienen.

---

166 Anderson (1996), S. 698.

167 McLeod/Sherwin (2000), S. 271.

3.5 Recht auf Gesundheit: zwischen relationaler Autonomie, Vulnerabilität, Empowerment und Teilhabe

Das Recht auf Gesundheit als das *»höchste erreichbare Maß an körperlicher und geistiger Gesundheit«* ist Teil der Allgemeinen Erklärung der Menschenrechte.[168] Im Gegensatz zu diesem nicht rechtsverbindlichen Text, wird auch in Artikel 12 des Internationalen Pakts über Wirtschaftliche, Soziale und Kulturelle Rechte (ICESCR) die Bedeutung des Rechts auf den bestmöglichen Zustand der Gesundheit hingewiesen. Außerdem werden Vertragsstaaten darin dazu aufgefordert, Maßnahmen zu ergreifen, um dieses Recht zu verwirklichen. In diesem Zusammenhang wird in der *Allgemeinen Bemerkung Nr. 14* zu Artikel 12 der Inhalt und Umfang des Rechts auf Gesundheit näher erläutert. Es wird betont, dass das Recht auf Gesundheit über die Abwesenheit von Krankheit hinausgeht und insbesondere auch körperliche, geistige und soziale Aspekte des Wohlbefindens umfasst. Deutschland hat den Pakt ratifiziert und ist somit zur Umsetzung dieser Maßnahmen verpflichtet.[169]

Das Verständnis von Gesundheit als Menschenrecht basiert auf der Grundidee der Nicht-Beeinträchtigung und des Schutzes sowie der Gewährleistung der Gesundheit von Menschen durch den Staat. Dies soll unter anderem über die Sicher- und Bereitstellung eines Zugangs zu leistbaren, angemessenen und qualitativen Gesundheitsleistungen erfolgen. Neben dem Zugang zur Gesundheitsversorgung wird dafür – unter Berücksichtigung der Multidimensionalität von Gesundheit, insbesondere deren sozialer Determinanten, wie beispielsweise ökonomischer Ressourcen – vor allem auch auf das Vorhandensein gesundheitsförderlicher Lebensbedingungen verwiesen.[170] Damit bezieht sich die Deklaration des Rechts auf Gesundheit auf einen *positiven* Gesundheitsbegriff, der das *erlebte*, also *subjektive* Wohlbefinden fokussiert und somit über ein (rein) physisches und/oder psychisches Verständnis von Gesundheit hinausreicht. Zudem werden Gesundheit und Wohlbefinden als alltägliches Anliegen für jeden Menschen *selbst* sowie dessen Umfeld beschrieben. Hierdurch wird eben zusammen mit den sozialen Determinanten auch der inhärent relationale Charakter von Gesundheit sichtbar.[171]

---

168 UN (1948), S. 5.

169 UN (1966).

170 Hierzu zählen unter anderem Zugang zu Nahrung, Trinkwasser oder auch Sanitätsversorgung.

171 Siehe hierzu auch Schmidhuber (2016), S. 197–200.

Mit dem Ziel, das Recht auf Gesundheit in der lebensweltlichen Realität zu gewährleisten, wurden eindeutige *staatliche* Verpflichtungen definiert, die sich über *Achtungspflichten* (obligations to respect), *Schutzpflichten* (obligations to protect) und *Gewährleistungspflichten* (obligations to fulfill) erstrecken.[172] *Achtungspflichten* beziehen sich auf die staatliche Verpflichtung, Menschen weder direkt noch indirekt an der Ausübung der Menschenrechte zu hindern und gegebenenfalls entsprechende Barrieren zu beheben. Konkret bedeutet dies beispielsweise die Abwehr von gesundheitsschädlichen Handlungen durch den Staat oder auch, dass Menschen in Gesundheitsinstitutionen gemäß ihrer Rechte begegnet werden muss. Verletzungen des Rechts auf Gesundheit können inter alia verwehrte, unzureichende oder missbräuchliche Behandlungen darstellen. Die Angemessenheit und Qualität der angebotenen Gesundheitsleistungen in Hinblick auf die Einhaltung medizinischer Standards und die Ausschöpfung von Behandlungsmöglichkeiten, aber ebenso die Gewährleistung diskriminierungsfreier Gleichbehandlung, sind dabei zentrale Aspekte.[173] Staatliche *Schutzpflichten* stellen die Verpflichtung dar, Menschen vor tatsächlichen oder drohenden Eingriffen in das Recht auf Gesundheit durch private, nicht-staatliche Akteur:innen zu schützen. Im Kontext von Gesundheit betrifft dies unter anderem privat geführte Gesundheitseinrichtungen und die dort herrschende Versorgungsqualität.[174] *Gewährleistungspflichten* meinen beispielsweise die staatliche Pflicht, durch aktives staatliches Handeln notwendige Voraussetzungen für eine möglichst umfassende Ausübung sowie Wahrnehmung der Menschenrechte zu schaffen. Hierzu zählt sowohl die ausreichende Ausbildung von qualifiziertem Gesundheitspersonal als auch die Gewährleistung eines gleichberechtigten Zugangs zu grundlegenden gesundheitsbezogenen Ressourcen oder die Erarbeitung eines nationalen Gesundheitsplans.[175]

Das Recht auf Gesundheit sowie die Menschenrechte insgesamt sind dabei als Rechte zu verstehen, die allen Menschen gleichermaßen und somit *universell* zukommen. Dieser normative Universalismus basiert auf dem Grundsatz der Gleichheit, der das Verbot von Diskriminierung, inter alia aufgrund von Alter, Ethnie oder Geschlecht, enthält. Damit verlangen Gleichheit und Nicht-Diskriminierung die umfassende Umsetzung von Maßnahmen

172 OHCHR/WHO (2008a), S. 25–27.

173 Krennerich (2016), S. 68–74.

174 OHCHR/WHO (2008a), S. 26. Krennerich (2016), S. 74–78.

175 OHCHR/WHO (2008a), S. 27.

zur Beseitigung benachteiligender Gesetze, Praktiken oder Strategien. Das Recht auf Gesundheit steht folglich mit weiteren Menschenrechten in enger Verbindung, wie beispielsweise dem Recht auf Bildung oder Schutz der Privatsphäre.[176] Ein menschenrechtsbasierter Ansatz für Gesundheit erfordert, dass Gesundheitspolitik und -programme den Bedürfnissen der am stärksten Benachteiligten Vorrang einräumen, mit dem Ziel einer Annäherung an soziale Gerechtigkeit in einer Gesellschaft.[177] Hierbei ist anzumerken, dass Diskriminierung nicht immer (direkt) als solche sichtbar oder gar erkannt wird, sondern auch mittelbar erfolgen kann. Entsprechend ist eine fortlaufende Auseinandersetzung und Überprüfung von gruppenspezifischen Vulnerabilitäten notwendig, um potenziell verdeckte Benachteiligungen sichtbar und als solche erkennbar zu machen.[178]

Für die Verwirklichung des Rechts auf Gesundheit kann dies bedeuten, Angebote und Institutionen des Gesundheitswesens an den folgenden vier wesentlichen und miteinander verwobenen Elementen *Verfügbarkeit, Zugänglichkeit, Annehmbarkeit* und *Qualität* auszurichten. Ausformuliert können diese folgendermaßen verstanden werden:[179]

1. *Verfügbarkeit* bezieht sich auf ein ausreichendes Angebot an öffentlicher Gesundheitsversorgung und -institutionen; dies umschließt inter alia sowohl unentbehrliche Arzneimittel als auch Gesundheitspersonal.
2. Der *Zugang* zu Gesundheitsinstitutionen muss allen Menschen in mehrfacher Hinsicht gewährleistet sein:
   a. Diskriminierungsfreier Zugang zu Institutionen der Gesundheitsversorgung
   b. Physischer Zugang als flächendeckende Verteilung von Gesundheitsinstitutionen sowie barrierefreier Zugang zu diesen
   c. Wirtschaftlicher Zugang mit Blick auf Gesundheitskosten und deren Finanzierbarkeit für alle Personen

176 Für eine grundlegende Auseinandersetzung hierzu siehe den von Frewer und Bielefeldt (2016) herausgegebenen Sammelband »*Das Menschenrecht auf Gesundheit. Normative Grundlagen und aktuelle Diskurse*«. Insbesondere daraus auch Bielefeldt (2016), S. 19–56. Krennerich (2016), S. 57–92.

177 Vgl. OHCHR/WHO (2008b).

178 Beispielhaft hierfür sind Formen der epistemischen Diskriminierung. Siehe hierzu Fricker (2007).

179 UN (2000). Siehe hierzu Sammelband Frewer/Bielefeldt (2016), S. 247–248.

d. Zugang zu Informationen bezüglich Gesundheitsthemen, also hinsichtlich Suche, Erhalt und Verbreitung, sofern datenschutzrechtliche Aspekte dem nicht entgegenstehen

3. *Annehmbarkeit* verweist auf den Respekt und die Einhaltung zentraler ethischer Elemente, wie beispielsweise Vertraulichkeit, Autonomie, Wohltun oder Gerechtigkeit; zudem werden hierunter auch diversitätsspezifische Aspekte gefasst, wie die Berücksichtigung kultureller Bedürfnisse.
4. Die gesundheitlichen Einrichtungen und die Betreuung müssen wissenschaftlichen Standards sowie angemessener *Qualität* entsprechen. Hierzu zählen unter anderem die Ausbildung von qualifiziertem Gesundheitspersonal und eine evidenzbasierte Versorgung der Bedürfnisse.[180]

Bei der Betrachtung dieser Elemente wird sichtbar, dass das Recht auf Gesundheit eng mit Autonomie und sozialer Gerechtigkeit in Verbindung steht. Wie bereits zuvor angemerkt, wird durch die Einbettung des Verständnisses von Gesundheit in soziale Determinanten auch eine relationale Perspektive auf Autonomie sowie auf Vulnerabilität und Empowerment folgerichtig. Während unter dem Aspekt der *Annehmbarkeit* in der Literatur zwar vordergründig Bezug zur informierten Zustimmung genommen und somit dem Respekt vor der Autonomie überwiegend mit einem prozeduralen Verständnis begegnet wird,[181] so kann dennoch auch hier durch strukturelle Referenzpunkte, wie der gerechten Verteilung von Ressourcen, auf Relationalität abgestellt werden. Insbesondere bedeutsam wird dies im Rahmen epistemischer Ungerechtigkeit.[182] Zudem bekommen unterschiedliche Dimensionen der Vulnerabilität für die Verwirklichung des Rechts auf Gesundheit ethische Relevanz: Zum einen können Vulnerabilitäten als Folge von (sozialer) Ungerechtigkeit entstehen.[183] Zum anderen spielt die Versorgung nach medizinethischen Gesichtspunkten in Bezug auf die Annehmbarkeit eine wichtige Rolle, auch weil dadurch vermieden werden kann, dass situative Vulnerabilitäten, die eben durch den Kontext ausgelöst werden, zu pathogenen Vulnerabilitäten werden.

Daneben sind Verfügbarkeit und Zugang eng miteinander und mit Aspekten sozialer Gerechtigkeit verknüpft. Dies zeigt sich vor allem an der Benachteiligung und Marginalisierung bestimmter Gruppen innerhalb der Gesell-

180 Ibid. Vergleiche zu diesen Kategorien auch Krennerich (2016), S. 67–68.

181 Siehe hier insbesondere Frewer (2016), S. 101–107.

182 Siehe hierzu Kapitel *Epistemische Ungerechtigkeit*.

183 Vgl. Langmann (2023).

schaft. Eine angemessene Bereitstellung bedürfnisorientierter Versorgung (für alle) sowie die Beseitigung von Barrieren, sei es physisch, wirtschaftlich oder epistemisch, bilden hier wesentliche Bezugspunkte. Beide Aspekte stehen ihrerseits in enger Verbindung mit (situativen) Vulnerabilitäten.

Hinsichtlich Qualität können unter anderem epistemische Güter als Basis einer evidenzbasierten und bedürfnisorientierten Versorgung genannt werden. Zentral dabei ist deren Anerkennung in einem inhärent relationalen Prozess. Insgesamt zeigt sich daran eine Verwobenheit von (potenzieller) situativer Vulnerabilität mit (der Anerkennung oder Missachtung) relationaler Autonomie und dem Recht auf Gesundheit, wobei auch eine Verletzung des Rechts auf Gesundheit als Schicht der Vulnerabilität interpretiert werden kann. Empowerment kann hier gegen derartige Vulnerabilität und damit als stärkendes Element der (relationalen) Autonomie wirken, wodurch dessen Bedeutung für die Verwirklichung der Menschenrechte hervortritt. Krennerich argumentiert in diesem Zusammenhang, dass, wenn Menschrechte ihre (volle) Wirkung entfalten sollen, diese eben auch aktiv eingefordert werden müssen. Entsprechend interpretiert er menschenrechtliches Empowerment als Notwendigkeit für das Recht auf Gesundheit.[184] Empowerment und Partizipation können damit in der Umsetzung des Rechts auf Gesundheit entscheidende Rollen einnehmen, wobei Empowerment als strategischer Prozess verstanden werden kann, in dem die Einforderung und Durchsetzung der Menschenrechte für sich selbst und für andere gefördert wird.[185] Hierzu zählt sowohl, Pflichtenträger:innen dazu anzuhalten, ihren Verpflichtungen nachzukommen, als auch Rechtsträger:innen zu befähigen, ihr Recht auf Gesundheit wirksam einzufordern.[186] Der Fokus liegt dabei auf der Stärkung von Individuen und Gemeinschaften, insbesondere jenen, die ungerecht behandelt werden, damit diesen ihre Rechte über ein Verstehen und Beanspruchen zukommen. Hierfür braucht es einen Perspektivenwechsel weg von der (vorwiegenden) Verpflichtung zur Fürsorge hin zu einem Verständnis des Ermöglichens und Befähigens[187] sowie die Gewährleistung eines inklusiven und damit diskriminierungsfreien Zugangs zu Entscheidungsräumen.

In Konsequenz ist (auch) das Recht auf Gesundheit und die damit verwobenen Themen aus einer relationalen Perspektive zu betrachten, um etwaige

---

184 Krennerich (2016), S. 85.

185 Vgl. Huth (2019). Siehe auch Bergemann/Frewer (2019), S. 9.

186 OHCHR/WHO (2008a).

187 Huth (2019), S. 53.

Verletzungen dieses Rechts auf diversen Ebenen sichtbar zu machen. Eine Einschränkung, negative Beeinflussung oder Missachtung von Autonomie, beispielsweise auf Basis von Ungerechtigkeiten und Diskriminierung, ist somit als nicht menschenrechtskonform zu benennen. Dabei steht dies in enger Verbindung mit dem Verständnis von Autonomie als sozialem Statuskonzept – das von der Anerkennung anderer Personen abhängig ist, was wiederum den Bogen zu Relationalität spannt.

Ist das Recht auf Gesundheit handlungsleitend im Kontext der Gesundheitsversorgung, so ist davon auszugehen, dass diese Versorgung von ethischen Gesichtspunkten geprägt sein sollte (beispielsweise hinsichtlich Annehmbarkeit). Ein menschenrechtsbasierter Ansatz für Gesundheit erfordert damit, einseitige Abhängigkeitsverhältnisse sukzessive abzubauen, strukturelle Vulnerabilitäten innerhalb der Gesellschaft zu verringern und damit das Streben nach sozialer Gerechtigkeit in einer Gesellschaft auch im Gesundheitswesen zu verfolgen.[188] Ungerechtigkeiten und Diskriminierung mitsamt ungleicher Verteilung an Macht müssen demnach zu zentralen Gegenständen der Untersuchung gemacht werden, wobei eine Orientierung an AAAQ sowie an der beschriebenen Triade an Pflichten grundlegend ist. In der vorliegenden Arbeit soll dieser Ansatz vor dem Hintergrund von Ageismus als substanzielle soziale Ungerechtigkeit verfolgt werden.

188 Vgl. Bergemann/Frewer (2019), S. 10–11. Siehe hierzu grundlegend Frewer et al. (2019) sowie Frewer/Bielefeldt (2016).

4. Begriffliche Klärungen als Grundlage für die Erarbeitung

Um in die gewählten Themenschwerpunkte näher einzuführen und eine Grundlage für die vorliegende Analyse zu bieten, werden in diesem Kapitel einige zentrale Begrifflichkeiten ausgearbeitet und diskutiert. Besondere Aufmerksamkeit wird auf eine umfassende Betrachtung des Phänomens des Alterns in seiner Vielfalt und Mehrdimensionalität gelegt sowie auf eine vertiefte Analyse des Verhältnisses von Gesundheit, Krankheit und Altern. Darüber hinaus wird argumentiert, dass ein performatives Verständnis des Alterns grundlegend ist, um die vielfältigen Implikationen im Kontext von Ageismus zu adressieren. Schließlich werden verschiedene Konzeptionen des guten Alterns im Hinblick auf den Analyserahmen und die begrifflichen Klärungen untersucht.

4.1 Alter, Altern und Gesundheit

»*Ich bin zwar alt – aber noch nicht so alt!*« Solche und ähnliche Aussagen sind Teil vieler Gespräche, nicht nur mit Personen im höheren Alter. Derartige Urteile sind beispielsweise auf das eigene Aussehen, funktionale Fähigkeiten oder gesellschaftlich geprägte normative Vorstellungen des Alterns bezogen. Während alt zu sein als meist relativ verstandener, aber mitunter auch absolut gewerteter Zustand bezeichnet werden kann, ist der Vorgang des Alterns vielmehr eine beobachtbare und zugleich beschreibbare Entwicklung, die ihrerseits meist auf Zustände oder Kriterien abstellt und demnach ähnlich gewertet wird. Dabei können die öffentliche Wahrnehmung des Alterns sowie präskriptive Alternsnormen dazu beitragen, als wie gut oder wie schlecht das Altern einer Person interpretiert wird.[1] Grundsätzlich könnte das chronologische Alter in Verbindung mit der Lebenserwartung als objektive Antwort auf die Frage verstanden werden, ob jemand alt ist. Während sich das Verständnis von Alter nicht zuletzt mit der steigenden Lebenserwartung der Menschen verändert, ist der Begriff »alt« jedoch keineswegs objektiv und häufig negativ besetzt, sodass seine Verwendung als stigmatisierend interpretiert werden kann und gerne vermieden wird.[2]

Intuitiv scheint zwar oft klar zu sein, was gemeint ist, wenn das Altern oder auch das Alter thematisiert wird – dies fundiert und nachvollziehbar zu beschreiben, ist aber umso komplexer und es wird dabei bald die Abhängigkeit von der jeweiligen Perspektive, den dahinterstehenden Annahmen oder dem Kontext sichtbar. Folglich gestaltet sich die Bedeutung des Alterns – beispielsweise je nach eingenommenem Blickwinkel einer Disziplin und deren Schwerpunktsetzung – unterschiedlich, wobei die multidimensionale Verwobenheit direkt hervorsticht. Zu altern kann sehr vieles bedeuten, was mitunter in äußerst individuellen Prozessen abläuft und von vielen Faktoren auf unterschiedlichen Ebenen konstituiert und beeinflusst wird. Zusätzlich wird die eigene Identität mit Vorstellungen, unter anderem in Form von Zuschreibungen und Vorurteilen, konfrontiert, die wiederum die eigene soziale Positionierung umprägen (können). Hierbei ergeben sich unterschiedliche Situationen, in denen das höhere Alter als etwas mehr oder weniger Relevantes oder gar Irrelevantes auftreten kann – mitunter auch entkoppelt von der direkten Rolle, die das Alter tatsächlich in der entsprechenden Situation spielt.[3]

Aus biologischer Perspektive handelt es sich beim Alterungsprozess vor allem um zellbiologische und genetische Bedingungen, Vorgänge und Entwicklungen, die eine veränderte Funktionalität des Körpers abhängig von der Zeit – also mit zunehmendem Alter – mit sich bringen.[4] Demzufolge kann Altern (im höheren Alter) als ein Prozess beschrieben werden, der die Wahrscheinlichkeit gesundheitlicher Probleme oder Einschränkungen erhöht, wodurch eine Assoziation mit Krankheit hergestellt werden kann. In diesem Zusammenhang weist die Forschung im Feld der Altersbiologie jedoch

---

1 Siehe hierzu »Generali Altersstudie 2017«, Generali Deutschland AG (2017) oder auch »Age ismus«, eine Studie zu Altersbildern und Altersdiskriminierung in Deutschland, Kessler/Warner (2022).

2 Vgl. Overall (2016).

3 Siehe hierzu Fuchs (2021), S. 3–11.

4 Schwartz/Walter (2016), S. 167–176. Siehe auch Klotz/Simm (2013).

daraufhin, dass es sich nicht um einen festgelegten Altersablauf handelt, sondern dieser durch unterschiedliche Faktoren, wie beispielsweise Ernährung oder Bewegung, beeinflusst und modifiziert wird und werden kann.[5] Bereits dadurch ist klar, dass zum Altern weit mehr als nur die zugrundeliegenden biologischen Abläufe gezählt werden müssen. Wird von altersphysiologischen Veränderungen, wie einer Abnahme der Sehfähigkeit, gesprochen, so handelt es sich um dem Alterungsprozess zuordenbare *Neben- beziehungsweise Folgeerscheinungen*, die oft erst durch fehlende Unterstützung als Einschränkungen wahrgenommen werden und dadurch, analog zum sozialen Verständnis von »Behinderung«, an Krankheitswert gewinnen. Dementsprechend sind physiologische Veränderungen mit dem Alter (oder sogar altersphysiologische Veränderungen) nicht per se als Krankheit zu werten. Vielmehr sind sie kontextabhängig, können aber das Verständnis von Gesundheit und Krankheit im höheren Alter (mit)prägen.[6] Damit kann die (grundlegende) Sichtweise auf Gesundheit mitsamt gesundheitlichen Beeinträchtigungen beeinflusst werden, aber auch das, was als Krankheit »definiert« wird, und in weiterer Folge, unter welchen Aspekten in welchem Alter von Krankheit (oder Gesundheit) gesprochen wird. Eine solche Abgrenzung hat beispielsweise auch Auswirkungen darauf, was als medizinisch notwendig oder »versorgungswürdig« verstanden und entsprechend von Krankenversicherungen finanziert wird. Somit kommt den Begrifflichkeiten Gesundheit und Krankheit (ebenso im Alter) ein normativer Wert zu, der auch (gesundheits-)politische Auswirkungen hat.[7] Die normative Bedeutung von Krankheit lässt sich dabei besonders gut an folgendem Zitat von Reznek (1987) erkennen: »Judging that some condition is a disease commits one to stamping it out. And judging that the condition is not a disease commits one to preventing its medical treatment.«[8] Somit sind die Feststellung und Anerkennung einer Krankheit eng mit dem Anspruch auf gesundheitsbezogene Ressourcen verbunden.

Gesundheit wiederum kann, angelehnt an die Definition der WHO,[9] als ein »Zustand des vollkommenen physischen, geistigen und sozialen Wohlbefindens« – und nicht durch die bloße Abwesenheit von Krankheit bestimmt – verstanden werden. Hierbei wird eine gewisse Ambivalenz erkannt, indem

5 Tesch-Römer (2019), S. 50. Siehe auch Shlisky et al. (2017). Apóstolo et al. (2018).

6 Vgl. Neubart (2018a).

7 Schramme (2017), S. 3–24.

8 Reznek (1987), S. 171.

9 WHO (1946).

Gesundheit als Zustand des Wohlbefindens bezeichnet wird, gleichzeitig aber kein spezifischer Zustand vorgegeben wird. Das bedeutet wiederum, dass vorherrschende gesundheitliche Einschränkungen, beispielsweise in Form von (diagnostizierten) Krankheiten, das Wohlbefinden einer Person nicht per se (nachhaltig) negativ beeinflussen (müssen).[10] Diese Auffassung berücksichtigt die Mehrdimensionalität von Gesundheit, wonach neben den physischen Faktoren unter anderem auch psychische und soziale Ressourcen den Gesundheitszustand und das individuelle Wohlbefinden formen. Obwohl diese »neue« Definition von Gesundheit aus den 1940ern aufgrund ihrer positiven Formulierung lange Zeit als bahnbrechend galt, muss sie aus einer intersektionalen Perspektive, mit Blick auf körperliche Einschränkungen und Behinderungen, kritisch betrachtet werden. Dabei ist dies besonders auch deshalb notwendig, da eine derart verbreitete Definition von Gesundheit das gesellschaftliche Verständnis davon prägt, was sich in Konsequenz auf Politik sowie Gesundheitssysteme auswirkt.[11] Das heißt, die soziale Konstruktion von Gesundheit hängt stark von der vorherrschenden Definition ab, vor allem auch in Hinblick auf Ansichten über Gesundheit und infolge Verhalten in gesundheitsbezogenen Themen und Entscheidungen. Die zentrale Kritik richtet sich auf den gewählten Begriff der *Vollkommenheit* hinsichtlich Wohlbefinden in der Gesundheitsdefinition. Eng damit in Verbindung steht, dass in diesem Verständnis, Personen mit chronischen Erkrankungen oder Behinderungen per Definition als krank interpretiert werden (können).[12] Trotz jahrzehntelanger Kritik wurde die Definition von Gesundheit bisher nicht geändert.[13]

---

10 Diese Definition von Gesundheit wurde jedoch weitgehend kritisiert, einerseits aufgrund der Gleichstellung von Gesundheit mit *vollkommenem* Wohlbefinden, einer mangelnden Operationalisierung und fehlender Berücksichtigung von dynamischen Aspekten. Zudem richtete sich die vorgebrachte Kritik auch an die fehlenden objektiven Kriterien für Gesundheit.

11 Leonardi (2018).

12 Vgl. Huber et al. (2011).

13 Schramme (2023) betrachtet die zentralen Kritikpunkte an der Gesundheitsdefinition allerdings als eine Fehlinterpretation dieser. Er argumentiert, dass eine Analyse historischer Dokumente zeige, dass die WHO die Absicht hatte, einen umfassenden Gesundheitsbegriff zu formulieren. Zu den Begriffen »Gesundheit« und »Krankheit« siehe insbesondere auch Schramme (2012).

4.1.1 Zwischen Gesundheit und Krankheit: Die Position des höheren Alters

Durch die Korrelation von Krankheit und höherem Alter rücken Gesundheit und Krankheit aber auch Wohlbefinden und Kranksein in diesem Zusammenhang näher aneinander. De Beauvoir sieht sogar etwas Wahres an der Aussage, dass das Alter auf halbem Wege zwischen Gesundheit und Krankheit liege.[14] Daneben wird höheres Alter auch auf Basis von Vorurteilen und Stereotypen, und damit durch Ageismus, mit Krankheit verknüpft oder sogar gleichgesetzt. Fälschlicherweise entstehen durch diese gesellschaftlich konstruierten Zuschreibungen in Absehung von der individuellen Befindlichkeit unterschiedliche Schwierigkeiten: Einerseits können (alters-)physiologische Gesundheitszustände an Krankheitswert gewinnen oder gar als Krankheit wahrgenommen werden. Andererseits können Krankheiten (also pathologische Gesundheitszustände) in Berufung auf das höhere Alter relativiert, also nicht als solche erkannt werden und unbehandelt bleiben. Indem altersphysiologischen Veränderungen Krankheitswert zugeschrieben wird, wird sichtbar, dass Normen in Bezug auf Gesundheit zumeist an physiologischen Zuständen von jüngeren Personen ausgerichtet werden,[15] während Krankheit im höheren Alter zur Norm wird. Overall sieht dabei in der Stigmatisierung des Alters Dynamiken von Ableismus, der die negative Diskriminierung und Unterdrückung einer bestimmten Person oder Gruppe aufgrund ihrer Beeinträchtigung(en) oder wahrgenommener Beeinträchtigungen bezeichnet. Als alt wahrgenommen zu werden bedeutet in ihrem Verständnis also, doppelt abgewertet zu werden.[16] Zudem verdichtet die Gleichsetzung von höherem Alter und Krankheit im Umkehrschluss auch wieder das Vorurteil »Altsein bedeutet Kranksein«. Beispielhaft hierfür ist die beinahe Integration des Begriffs »höheres Alter« in den Katalog der Internationalen Klassifikation von Krankheiten (ICD), der zur Standardisierung von Diagnosen verwendet wird. Im Rahmen der letzten Revision (ICD-11) wurde von der WHO vorgeschlagen, die Diagnosekategorie »Senilität« durch »höheres Alter« zu ersetzen, begründet durch das Argument, dass das höhere Alter verschiedene biologische Veränderungen und Vulnerabilitäten mit sich bringe. Zusätzlich wurde mit

14 de Beauvoir (1970/2008), S. 366.

15 Hohmeier (1978), S. 16. Brauer (2021), S. 49.

16 Overall (2016), S. 16. Zum Thema Intersektionalität von Ageismus und Ableismus siehe Kapitel 6.2.1.

diesem Vorschlag das Ziel verfolgt, die biologische Alterung in der globalen Gesundheitspolitik stärker in den Mittelpunkt zu rücken und damit der Entwicklung neuer Therapien mehr Möglichkeiten zu eröffnen.[17] Wie erwähnt, steht das höhere (chronologische) Alter mit Krankheiten in Verbindung, ist aber aufgrund der hohen Diversität und Formbarkeit für Diagnosen und Prognosen nur begrenzt nützlich.[18]

Als Reaktion auf den Vorschlag »höheres Alter« als Diagnosekategorie in der ICD-11 einzuführen, wurde eine weltweite Bewegung organisiert, um auf die möglichen unbeabsichtigten negativen Konsequenzen in Bezug auf Ageismus hinzuweisen und zu betonen, dass das höhere Alter *keine* Krankheit sei. Dabei wurde das Risiko einer dadurch ausgelösten Verstärkung der derzeitigen defizitorientierten Haltungen sowie gesellschaftlicher altersfeindlicher Überzeugungen hervorgehoben. Außerdem wurde betont, dass, wenn das chronologische Alter als ursächlich für Krankheiten angenommen wird, weitere Faktoren, die diese Krankheiten auslösen oder aufrechterhalten können, möglicherweise nicht gründlich untersucht und demzufolge nicht adäquat behandelt werden können.[19] Die WHO wurde damit aufgefordert, »höheres Alter« nicht in die ICD aufzunehmen. Infolgedessen führte diese ein eigenes Verfahren durch, um die Bezeichnung und die entsprechenden Zusammenhänge zu prüfen und entschied sich letztendlich dafür, »höheres Alter« durch »altersbedingte Abnahme intrinsischer Kapazität« zu ersetzen.[20]

Hierdurch wird unterstrichen, dass undifferenzierte begriffliche Verwendungen und Verständnisse des Alterns, aber auch von Krankheit bestehen und potenziell negative Konsequenzen haben. Zum einen ist daraus die Forderung nach einer fundierten Differenzierung von altersphysiologischen und pathologischen Gesundheitszuständen im höheren Alter abzuleiten. Dadurch kann die Perspektive auf »gesundes« Altern geschärft werden.[21] Zum anderen wird die Notwendigkeit für Sensibilisierung gegenüber unterschiedlichen Möglichkeiten sichtbar, »Normalität« im höheren Alter gesellschaftlich zu verstehen

---

17 Stambler et al. (2022).

18 Siehe für die Grundlagen Abschnitt 4.1, für eine genauere Ausarbeitung vgl. Kapitel *Doing Vulnerability – Vulnerabilisierung älterer Personen*.

19 Banerjee et al. (2021). Derartige Zusammenhänge werden in Kapitel 6.1.2 zu epistemischer, insbesondere hermeneutischer Ungerechtigkeit im Kontext Ageismus noch einmal aufgegriffen, konkretisiert und unter anderem als *diagnostische Verdrängung* bezeichnet.

20 Rabheru et al. (2022).

21 Siehe hierzu Kapitel 4.2.2.

(zu dekonstruieren) und eine Medikalisierung des Alterns und des höheren Alters zu vermeiden.[22] Dies reiht sich in die Dringlichkeit ein, Ageismus entschlossen entgegenzutreten.

Eine spannende Perspektive ergibt sich diesbezüglich in der Betrachtung von diagnostizierter Krankheit und *subjektiver* Gesundheitsbewertung im höheren Alter, die ebenso unter den englischen Begriffen *disease* (als diagnostizierte Krankheit) und *illness* (als Krankheitserleben) diskutiert werden.[23] Auch wenn eine solche Unterscheidung Limitationen mit sich bringt,[24] ist eine Untersuchung und Auseinandersetzung damit hilfreich für ein vertieftes Verständnis der Subjektivierung beziehungsweise Personalisierung von Krankheit. Exemplarisch hierfür sind Schmerzen (im Zusammenhang unterschiedlicher Krankheiten), die erst auf Basis individueller Einschätzung entsprechend diagnostiziert und therapiert werden können. Ein weiteres Beispiel bietet die Perspektive und das Erleben von Menschen in einem Rollstuhl. Werden diese Erfahrungen zusätzlich zu den zugrundeliegenden gesundheitlichen Herausforderungen in den Fokus gerückt, so können hierdurch Bedürfnisse sichtbar werden, woraus sich Anpassungen von Gesundheits- und Versicherungsleistungen wie auch gesamtgesellschaftliche Verbesserungen ableiten lassen. Infolge kann dies dazu beitragen, Krankheit nicht als ein isoliertes Geschehen wahrzunehmen, sondern in Beziehung stehend mit der betroffenen Person, dem sozialen Umfeld und der Gesellschaft insgesamt. Auch bei unklarem Krankheitserleben, bei dem es sich beispielsweise um Krankheiten handelt, die (noch) nicht gezielt behandelt werden können, wie das Chronic Fatigue Syndrom,[25] wird das subjektive Empfinden zum zentralen Baustein, um auf Bedürfnisse einzugehen.

In Bezug auf das höhere Alter ist eine Betrachtung der beiden Begrifflichkeiten von disease und illness zudem besonders hinsichtlich der Frage interessant, inwiefern Altern pathologisiert wird. Einerseits liegt weitreichendes Wissen über die Vielfalt an gesundheitlichen Veränderungen und Defiziten, die mit dem Älterwerden einhergehen können, vor. Andererseits besteht vergleichsweise wenig Einsicht darin, inwiefern und ab wann das Altern an sich

22 Medikalisierung bezieht sich dabei auf Situationen, in denen durch die gesellschaftliche Wahrnehmung ein Zustand als Krankheit interpretiert wird, obwohl keine eigentliche Krankheit oder Erkrankung vorliegt. Siehe hierzu Bluhm (2022), S. 332–333.

23 Siehe unter anderem Turner (1995). Conrad/Barker (2010).

24 Timmermans/Haas (2008). Conrad/Barker (2010).

25 Conrad/Barker (2010), S. 70.

als Krankheit erlebt wird, das Krankheitserleben verändert oder gar zu einem Krankheitserleben führt. Hierbei kann inter alia an ein pauschales in-Beziehung-Setzen von gesundheitlichen Defiziten mit dem Alter gedacht werden oder auch an die Relativierung von gesundheitlichen Problemen oder Bedürfnissen, die speziell bei älteren Personen beobachtet wird.[26]

Unabhängig davon, inwiefern der Alterungsprozess oder gesundheitliche Defizite, die im höheren Alter bestehen, pathologisiert werden, kann ein Krankheitserleben auftreten. Vor dem Hintergrund von Ageismus und der damit verbundenen defizitorientierten Sichtweise auf das Altern erscheint es angebracht zu fordern, die Ursachen primär bei möglichen Erkrankungen zu suchen, anstatt das Erleben per se dem höheren Alter zuzuschreiben. Damit könnte verhindert oder zumindest vermindert werden, dass Krankheitserleben (fälschlicherweise) zu Alterserleben umgedeutet wird. Darüber hinaus könnte die Unterscheidung zwischen Krankheitserleben und Alterserleben zu einer Entstigmatisierung des höheren Alters beitragen, da negative Aspekte als Stigmata vom Altern losgelöst werden. Grundsätzlich ist anzustreben, dass (auch) die Aspekte an sich entstigmatisiert werden.

Eine Besonderheit stellt Multimorbidität dar, die speziell im höheren Alter weit verbreitet ist[27] und bei der davon auszugehen ist, dass diese das individuelle Krankheitserleben grundlegend verändert und prägt. Gerade deshalb könnte es aufschlussreich sein, illness und damit Krank*sein* in diesem Kontext vermehrt Aufmerksamkeit zukommen zu lassen. Dadurch könnte nicht nur ein Zusammenwirken und eine Vielschichtigkeit von Krankheitserleben (besser) sichtbar gemacht werden, sondern auch eine vergleichende Beschäftigung mit Personen im höheren Alter dazu beitragen, die Bedeutung von Alter und Multimorbidität zu verstehen und verwobene Aspekte von Ageismus aufzudecken und herauszufiltern. Hervorzuheben ist zudem, dass, während die subjektive Gesundheitsbewertung tendenziell mit dem Älterwerden abnimmt[28] und eng mit dem objektivierbaren Gesundheitszustand zusammenhängt, Befragungen dennoch folgendes Ergebnis zeigen: Trotz vorliegender Multimorbidität bewerten die Hälfte der Personen ihre Gesundheit als gut. Auch von jenen mit funktionalen Einschränkungen schätzen 20 % ihre Gesundheit als gut ein sowie ein Drittel jener, die mit leichten depressiven Symptomen leben.[29]

26 Meisner (2012a). Makris et al. (2015). de São José et al. (2019).

27 Prince et al. (2015).

28 OECD (2020), S. 100.

29 Spuling et al. (2017), S. 157–170.

Hierdurch wird zum einen die Mehrdimensionalität von Gesundheit verdeutlicht, zum anderen indirekt aber auch die unterschiedliche subjektive Wahrnehmung von Gesundheit und Krankheit.[30]

Es ist also festzuhalten: Während eine rein biologische Perspektive auf das Altern beziehungsweise den Alterungsprozess qualitative Veränderungen fokussiert, bedingt das höhere Alter nicht per se gesundheitliche Einschränkungen – eben auch aufgrund der unterschiedlichen Einflüsse und Dimensionen, wie beispielsweise Ageismus, die auf das individuelle Wohlbefinden einwirken. Vor allem Krankheitserleben (illness) steht dabei in Relation zu allen Dimensionen des Lebens und interagiert mit gesellschaftlichen Normen und Praktiken. In Kombination mit dem zuvor angeführten Zitat von Reznek (1987) stellt sich damit die Frage, inwiefern die Anerkennung von Versorgungsbedürfnissen überhaupt in Abhängigkeit von biologischem (oder auch chronologischem) Alter einer Person stehen können sollte. Gebremariam und Sadana betonen diesbezüglich, dass die derzeitige Verschlechterung des Gesundheitszustands im Alter weder unvermeidlich noch moralisch neutral sei. Wenn Gesundheit in ihrer Mehrdimensionalität betrachtet wird, wird deutlich, dass Ungleichheiten, insbesondere in sozialen Determinanten, direkte Auswirkungen auf die Gesundheit im Alter haben.[31] Ausgewählte Aspekte dieses Zusammenhangs werden in den folgenden Kapiteln genauer bearbeitet.

Wie bereits angeklungen, ist für die Betrachtung von Altern über die biologische Perspektive hinaus die Auseinandersetzung mit Aspekten, Begrifflichkeiten und Definitionen im Kontext ältere Menschen und höheres Alter wichtig, die wertende und damit normative Elemente beinhalten. Hierzu zählen die Assoziation des Alterns mit Verlusten oder auch die Kategorisierung älterer Personen als vulnerable Gruppe.[32] So zeigt sich, dass das höhere Alter beziehungsweise alt zu sein und die damit in Verbindung stehenden Zuschreibungen und Erwartungen darüber hinaus eine soziale Konstruktion darstellen.[33] Darin werden unter anderem Altersbilder oder konstruierte Altersordnungen geprägt, die, abhängig von der eingenommenen Perspektive, unterschiedlich

30 Genauere Erläuterungen hierzu siehe Kapitel *Erfolgreiches Altern – gesundes Altern – gutes Altern*, insbesondere Hinweise zu »Disability Paradox«.

31 Gebremariam/Sadana (2022), S. 377.

32 Vgl. Langmann (2023).

33 Fuchs (2021), S. 8.

in Erscheinung treten.[34] Teil dieser Identifikation als soziale Konstruktionen ist die Annahme, dass Identitäten nicht in einem Vakuum, sondern im sozialen Kontext gebildet werden.[35] Dabei sind deskriptive Altersnormen, die sich darauf konzentrieren, wie ältere Personen sind (und nicht der Realität entsprechen müssen), von präskriptiven Altersnormen zu unterscheiden, die sich auf gesellschaftliche Erwartungen für »altersgerechtes« Verhalten beziehen, das heißt wie ältere Personen sein sollen.[36] Exemplarisch für Ersteres ist das bereits erwähnte »Altsein ist Kranksein«, für Letzteres das Streben nach einem aktiven und gesunden Altern.[37]

Altersbilder beschreiben also Vorstellungen und damit Stereotype gegenüber dem Altern und älteren Menschen, die in einer Gesellschaft verbreitet sind. Sie sind eingebettet in normative Vorstellungen von Entwicklungen, die mit dem Altern verknüpft werden und können unterschiedlichste Aspekte beinhalten. Zahlreiche Studien weisen jedoch darauf hin, dass (aktuell) negative Altersbilder vorherrschen und eben normative Abwertungen des Alterns stattfinden. Eindrücklich zeigt dies eine Untersuchung von Altersstereotypen und deren Entwicklung über die letzten zwei Jahrhunderte. Danach sind diese zunehmend negativer geworden, mit einem Wechsel von positiv zu negativ bereits vor dem Jahr 1900. Die Zunahme negativer Altersstereotype konnte zudem signifikant in Zusammenhang stehend mit dem wachsenden Interesse an Gesundheit und Krankheit und dem damit einhergehenden medikalisierenden Blick auf das höhere Alter erklärt werden.[38] Die Entwicklung negativer Altersbilder wird auch im Sechsten Altenbericht der deutschen Bundesregierung für verschiedene Bereiche wie Wohnen, Gesundheit oder Teilhabe im höheren Alter thematisiert.[39] Eine Analyse von Daten aus dem *World Values Survey* zwischen 2010 und 2014 demonstrierte außerdem, dass mindestens jede zweite Person, die an der Studie teilnahm, mäßig oder stark altersfeindlich eingestellt war. Es wurden 34 der 57 untersuchten Länder als mäßig oder stark altersfeindlich eingestuft.[40] Während diese Auswertungen auf Daten vor Covid-19 basieren, ist hervorzuheben, dass sich die negativen Ausprägungen

34 Vgl. Wurm (2020).

35 Lindemann (2019), S. 56.

36 Paula Couto et al. (2022).

37 Kessler/Warner (2022), S. 71.

38 Ng et al. (2015), S. 3–4.

39 Deutscher Bundestag (2010).

40 Officer et al. (2020).

von Altersbildern im Laufe dieser Pandemie noch verstärkt haben.[41] So spiegeln weitverbreitete Altersbilder eine Vorstellung des höheren Alters wider, in denen dieses als eine Zeit zunehmender Defizite und Abhängigkeiten dargestellt wird und damit ältere Personen unter anderem als stereotyp gebrechlich, abhängig und vulnerabel verstehen.[42] Diese Stereotype prägen entsprechend unser Verständnis von Altern, auf wen dies zutrifft sowie die Perspektive auf das eigene Älterwerden. Dabei können diese Altersbilder zu gesellschaftlichen Narrativen des höheren Alters beitragen. Das höhere Alter kann demnach als performativer Akt verstanden werden. Warum dieses Verständnis zur Bearbeitung der vorliegenden Fragestellungen in der Gesundheitsversorgung hilfreich ist, wird im folgenden Kapitel näher erläutert.

4.1.2 Doing Age – das höhere Alter als performativer Akt

Das höhere Alter kann, wie bereits angedeutet, als etwas beschrieben werden, das wir nicht einfach haben, sondern vielmehr als etwas, das wir formen und tun. Hierbei kann eine Analogie zum Konzept *Doing Gender* hergestellt werden,[43] dem der Gedanke zugrunde liegt, dass *Gender* als Geschlechtsidentität nicht etwas ist, das wir sind, sondern vielmehr etwas, das sich im Handeln etabliert. Hierzu zählt wie eingebettet in den Alltag spezifische Rollen im gesellschaftlichen Zusammenleben eingenommen werden. Damit wird Gender zu einem performativen Akt und kommt nicht einfach einem angeborenen Merkmal gleich. Folglich stellt *Doing Age* ein Thema dar, das ausgehend von Laz (1998) angelehnt an das Konzept *Doing Gender* eingeführt wurde und sich auf die Art und Weise bezieht, wie das höhere Alter unter anderem durch Handlungen, Verhalten oder Aussehen dargestellt oder ausgedrückt wird.[44] Damit wurde hervorgehoben, dass höheres Alter, ähnlich wie die Geschlechtsidentität, nicht einfach ein Zustand ist, in den man (passiv) hineinwächst, sondern etwas, das von den Menschen in der Gesellschaft aktiv konstruiert und gestaltet wird, das von sozialen Normen und Erwartungen geprägt ist und sich im Laufe der Zeit verändern kann. Durch die Perspektive von Doing Age wird deutlich, wie der Alterungsprozess einer Person geprägt wird und wie gleichzeitig diese Prägung wiederum die Erwartungen an das Altern, auch hinsichtlich Autonomie

---

41 Ng et al. (2021a).

42 Centre for Ageing Better (2021), S. 77.

43 West/Zimmerman (1987). Butler (1999). Butler (2004).

44 Siehe Schroeter (2021) sowie Auth/Leitner (2019).

und Selbstbestimmung, beeinflusst.[45] In der Soziologie haben sich in diesem Zusammenhang insbesondere Toni M. Calasanti mit der Dynamik von Alterskategorien (age relations)[46] und Stephen Katz mit der Untersuchung von »Senior Worlds« beschäftigt.[47]

Wie im gesamten Leben verändern sich auch mit zunehmendem Alter unter anderem die Beziehungen zu Familie, Freunden und anderen sozialen Netzwerken sowie die jeweiligen Rollen und Verantwortlichkeiten in diesen Beziehungen. Besonders starke Verschiebungen hierin können mit Eintritt in die Pension einhergehen. Eine Auseinandersetzung mit diesen und ähnlichen Veränderungen beeinflusst nicht nur das allgemeine Wohlbefinden, sondern vor allem auch das Gefühl der sozialen Eingebundenheit, was stark mit dem Fremd- und Selbstbild verwoben ist.[48]

Alterskategorien erfüllen dabei deskriptive sowie präskriptive normative Funktionen. Diese Doppelfunktion beeinflusst nicht nur die Wahrnehmung von Individuen in der Gesellschaft, sondern prägt auch die sozialen Rollen und Erwartungen, die mit den verschiedenen Lebensphasen verbunden sind. Diesbezüglich erkennen Calasanti und Slevin in Alterskategorien mehrere wichtige gesellschaftliche Funktionen: Zum einen fungiere das Alter als soziales Organisationsprinzip, das die Strukturierung der Gesellschaft prägt, während verschiedene Altersgruppen Identitäten und Macht im Verhältnis zueinander gewinnen (und verlieren). Zum anderen überschneiden sich Altersbeziehungen mit anderen Machtverhältnissen, wodurch komplexe Wechselwirkungen entstehen.[49] Die Betrachtung dieser Relationen eröffnet dabei die Möglichkeit, soziale Ungerechtigkeit auf Basis des Alters zu untersuchen und zeigt beispielsweise, dass die soziale Verteilung von Chancen dazu führt, dass jüngere Erwachsene häufig zum Nachteil älterer Menschen begünstigt werden. Exemplarisch hierfür kann im Gesundheitskontext die Ausrichtung der Norm an jüngeren Menschen verstanden werden.[50]

---

45 Angesichts altersassoziierter Veränderungen wird kontrovers über die Bedeutung und Reichweite von Autonomie im höheren Alter diskutiert. Vgl. Schweda et al. (2018), S. 9–10. Siehe auch Welsh et al. (2016) sowie Bergemann/Frewer (2019).

46 Calasanti (2003).

47 Katz (2005).

48 Siehe hierzu unter anderem Cruikshank (2013).

49 Calasanti/Slevin (2006), S. 5.

50 Hohmeier (1978), S. 16. Brauer (2021), S. 49. Siehe auch Kapitel *Zwischen Gesundheit und Krankheit: Die Position des höheren Alters*.

Zugehörigkeit und soziale Partizipation werden – auch gemäß Doing Age – als entscheidende Faktoren für das individuelle Alterungserleben und die Gesundheit verstanden. Hierzu zählen vor allem auch Isolation sowie Auswirkungen auf die mentale Gesundheit. Es ist davon auszugehen, dass mögliche negative Effekte von mangelnder sozialer Eingebundenheit die Selbstwirksamkeit und Handlungsräume von Personen einschränken.[51] Diese Aspekte der Autonomie können insbesondere durch geförderte Kontrolle in Entscheidungen sowie durch Empowerment gestärkt werden, wodurch sich deren zentrale Bedeutung für ein Altern in Wohlbefinden und die Verwirklichung des Rechts auf Gesundheit wiederholt zeigt. In diesem Kontext ist jedoch zu beachten, dass Räume, die *von* älteren Personen eingenommen werden, beziehungsweise auch Räume, die *für* ältere Personen offenstehen, von einer Vielzahl an Faktoren geprägt werden. Katz verweist ebenso auf diese vielfältigen Einflüsse auf die Lebenswelten älterer Menschen.[52] Eine zentrale Rolle spielen dabei, wie bereits erwähnt, die gesellschaftlich stark defizitorientierten Altersbilder,[53] die dazu führen können, dass ältere Menschen in verschiedenen Bereichen ihres Lebens benachteiligt werden. In Bezug auf das Individuum spiegelt sich das in Maßnahmen wider, die für die Förderung und Erhaltung des eigenen Wohlbefindens getroffen werden, wie unter anderem die verringerte Motivation um einen gesundheitsfördernden Lebensstil[54] oder die Nichtinanspruchnahme von Gesundheitsleistungen trotz Bedarf.[55] Auf struktureller Ebene zählen hierzu die Gestaltung des Lebensumfeldes, das auch im höheren Alter zur Teilnahme einlädt, sowie der Zugang zu und die Qualität an angebotenen Gesundheitsleistungen. So ist zum Beispiel bekannt, dass aufgrund weit verbreiteter negativer Stereotype gegenüber älteren Menschen Ängste oder auch Depressionen im höheren Lebensalter als Folge des Alterns interpretiert und nicht ernst genommen werden, häufiger medikamentös behandelt und ältere deswegen seltener als jüngere Menschen zu Gesprächstherapien überwiesen werden.[56] Insbesondere im Zusammenhang mit dem Recht auf Gesundheit steht demgegenüber die gesellschaftliche Verpflichtung, jeder Person adäquaten Zugang zu Gesundheitsleistungen zu

51 Dahan-Oliel et al. (2008).

52 Siehe hierzu Katz (2005), S. 121–138.

53 Ng et al. (2015).

54 Vgl. unter anderem Levy/Myers (2004); Beyer et al. (2015) oder auch Wurm (2020).

55 Levy/Myers (2004). Kim et al. (2014). Sun/Smith (2017).

56 Vgl. unter anderem Bodner et al. (2018).

gewährleisten und die Verteilung von Ressourcen diskriminierungsfrei zu gestalten.

Zusammengefasst wird damit deutlich, dass Doing Age eng mit den Vorstellungen gegenüber dem höheren Alter verbunden ist und gleichzeitig soziale Beziehungen und Interaktionen im Alterungsprozess zentrale Rollen einnehmen. Unterstrichen wird dies zusätzlich durch Analysen, in denen gezeigt werden konnte, dass persönliche Merkmale wie jüngeres Alter, Männlichkeit und geringerer Bildungsstand signifikant mit einer höheren Wahrscheinlichkeit für eine stark altersfeindliche Einstellung zusammenhängen.[57] Es wurde auch festgestellt, dass sich die Wahrscheinlichkeit, dass eine Person oder ein Land altersfeindlich eingestellt ist, durch eine höhere gesunde Lebenserwartung und einen höheren Anteil älterer Personen in einem Land deutlich verringert.[58]

Entsprechend all dieser Aspekte muss ein bloßes biologisches oder chronologisches Verständnis von Altern als verkürzte Darstellung gewertet werden. Im Kontrast dazu ermöglicht das Verstehen von höherem Alter als etwas, das wir tun, das Einnehmen einer mehrdimensionalen Perspektive auf das Altern, womit es als Phänomen begriffen werden kann, das über einfache metrische Aspekte hinausgeht. Erst dadurch können bestehende Vorstellungen und Erwartungen gegenüber dem Altern oder älteren Personen und deren Eingebundenheit in soziale Prozesse, Normen und Strukturen umfassend Beachtung finden. Vor dem Hintergrund der inter alia gesundheitlichen Diversität des höheren Alters und der Assoziation – aber nicht Kausalität oder gar Äquivalenz – von höherem Alter und Gesundheit/Krankheit kann der individuelle Gesundheitszustand nur bedingt mit dem chronologischen oder biologischen Alter in Verbindung gebracht werden. Dadurch verringert sich zum einen der Informationswert des Alters (beziehungsweise der Zahl), zum anderen tritt auch hier die Multidimensionalität von Gesundheit hervor. Wenn höheres Alter somit nur bedingt an spezifische Eigenschaften, wie beispielsweise Krankheit, gebunden werden kann, so basiert dessen Bedeutung vor allem auf Zuschreibungen, die wiederum primär auf bestimmten gesellschaftlichen Vorstellungen beruhen. Damit wird die soziale Konstruktion des Alterns wiederum gut erkennbar, darüber hinaus das entsprechende Doing. Das heißt, hinter Ausdrücken wie »höheres Alter« steht keine bestimmte Identität, vielmehr werden

---

57 Siehe hierzu auch Kapitel *Bedürfnisorientierte Gesundheitsversorgung älterer Personen*, Abschnitt zu mentaler Gesundheit und Suizid.

58 Officer et al. (2020).

vorherrschende altersbedingte Identitäten konstruiert. Angesichts der Diversität des höheren Alters sind Verallgemeinerungsversuche oder definitorische Annäherungen daher in der Regel unangemessen und insbesondere in Hinblick auf ihre normativen Implikationen zu vermeiden. Dies wird auch speziell im Zusammenhang mit Konzepten des *guten* Alterns sichtbar, die im folgenden Kapitel näher diskutiert werden.

4.2 Erfolgreiches Altern - gesundes Altern - gutes Altern

In den letzten Jahrzehnten wurde immer wieder versucht, *gutes* Altern zu benennen, zu definieren und zu konzipieren, wobei nicht nur auf individuelle Alterungsprozesse Bezug genommen wird, sondern auch soziale und gesellschaftliche Kontexte des Alterns inkludiert werden. So haben sich unter anderem Konzepte wie »Successful Aging« und »Healthy Aging« im wissenschaftlichen und politischen Kontext etabliert und weit verbreitet. Darin wird versucht, einen anzustrebenden oder idealen Verlauf des Älterwerdens vorzuzeichnen. Infolge kommt es zu Aussagen und Annahmen darüber, welche Art und Weise zu altern *gut* sei und zugleich zur Erarbeitung von Strategien, wie die einzelne Person, aber auch die Gesellschaft, dazu beitragen kann, ein derartiges Altern zu ermöglichen, zu unterstützen und umzusetzen. Fokussiert werden hierbei das individuelle Wohlbefinden sowie gesellschaftliche Herausforderungen, die mit dem demografischen Wandel in Verbindung stehen, wie inter alia die zunehmende Anzahl an älteren Personen in der Gesellschaft und damit in der Gesundheitsversorgung. Solche Konzepte besitzen jedoch nicht nur deskriptiven Charakter, sondern verfügen auch über (präskriptive) normative Implikationen, indem sie Möglichkeiten eines *guten* Älterwerdens vorgeben. Ehni et al.[59] erkennen dabei den normativen Gehalt unter den folgenden zwei Aspekten: Erstens legen sie Kriterien für die Messung wünschenswerter Ergebnisse fest. Diese können auch als evaluative Gründe verstanden werden, welche Art von Leben ältere Menschen als gut empfinden *sollten*. Zweitens geben sie Empfehlungen dazu ab, was einzelne Personen und die Gesellschaft tun *sollten*, um diese Ergebnisse zu erreichen. Folglich beziehen sich gerontologische Konzeptionen des guten Alterns auf einen Alterungsprozess, der auf bestimmte wünschenswerte Weise optimiert werden könne.[60] Unter an-

59 Ehni et al. (2018), S. 262.

60 Ibid.

derem aufgrund dieser normativen Implikationen werden derartige Konzepte mitunter kritisch hinterfragt. Speziell das Konzept Successful Aging – auf Deutsch »erfolgreiches Altern« – ist, trotz dessen starker Kritik, sowohl in wissenschaftlichen, aber auch politischen Diskursen weit verbreitet. Das folgende Kapitel widmet sich entsprechend einer eingehenden Analyse dieses Konzepts.

4.2.1 Successful Aging - eine kritische Reflexion

Mit der demografischen Verschiebung nahm die wissenschaftliche und politische Auseinandersetzung mit der wachsenden Anzahl älterer Menschen in Westlichen Gesellschaften zu,[61] was in den 1980er Jahren unter anderem zur Entwicklung des Konzepts »Succesful Aging« führte. Während zu dieser Zeit die traditionelle Sichtweise des Alterns stark mit gesundheitlichem Abbau und unvermeidlichen Behinderungen verbunden war, zeigten Forscher:innen, dass der Alterungsprozess stark beeinflussbar ist und Gesundheit bis ins hohe Alter erreicht werden kann. Um diese Möglichkeit stärker in den Vordergrund zu rücken, orientiert sich auch Successful Aging in erster Linie an einem Altern, das von Aktivität und Unabhängigkeit geprägt ist und lehnt gleichzeitig die in der Gesellschaft weit verbreiteten defizitorientierten Narrative des hohen Alters ab.[62] Daraus erschließt sich einerseits eine Grundlage für empirische Forschung zu Alterungsverläufen, andererseits wird damit auch ein Plädoyer gegen Ageismus angestrebt.[63] Bekanntheit erreichte dieses Konzept durch die umfassende interdisziplinäre MacArthur-Studie unter der Leitung von John W. Rowe, die zu einer Vielzahl an Veröffentlichungen führte.[64] Darin wird auf den Fortschritt der Wissenschaft und die Vorstellung des Alterns als eine positive Erfahrung verwiesen. Rowe und Kahn[65] führten hierzu einen medizinisch orientierten Rahmen für dieses Successful Aging ein, wonach dies auf den folgenden drei zentralen Komponenten basiere: (1) eine geringe Wahrscheinlichkeit von Krankheit und damit Behinderung; (2) eine hohe kognitive und körperliche Leistungsfähigkeit; (3) eine aktive Teilnahme am Leben.[66] Da-

61 Vasunilashorn et al. (2012).

62 Bülow/Söderqvist (2014).

63 Katz/Calasanti (2015), S. 27.

64 Bülow/Söderqvist (2014).

65 Rowe/Kahn (1997).

66 Ibid., S. 433.

bei betonen sie, dass für ein erfolgreiches Altern neben der Abwesenheit von Krankheit die aktive Teilhabe an der Gesellschaft grundlegend sei. Erfolgreiches Altern wird damit dem »normalen« und »pathologischen« Altern gegenübergestellt.[67] Entsprechend wurde auch gefordert, dass sich die Alternsforschung mit Erfolg im Kontext des Alterns auseinandersetze, der als geringer oder kein Verlust physiologischer Funktionen verstanden wurde.[68]

Die Reichweite und Wirkung dieses Konzepts zeigt sich in unzähligen Artikeln, die zu diesem Thema veröffentlicht wurden, sowie in der Etablierung darauf ausgerichteter Forschungsschwerpunkte an verschiedenen Universitäten.[69] Dennoch ist Successful Aging stark umstritten und wird speziell wegen seiner engen Vorstellungen von Gesundheit, Funktionsfähigkeit und produktiver Aktivität kritisiert, da diese Terminologie eine negative Wahrnehmung des Alterns fördern kann – insbesondere dann, wenn (chronische) Krankheiten bestehen.[70] Ein zentraler Kritikpunkt ist dabei das kategorische Ziel des »guten« Alterns, das die vielen Grautöne von Alterungsprozessen nicht ausreichend berücksichtigt und die Möglichkeit eines erfolgreichen Alterns mit Behinderungen nicht nur nicht thematisiert, sondern explizit ausschließt.[71] Dies ist besonders bemerkenswert, da eine zentrale Motivation und Intention für die Entwicklung dieses Konzepts darin bestand, Krankheit nicht als altersinhärent zu verstehen, sondern die Heterogenität des höheren Alters hervorzuheben.[72] Indem der Erfolg des Alterns vor allem in Abhängigkeit von individuellen Lebensstilentscheidungen, zum Beispiel in Bezug auf Bewegung und Ernährung, gestellt wurde, wird sichtbar, dass nicht per se die Betonung diverser Möglichkeiten zu altern im Fokus stand, sondern vielmehr ein Bild, das die individuelle Formbarkeit der *Gesundheit* bis in das hohe Alter hervorstreicht.

Daraus lassen sich weitere Kritikpunkte an dem Konzept ableiten, nämlich die unzureichende Berücksichtigung der Vielfalt von Gesundheitsdeterminanten und die fehlende Einbeziehung der subjektiven Wahrnehmung des Alterungsprozesses von älteren Personen sowie des sozialen Kontexts, in dem

67 Ibid.

68 Rowe/Kahn (1987), S. 144.

69 Rowe/Kahn (2015). PubMed zählt 14 951 Artikel, die den Begriff »Successful Aging« im Titel, im Abstract oder in den Schlüsselwörtern enthalten (Stand 23. August 2023). Pfaller/Schweda (2024).

70 Dillaway/Byrnes (2009).

71 Katz/Calasanti (2015), S. 29–30. Siehe hierzu auch Kapitel *Verflechtungen von Ageismus und Ableismus.*

72 Rowe/Kahn (1987), S. 143–144.

sich diese befinden.[73] Die Verantwortung für ein gutes und gelingendes Altern wird gemäß Successful Aging auf individueller Ebene verortet, womit die strukturellen Bedingungen zur Schaffung der dafür notwendigen Voraussetzungen vernachlässigt werden. Auf diese Weise bleiben nicht nur die Relationalität und die Vielfalt an Lebensrealitäten, sondern auch die damit in Verbindung stehenden gesundheitlichen Ungleichheiten unbeachtet.[74] Die Kritik bezieht sich daneben darauf, dass soziale Ungleichheiten, die weitreichende Auswirkungen auf das gesamte Leben haben und im höheren Alter noch deutlicher hervortreten, durch die Fokussierung auf Lebensstilentscheidungen in den Hintergrund geraten.[75] Dies unterstreicht die fehlende Berücksichtigung diverser Lebensrealitäten und deren Auswirkungen auf substanzielle Möglichkeiten.

Problematisch ist insbesondere auch die Darstellung eines erfolgreichen Alterns, das in Abwesenheit von Krankheit stattfindet. Während das höhere Alter durch diese Auffassung medikalisiert wird, wird zugleich eine Art Ideal in der Alterslosigkeit gesehen, die als Marker für Erfolg verstanden wird. Dieser Zugang muss als altersfeindlich interpretiert werden. Diesem Zugang widersprechend wurde außerdem im Rahmen unterschiedlicher Studien gezeigt, dass der wahrgenommene Erfolg des Alterns nicht zwangsweise vom objektiven Gesundheitsstatus abhängt, sondern vielmehr das subjektive Wohlbefinden eine zentrale Rolle einnimmt.[76] Dabei beeinflusst die subjektiv erlebte Gesundheit die Wahrnehmung des höheren Alters entweder als Phase mit neuen Chancen oder mit Beschwerden und Belastungen.[77] In Befragungen wurde gutes Altern von älteren Menschen mit einem aktiven Lebensstil, sozialer Teilhabe und Sinnerleben verbunden.[78] Während Gesundheit mit Wohlbefinden assoziiert wird, werden Krankheit oder Behinderung *nicht* als Ausschlusskriterien für erfolgreiches Altern genannt. Vielmehr wird in diesem Zusammenhang auf die Notwendigkeit von positivem Denken, Spiritualität, Anpassung und Akzeptanz verwiesen.[79] Somit hängt die Vorstellung von »Erfolg« des Alterns nicht zwingend mit einem objektiv guten und messbaren

---

73 Martinson/Berridge (2015).

74 Siehe hierzu auch Langmann/Weßel (2023).

75 Katz/Calasanti (2015).

76 Kusumastuti et al. (2016).

77 Kruse (2017), S. 3.

78 Halaweh et al. (2018).

79 Teater/Chonody (2020), S. 21–22.

Gesundheitszustand zusammen, sondern spiegelt vielmehr ein Gleichgewicht zwischen psychischem und physischem Wohlbefinden innerhalb eines harmonischen sozialen Umfelds wider.[80] Im Widerspruch zu Successful Aging kann damit betont werden, dass Behinderungen oder Krankheiten im höheren Lebensalter den Erfolg des Alterungsprozesses nicht zwangsläufig ausschließen. Dies wird auch durch das Phänomen des »Disability Paradox« verdeutlicht, das zeigt, dass Menschen trotz erheblicher und andauernder Einschränkungen ihre Lebensqualität mitunter als (sehr) gut einschätzen, während externe Beobachter:innen diese deutlich negativer wahrnehmen.[81] Damit wird ebenso die enge Definition von erfolgreichem Altern infrage gestellt, woraus sich die Forderung nach einer Neubewertung des Erfolgsbegriffs ableiten lässt.

Die weite Verbreitung des Konzepts und gleichzeitig das über den wissenschaftlichen Diskurs hinausgehende Bewusstsein, dass ein Alterungsprozess erfolgreich sein kann und vielleicht sogar sollte, übt jedoch auch Druck auf Menschen aus, dieses Ziel zu erreichen. Gleichzeitig konnte aus Befragungen abgeleitet werden, dass ein Bewusstsein dafür besteht, dass der individuelle Alterungsprozess nur bedingt durch individuelle Maßnahmen beeinflusst werden kann, sodass das Ziel, erfolgreich alt zu werden, als Belastung empfunden wird.[82] Die enge Vorstellung von Erfolg kann so unrealistische Erwartungen wecken und zu Gefühlen des Versagens beitragen, zugleich aber auch Stigmatisierung und Abwertung provozieren, wenn die jeweiligen Kriterien oder Vorstellungen nicht erfüllt werden.[83] Darüber hinaus konnte gezeigt werden, dass der dadurch empfundene Druck Angst und Stress auslöst und sich negativ auf die psychische Gesundheit auswirken kann.[84] All dies verdeutlicht, dass, obwohl Successful Aging primär für die empirische Untersuchung unterschiedlicher Altersverläufe und die Entwicklung politischer Maßnahmen konzipiert wurde, es gleichzeitig im öffentlichen Diskurs eine wichtige Rolle einnimmt und damit die Vorstellungen von gutem Altern auch außerhalb des wissenschaftlichen Raums maßgeblich beeinflusst. Es werden normative Inhalte in Form von deskriptiven sowie präskriptiven Altersnormen transportiert, die einen wünschenswerten Alterungsprozess vorgeben und eine bestimmte Art

80 Albrecht/Devlieger (1999). Fellinghauer et al. (2012). van Loon et al. (2023).

81 Albrecht/Devlieger (1999).

82 Calasanti (2016).

83 Nari et al. (2021). Siehe auch Kadi/Ehni (2024) sowie Weßel et al. (2024).

84 Jeste et al. (2013).

des Alterns als erfolgreich und damit als gut bewerten – während im Umkehrschluss andere als »normal« oder absolut nicht erfolgreich verstanden werden. Wird die gesundheitliche Heterogenität des Alterns infolge nicht hinreichend berücksichtigt und das Konzept als Basis für (politische) Entscheidungen herangezogen, so könnte dies zu negativen Konsequenzen für »nicht erfolgreiche« ältere Personen führen – zum Beispiel in Form von weniger Anerkennung und kritischen politischen Richtlinien, wie der Kürzung von Sozialleistungen oder höheren Selbstbeträgen bei Krankenversicherungen.[85] Zu fordern ist daher eine Überwindung der starken Fokussierung auf Gesundheit im Kontext erfolgreiches Altern, die vor allem aus der Notwendigkeit resultiert, die Fähigkeiten zu stärken, sich unabhängig vom Gesundheitszustand ein erfülltes (älteres) Leben vorzustellen. Hierzu zählen, wie bereits angedeutet, emotionales und spirituelles Wohlbefinden, Selbstakzeptanz und Selbstzufriedenheit, Humor oder auch Autonomie.[86]

Als Reaktion auf die vielfältigen Kritikpunkte wurde Successful Aging in verschiedene Richtungen weiterentwickelt und modifiziert.[87] Die dadurch entstandene Definitionsbreite änderte jedoch nichts daran, dass Personen in ihrem Alterungsprozess weiterhin in Abhängigkeit von dem jeweils (extern) angewandten Verständnis von Erfolg beurteilt werden. Gleichzeitig bleibt weitgehend unbeachtet, wie Bedingungen geschaffen werden können, die es (älteren) Menschen ermöglichen, sich mit den Instrumenten und Ressourcen auszustatten, die sie benötigen, um ihre Selbstbestimmung und Kontrolle über ihr Leben aufrechtzuerhalten. Entsprechend problematisch sind Vorstellungen und Konzeptionen von gutem Altern, die explizit oder implizit normative Ansprüche an den Gesundheitszustand stellen, die der Vielfalt von Alternsprozessen nur bedingt entsprechen (können), während wichtige strukturelle Aspekte sozialer Ungleichheit, wie beispielsweise der signifikante Einfluss des sozioökonomischen Status, Ageismus oder Ableismus, nicht angemessen berücksichtigt werden.[88]

Dies kann in engem Zusammenhang mit der Theorie des Umwandlungsfaktors (conversion factor) im Capability Approach gesehen werden, die betont, dass die Fähigkeit einer Person, wertvolle Ergebnisse zu erzielen, von ei-

---

85 Ehni et al. (2018), S. 265. Sandberg/Marshall (2017).

86 Ehni et al. (2018), S. 264. Siehe auch Sandberg/Marshall (2017); Jones (2022) sowie *Verflechtungen von Ageismus und Ableismus*.

87 Pruncho et al. (2010), S. 822. Katz/Calasanti (2015).

88 Siehe hierzu Kapitel *Verflechtungen von Ageismus und Ableismus*.

ner Reihe von Faktoren abhängt, darunter persönliche Merkmale, soziale als auch wirtschaftliche Umstände sowie Umweltbedingungen.[89] Diese Faktoren und Ressourcen interagieren miteinander, um die Möglichkeiten eines Individuums und deren Grenzen zu formen, und bestimmen letztendlich das jeweilige Wohlbefinden sowie in diesem Kontext die substanzielle Möglichkeit eines Alterns, das als erfolgreich verstanden wird. Das bedeutet, dass auch wenn eine Person über die Ressourcen verfügt, um gesundheitsfördernde Maßnahmen in Anspruch zu nehmen, die Umsetzungsfaktoren von strukturellen Rahmenbedingungen, das heißt von tatsächlich verfügbaren Angeboten, beeinflusst werden. So können beispielsweise gesellschaftlich weit verbreitete negative Vorstellungen und Stereotype über das höhere Lebensalter dazu führen, dass gesundheitsfördernde Maßnahmen, wie Prävention, für ältere Menschen weniger angeboten oder von älteren Menschen weniger wahrgenommen werden und damit die Möglichkeit eines im Sinne des Konzepts »erfolgreichen« Alterns negativ beeinflusst wird. Auch hinsichtlich relationaler Autonomie ist daraus abzuleiten, dass ein Perspektivenwechsel von der Frage, was Individuen tun können, um erfolgreich zu altern, hin zur Auseinandersetzung damit, welche gesellschaftlichen Veränderungen notwendig sind, um erfolgreiches Altern zu ermöglichen, notwendig ist. Dies erfordert eine umfassende Beschäftigung mit strukturellen Faktoren und gesellschaftlichen Normen, die ältere Erwachsene an einem Altern in Wohlbefinden hindern (könnten). Insbesondere zum Tragen kommen dabei auch Aspekte von Chancengleichheit und Gesundheit im höheren Alter, die geprägt sind von ungleich zur Verfügung stehenden Ressourcen und infolge die Möglichkeiten der Lebensgestaltung beeinflussen. Orientieren sich politische Maßnahmen an (derartigen) geriatrischen Konzepten, so besteht die Gefahr, dass diese nicht nur unwirksam, sondern zugleich auch schädlich für das individuelle und gesellschaftliche Wohlbefinden sein können[90] und insgesamt Ageismus in seinen unterschiedlichen Ausprägungen verstärken. Beispielhaft hierfür ist, dass aufgrund einer defizitorientierten Vorstellung das höhere Lebensalter als natürlicher Prozess des Abbaus wahrgenommen wird. Letztendlich erfordert erfolgreiches Altern kollektive Anstrengung, die die Rolle der Gesellschaft bei der Ermöglichung eines guten Alterns für alle Personen anerkennt und in den Fokus rückt. Angesichts dieser Herausforderungen stellt sich die Frage, ob ein anderer Ansatz diesen

89 Robeyns (2017), S. 45.

90 Ehni (2018), S. 265.

Anforderungen gerechter werden kann. Exemplarisch hierfür wird im Folgenden »Healthy Aging« als ein solcher möglicher Paradigmenwechsel betrachtet.

4.2.2 Healthy Aging – ein Paradigmenwechsel?

In der Auseinandersetzung mit dem guten Altern hat sich in den letzten Jahren – auch im Zuge von »Decade of Healthy Ageing« – mit »Healthy Aging« (gesundes Altern) ein Gegenbegriff zu Successful Aging etabliert. Dabei wird diese Herangehensweise bevorzugt verwendet, wenn entgegengesetzt zum oben beschriebenen Ansatz die Vielschichtigkeit des Älterwerdens zum Ausdruck gebracht werden soll.[91] Die WHO definierte im Rahmen des »World report on aging and health« *gesundes Altern* als den Prozess der Entwicklung und Erhaltung der funktionalen Fähigkeiten sowie des Wohlbefindens im höheren Alter: »Healthy aging is more than just the absence of disease; it is the process of developing and maintaining the functional ability that enables well-being in older age.«[92] Durch diese Betonung funktionaler Fähigkeiten wird das Vorhandensein von Verwirklichungschancen hervorgehoben, die es allen Menschen ermöglichen, das zu sein und zu tun, was sie in ihrem Leben für erstrebenswert halten. Dadurch wird eine direkte Verknüpfung zum Capability-Ansatz erkennbar.[93]

Grundsätzlich handelt es sich bei Healthy Aging weniger um ein Konzept, als um eine strategische Zielsetzung, in der Wohlbefinden in den unterschiedlichen Alterungsprozessen als möglich dargestellt wird. Dieses Ziel steht in enger Verbindung mit der »Decade of Healthy Ageing«.[94] Gesundes Altern ist also stark personenzentriert ausgerichtet und rekurriert auf die Gesundheitsdefinition der WHO.[95] Es wird darauf verwiesen, dass die besondere Bedeutung von Healthy Aging darin liegt, für alle Menschen die Möglichkeiten zu schaffen, individuelle Ziele zu verfolgen. Während die Optimierung der funktionellen Fähigkeiten als entscheidend für gesundes Altern angesehen wird,[96] steht die Betonung, dass die Abwesenheit von Krankheit oder Behinderung keine Voraussetzung für gesundes Altern ist, im Kontrast zu Successful Aging.

---

91 Friedman et al. (2019).

92 WHO (2015a), S. 28. Healthy Aging ersetzt damit Active Aging, den bisherigen Schwerpunkt der WHO, der 2002 entwickelt wurde.

93 Vgl. Venkatapuram/Amuthavalli Thiyagarajan (2023).

94 Siehe hierzu WHO (2020b).

95 WHO (1946).

96 WHO (2020), S. 8–9.

Vielmehr wird auf eine »intrinsische Kapazität« als individuelle, psychische und physische Fähigkeit jeder Person abgestellt, die stark von weiteren Gesundheitsdeterminanten beziehungsweise Umweltfaktoren abhängig ist. Unter anderem sind dies die sozialen und finanziellen Ressourcen, das jeweilige soziale Netzwerk, Chancengleichheit oder diskriminierungsfreier Zugang zu Gesundheits- und Sozialsystemen. Die individuelle Funktionsfähigkeit wird dabei durch das Zusammenspiel von intrinsischen Fähigkeiten und Umweltfaktoren bestimmt, wobei die häufig erlebte Abnahme der intrinsischen Fähigkeiten im Alter durch Unterstützungsangebote kompensiert werden könne.[97] Die zentrale Herausforderung des »gesunden Alterns« wird dementsprechend besonders darin erkannt, das Ungleichgewicht zwischen den Bedürfnissen der jeweiligen Person und den Unterstützungsmöglichkeiten aus dem Umfeld auszugleichen. Dazu werden eine stärkere Fokussierung auf (partizipative) Forschung zu den Bedürfnissen älterer Menschen, ein effektiverer Wissenstransfer aus der Alternsforschung in die Politik sowie die weitere praktische Gestaltung – sowohl im Hinblick auf das Gesundheitssystem als auch auf andere Sektoren (im Sinne von Mainstreaming Ageing[98]) – und die Bekämpfung gesundheitlicher Ungleichheiten und Diskriminierungen gezählt.[99] Es handelt sich also um einen ganzheitlichen Ansatz: Zum einen bezieht er die relationalen Aspekte des Wohlbefindens und gleichzeitig die Erhaltung und Förderung der Selbständigkeit und Autonomie ein. Zum anderen fordert er aus einer Gerechtigkeitsperspektive politische Strategien und Maßnahmen, die geeignete Bedingungen schaffen, um den Verlust von Fähigkeiten für alle Menschen zu vermeiden oder zu verzögern.

Trotz der weiten Verbreitung von Healthy Aging hat diese Strategie des guten Alterns bisher erstaunlich wenig wissenschaftliche Kritik erfahren. Dennoch lassen sich mögliche Grenzen und vernachlässigte Aspekte dieses Ansatzes identifizieren: Auch wenn im Gegensatz zum Konzept Successful Aging stärker auf die Multidimensionalität von Gesundheit und Altern eingegangen wird, so stehen dennoch die individuellen funktionalen Fähigkeiten

97 WHO (2015a). Sadana et al. (2016).

98 Mainstreaming Ageing ist eine politische Strategie, die darauf abzielt, Fragen des Alterns in allen relevanten Politikbereichen auf allen Ebenen einzubeziehen. Dies soll dazu beitragen, sich an die Bevölkerungsalterung anzupassen und sicherzustellen, dass die Bedürfnisse aller Altersgruppen, einschließlich älterer Menschen, in den politischen Entscheidungsprozessen berücksichtigt werden. Siehe hierzu UNECE (2021).

99 Sadana et al. (2016).

im Fokus. Dabei werden diese als grundlegend für das individuelle Wohlfinden und ein Altern in Gesundheit betont und insbesondere das Alter als zentraler Faktor herangezogen – wie beispielsweise im Zusammenhang mit der Forderung nach *altersfreundlichen* Umgebungen. Dies ist nachvollziehbar in Bezug auf die Betonung der notwendigen Veränderungen für ein Altern in Gesundheit, die Sensibilisierung für Missstände und die Analyse von Ungerechtigkeiten im höheren Alter. Dennoch scheint es überraschend, dass diese Strategie den Titel *Healthy* Aging trägt und damit Gesundheit und nicht (direkt) Wohlbefinden hervorgestrichen wird. Durch diese begriffliche Auswahl wird bereits implizit die Gesundheit von älteren Personen in den Blick genommen und somit auch das Streben nach *Gesundheit* in den Vordergrund gestellt. Folglich wird ein *positives* Altern mit Krankheiten oder gesundheitlichen Einschränkungen erst durch die Inkludierung in der Beschreibung der Strategie als Möglichkeit des gesunden Alterns deutlich. Auf diese Weise bleibt jedoch die starke Assoziation von höherem Alter und gesundheitlichen Defiziten und zugleich dessen Medikalisierung bestehen. Wie Ng und Kolleg:innen aufzeigen, ist eine solche Medikalisierung vor allem auch deshalb problematisch, da sie signifikant mit der Verbreitung und Verankerung von negativen Altersstereotypen in Verbindung steht und Ageismus stärkt.[100] Soll hingegen Altersfeindlichkeit überwunden und gutes Altern für alle gefördert werden, ist es grundlegend, den medikalisierenden Blick auf das höhere Alter zu lösen. Demnach sind zwar die in der Strategie angeführten Beweggründe und Motive hinter den unterschiedlichen Forderungen zu *altersspezifischen* Angeboten oder *altersfreundlichen* Veränderungen wichtig und überzeugend; durch ein Abstellen auf Altersfreundlichkeit in unterschiedlichen Zusammenhängen wird dennoch – und das scheint besonders in dieser Arbeit wichtig zu betonen – implizit auf spezielle Bedürfnisse oder auch Wünsche von eben *älteren* Personen aufmerksam gemacht. Es werden wichtige Punkte hervorgehoben, wie unter anderem eine Ausweitung von personenzentrierter integrierter Versorgung, ein sicherer Zugang zu Langzeitversorgung und verstärkte Strategien zur Aufrechterhaltung sozialer Kontakte.[101] Indem jedoch das höhere Alter als ausschlaggebender Faktor in das Zentrum all dieser Forderungen gerückt wird, ergeben sich daneben unterschiedliche, teils problematische Implikationen. Ganzheitliche Gesundheitskonzepte oder auch inklusive und barrierefreie Bemühungen im öffentlichen Raum sind nicht *nur* für ältere

100 Ng et al. (2015).

101 WHO (2020).

Personen, sondern für eine große Gruppe an Menschen unterschiedlichen Alters sinnvoll und gewinnbringend. Das heißt, »altersfreundliche« Einrichtungen, die bestimmten Bedürfnissen entsprechend gestaltet werden, nutzen unter anderem *auch* älteren Personen; indem sie aber als *altersfreundlich* bezeichnet werden, kann der Eindruck eines (scheinbar) altersabhängig notwendigen Wohltuns entstehen und es kommt potenziell zu Stereotypisierung, Vorurteilen und Stigmatisierung. So besteht beispielsweise die Gefahr der Verstärkung defizitorientierter Altersbilder und das Risiko, das höhere Alter (noch verstärkt) zu problematisieren. Dadurch wird das gesellschaftlich weit verbreitete Belastungsnarrativ gegenüber älteren Menschen (indirekt) gefördert. Es scheint also fraglich, inwiefern die Betonung des Alters in Form von Alters*freundlichkeit* auch zu Alters*gerechtigkeit* führt. Vielmehr wäre es notwendig, Inklusion und Zugänglichkeit bei der Gestaltung von integrativen Strukturen in den Mittelpunkt zu stellen und diese für Menschen aller Altersgruppen und Fähigkeiten zu betrachten.[102]

Ein Slogan, der international unter anderem von der WHO im Zusammenhang mit Healthy Aging breite Verwendung findet, ist »adding life to years«.[103] Es wird darauf angespielt, dass die Lebenszeit in Gesundheit nicht proportional zur gestiegenen Lebenserwartung angewachsen ist.[104] Anzustreben wäre deshalb auch eine weitere Steigerung der gesunden Lebenserwartung. Gleichzeitig soll betont werden, dass das Altern keine Zeit des Verfalls sein *muss*, sondern durch sinnvolles und produktives Leben ausgefüllt werden kann. Es soll ein positiver, aktiver Lebensstil für ältere Menschen gefördert werden, so die Erklärungen der WHO.[105]

Während diese Absichten ebenso als durchaus positiv erachtet werden können, lassen sich darin auch problematische Implikationen erkennen. Der Slogan transportiert die Vorstellung, dass bestimmte Lebenszeit (beispielsweise mit verminderter Gesundheit) weniger Leben beinhaltet. Der Slogan kann so gelesen werden, dass ein inhärenter Wert des Lebens angezweifelt wird und eine normative Abwertung von Lebensweisen erfolgt, inter alia

---

102 Siehe hierzu auch die Erläuterungen zu alterssensibler beziehungsweise altersfreundlicher Gesundheitsversorgung im Kapitel *Bedürfnisorientierte Gesundheitsversorgung älterer Personen*.

103 WHO (2012). Officer (2022).

104 Beispielsweise ablesbar an Indikatoren wie Healthy life years (HLY), siehe hierzu OECD (2023), S. 213.

105 WHO (2012).

von Leben mit gesundheitlichen Einschränkungen und mit Behinderungen. Zudem legt er nahe, dass ein bestimmtes Maß an körperlicher oder geistiger Aktivität Voraussetzung dafür ist, ein gutes Leben (im Alter) zu führen. Dadurch würden diejenigen ausgegrenzt, die diese Norm nicht erfüllen. Dies kann als behindertenfeindlich erachtet werden und steht wiederum im Widerspruch zum Disability Paradox. Darüber hinaus kann abgeleitet werden, dass ein Standardalterungsprozess unterstellt wird, der noch dazu als pauschal medikalisierend interpretiert werden kann. Dadurch wird die Vielfalt an Alterungserfahrungen vernachlässigt und es wird impliziert, dass eine pauschale bessere Art des Alterns möglich wäre. Zusätzlich kann der Slogan auch – obwohl er im Rahmen von Healthy Aging genutzt wird, also um gegen Ageismus vorzugehen – als altersfeindlich erachtet werden, indem das Alter inhärent als etwas mit herabgesetzter Geltung präsentiert wird und nun etwas getan werden müsse, um es lebenswert zu machen. Zielführender wäre es, wenn in diesem Zusammenhang vor allem der Abbau von Ageismus gefordert würde.

Auch wenn es sich »nur« um einen einprägsamen Leitspruch handelt, der jedoch internationale Bekanntheit erlangt hat, erscheint es wichtig, Sprache und Botschaften zu reflektieren, um nicht die intendierten Ziele unbeabsichtigt zu untergraben. Dadurch soll vermieden werden, Stereotype zu verstärken, zu alters- und behindertenfeindlichen Überzeugungen beizutragen, Marginalisierung zu fördern und (auch nur versehentlich) zu suggerieren, dass bestimmte Lebensabschnitte inhärent weniger wertvoll oder erfüllend sind. Damit wird deutlich, dass Konzepte und Strategien des *guten* Alterns, die sich direkt und indirekt auf das gesellschaftliche Verständnis in Bezug auf das höhere Alter auswirken, nicht ohne die übergeordnete Frage nach Inklusion und sozialer Gerechtigkeit zu stellen betrachtet werden können.

4.2.3 Gutes Altern – Konzepte und Anforderungen

Im Bereich der (Bio-)Ethik gibt es bisher kaum systematische Arbeiten, Konzepte des guten Alterns in Hinblick auf die Theorie des guten Lebens zu entwickeln. Dies wurde von Ehni et al. (2018) zum Anlass genommen, erstmalig normative Konzepte der Gerontologie und deren Implikationen für die Gesundheitsversorgung aufzuzeigen und auf den hierdurch begründeten zukünftigen interdisziplinären Forschungsbedarf in Richtung Geroethik hinzuweisen. Dabei werden die Begründung des Begriffs des *Guten* in der Gerontologie sowie die Integration gerontologischen Wissens in die Theorie des guten Lebens als wichtige Aufgaben verstanden. Zu den wesentlichsten Herausforderungen wird hierbei gezählt, die Erfahrung des Alterungsprozesses positiv zu gestalten, indem die herausfordernden Aspekte des Alterns nicht relativiert oder geleugnet, sondern vor allem Stereotype bekämpft werden.[106] Dies könnte unter anderem dazu beitragen, den weitverbreiteten medikalisierenden und defizitorientierten Blick auf das höhere Alter zu lösen und damit Wohlbefinden in allen Altersphasen in den Fokus zu nehmen.

In Bezug auf Wohlbefinden scheint insbesondere ein Heranziehen des salutogenetischen Ansatzes nach Antonovsky hilfreich,[107] wodurch Gesundheit auch im höheren Lebensalter und trotz der erwartbaren Zunahme an physiologischen Veränderungen als dynamisch und in einem Kontinuum zwischen mehr und weniger verstanden werden kann. Das Zusammenspiel unterschiedlicher Ressourcen ergibt dabei ein Kohärenzgefühl,[108] das sich wiederum positiv auf die Gesundheit und die Lebensqualität auswirkt. Gutes Altern zu fördern kann somit bedeuten, ein starkes derartiges Kohärenzgefühl aufrechtzuerhalten oder zu entwickeln, um besser mit den Veränderungen und Herausforderungen umzugehen, die mit dem Älterwerden einhergehen. Damit könnte ein salutogenetischer Blick auf den Alterungsprozess sich nicht nur positiv auf dessen Wahrnehmung sowie Erleben auswirken, sondern durch die komplementäre Perspektive zur Pathogenese vielmehr die Vorteile des Alterns in den Mittelpunkt der Aufmerksamkeit gerückt und damit Wohlbefinden in allen Lebens- und Altersphasen angestrebt werden. Das Besondere daran ist, dass sich durch eine salutogenetische Ausrichtung die Zielrichtung auf das Wohlbefinden ändert, das Ziel an sich jedoch nicht vordefiniert ist, wodurch sich wiederum nur bedingt normative Implikationen aufdrängen. Zudem kann so der bisherige Prozess der Feststellung von Normen kritisch hinterfragt werden. Mit Blick auf die identifizierten

106 Ehni et al. (2018), S. 267.

107 Antonovsky (1979).

108 Antonovsky definierte dieses Kohärenzgefühl folgendermaßen: »...a global orientation that expresses the extent to which one has a pervasive, enduring though dynamic feeling of confidence that one's internal and external environments are predictable and that there is a high probability that things will work out as well as can reasonably be expected.« Antonovsky (1979) S. 123. Es umfasst dabei drei Komponenten: Verstehbarkeit (die Überzeugung, dass die Dinge einen Sinn haben und vorhersehbar sind), Handhabbarkeit (die Überzeugung, dass man über die Ressourcen verfügt, um Herausforderungen zu bewältigen) und Sinnhaftigkeit (die Überzeugung, dass das Leben lebenswert ist und einen Sinn hat). Vgl. Mittelmark (2022), S. 3.

Kritikpunkte an den anderen Konzeptionen scheint sich dieser Zugang im Zusammenhang mit der Frage nach einem *guten* Altern anzubieten. Zum einen wird hierbei dem individuellen Alterungsprozess Raum gegeben, zum anderen werden die vielfältigen Alterungsmöglichkeiten auf dem Kontinuum zwischen mehr und weniger Gesundheit nicht per se sowie unter Absehung individueller Empfindungen und lebensweltlicher Bedingungen bewertet. Dieser Perspektivenwechsel benötigt allerdings nicht nur Sensibilisierung und Übung in Bezug auf Gesundheit, sondern erfordert überdies eine kritische Auseinandersetzung mit jenem Blick, mit dem Altern und dem höheren Alter begegnet wird. Folglich kann das Konzept der Salutogenese bei der Entwicklung einer Theorie des guten Alterns hilfreich sein, indem es sich auf die Ressourcen und Fähigkeiten konzentriert, die es einer Person ermöglichen, ihr Wohlbefinden während des Alterungsprozesses aufrechtzuerhalten oder zu verbessern.

Die Notwendigkeit eines solchen Perspektivenwechsels wird auch in der Arbeit und den Bemühungen der Menschenrechtsbewegung von Menschen mit Behinderungen deutlich. Als Reaktion auf den medizinischen Blick auf Behinderungen wurde das soziale Modell von Behinderung (Social Model of Disability) als Konzept entwickelt.[109] Darin wird betont, dass Behinderung keine inhärente Eigenschaft von Personen darstellt, sondern vielmehr ein Produkt von sozialen Interaktionen und einem Umfeld, das nicht auf Teilhabe ausgerichtet ist. Durch die Verdeutlichung, dass nicht (körperliche) Einschränkungen, sondern vielmehr gesellschaftliche Einstellungen und Barrieren ein zentrales Problem und damit Behinderungen darstellen, konnte hier ein Wandel herbeigeführt werden. Die dargelegten Ausführungen zur relationalen Autonomie im Abschnitt *Theoretischer Hintergrund und Analyserahmen* sowie zur sozialen und performativen Dimension des Alterns im Kapitel *Doing Age – das höhere Alter als performativer Akt* unterstreichen die Relevanz eines derartigen Ansatzes und ordnen ihn ethisch, philosophisch im Kontext des Alterns ein. Im Fall von Behinderungen wurden diese (zumindest im Westlichen Kulturraum) bis zur Entwicklung dieses Verständnisses beinahe ausschließlich als individuelle medizinische Probleme oder als »persönliche Dramen« betrachtet.[110] Indem die Bedeutung von Menschenrechten, Inklusion und gesellschaftlichen Anpassungen hervorgehoben wurde, hat die Bewegung für

---

109 Finkelstein (1980). Oliver (1996).

110 Barnes (2020), S. 14.

die Rechte von Menschen mit Behinderungen dazu beigetragen, die Sichtweise der Gesellschaft auf Beeinträchtigungen zu verändern – wobei auch dieser Prozess noch lange nicht bei den theoretischen Zielen angekommen ist. Dennoch liegt es nahe, auf diese Erkenntnisse aufzubauen und sie in andere Fachrichtungen, wie die Alternsforschung, zu übertragen.

Die Entwicklung eines Konzepts des *guten* Alterns, beziehungsweise eines ethischen Rahmens dafür, kann unter anderem gemäß der angeführten Kritik an bestehenden Ansätzen aus mehreren Gründen als wichtig angesehen werden und sollte dementsprechend ausgerichtet sein. Erstens – was auch in der vorliegenden Arbeit hervorsticht – besteht die Notwendigkeit, *Ageismus zu überwinden* und zentrale Barrieren und Marginalisierung zu identifizieren und abzubauen. Zweitens gilt es – wie beispielsweise im Analyserahmen gezeigt – die allgemeine *Relationalität* anzuerkennen, insbesondere hinsichtlich sozialer Ungerechtigkeit und Autonomie. Die Berücksichtigung der zentralen Rolle von Beziehungen und strukturellen Bedingungen und damit die Fokussierung auf soziale Determinanten von Gesundheit und Wohlbefinden sollte in einem Konzept des guten Alterns stattfinden. Drittens – auch darauf aufbauend – sollte das, was ein gutes Altern ausmacht, nicht extern und explizit (allgemeingültig) vordefiniert werden, sondern *individuell* von der jeweiligen Person selbst bestimmt (durch ihre Vorstellungen, Normen, Werte, Beziehungen etc.). Hier kann die Geroethik, wie beschrieben, ansetzen und auf Gedanken der Salutogenese aufbauen, unter anderem um vorherrschende (negative) Stereotype einzubeziehen, da diese zu adaptiven Präferenzen führen können. Viertens ist es folglich grundlegend, dass ein Konzept des guten Alterns über körperliche Gesundheit hinaus *multidimensional* auf emotionales, soziales und psychologisches Wohlbefinden abstellt. Strukturell sollte der Fokus primär auf den sozialen Determinanten liegen und nicht darauf, individuelle Ansprüche an alternde Menschen zu stellen. Hinsichtlich Autonomie kann beispielsweise auf eine Kombination des Konzepts der relationalen Autonomie und des Capability-Ansatzes zurückgegriffen werden. Dadurch wird einerseits grundlegend Relationalität integriert und andererseits ein differenziertes Verständnis der Potenziale älterer Menschen ermöglicht, insbesondere um ihre Ressourcen und Freiräume anzuerkennen und zu fördern. Fünftens ist es – im Sinne eines Abbildens der Heterogenität des Alterns – grundlegend, gutes Altern *interdisziplinär* und *intersektional* auszurichten und zu beforschen. Letztlich sollte ein entsprechendes Konzept *dynamisch* sein. Gutes Altern kann als vielschichtiger Prozess und offener Diskurs erachtet werden, da sich auch das Phänomen des Alterns mit der Zeit und dem Kontext verändert. Ein ethisches Rahmenkonzept kann dabei (lediglich) aufzeigen, wie gutes Altern ermöglicht wird, und sollte es nicht (individuell) einfordern.

Ein derart integrativer Ansatz kann dazu beitragen, das höhere Alter nicht als Last oder Herausforderung, sondern als wertvolle Erfahrung und Chance für persönliches Wachstum und soziale Bereicherung zu begreifen – wie dies in anderen Lebensabschnitten natürlich erscheint. Das ist auch deshalb wichtig, weil Vorstellungen des *guten* Alterns in bisherigen Konzeptionen inadäquat defizitorientiert abgebildet werden. Auf diese Weise kann Altsein – analog zu anderen Marginalisierungsdynamiken – zurückbeansprucht werden (*reclaim*), wodurch Altsein (wieder) eine soziale Identität wird, die es wert ist, eingenommen zu werden.[111] Das bedeutet ebenso, dass Maßnahmen ergriffen werden sollten, um durch die Überwindung von Ageismus Personen in ihrer sozialen Identität zu stärken. Folglich sollten Beziehungen in einem solchen Ansatz wertgeschätzt, individuelle Entscheidungen innerhalb dieser Beziehungen respektiert und soziale Faktoren berücksichtigt werden, die die individuellen Handlungsräume beeinflussen. Derartige Verflechtungen mit dem sozialen Umfeld in einem Rahmenkonzept für gutes Altern hervorzuheben, kann dazu beitragen, ein umfassenderes und personenzentriertes Verständnis dessen zu erlangen, was es bedeuten kann, gut zu altern. Interdisziplinärer Forschungsbedarf besteht vor allem darin, die Diversität und Heterogenität des Alterns abzubilden sowie Benachteiligungsdynamiken aufzudecken. Darauf aufbauend kann ein Konzept des guten Alterns erst – nicht exklusiv und auf Gesundheit beziehungsweise die Vermeidung von Krankheit ausgerichtet – sondern inklusiv und auf Wohlbefinden ausgerichtet gestaltet werden.

Aus diesen Überlegungen geht hervor, dass ein Konzept des guten Alterns im ethischen Grundsatz (zumindest) inklusiv, relational, individuell, multi-dimensional, intersektional, interdisziplinär und dynamisch sein sollte. Dabei ist zu beachten, dass Altern insgesamt durch Benachteiligungen, wie Ageismus, ein normativer Wert zukommt. Dieser Zusammenhang macht ein Konzept, wie das beschriebene, notwendig. Es bleibt jedoch offen, inwiefern das Altern in einer gleichberechtigten Gesellschaft (potenziell) überhaupt ein derart prominenter Betrachtungsgegenstand sein würde beziehungsweise sein sollte.[112]

111 Overall schreibt im Zusammenhang mit einem derartigen »reclaiming« von Altern von der Möglichkeit, sich gegen Ageismus zu wehren, indem eine Person sich selbst als »alt« bezeichnet, bevor die Gesellschaft ihr dieses Etikett gibt. Vgl. Overall (2016), S. 26.

112 Siehe hierzu beispielsweise den Beitrag von Overall (2022).

Es ist demnach darauf zu achten, dass gutes Altern keine normativen Ansprüche an alternde Menschen stellt, sondern primär an strukturelle Gegebenheiten, die ein gutes Altern ermöglichen. Zugleich kann durch eine Orientierung am Capability-Ansatz dazu beigetragen werden, bedeutungsvolle Bedingungen für ein gutes Leben im höheren Alter in dessen Heterogenität zu identifizieren. Altern sollte daraus grundsätzlich als wertneutral oder eben als *gut* hervorgehen und dementsprechend keine Abwertung bestimmter Alterungsprozesse oder Lebensformen implizieren, während Visionen für ein gutes Altern abseits der Medikalisierung dieses Lebensabschnittes geschaffen werden.[113] Die skizzierte Aufgabe ist groß, aber wichtig, um (bereits konzeptionell) Gleichberechtigung zu fördern und Benachteiligungen abzubauen. Dies dient nicht nur der Überwindung von Ageismus, sondern auch anderer Formen der Benachteiligung im höheren Alter.

113 Siehe hierzu Jones (2022).

5. Ageismus: Hintergründe und Auswirkungen

Eines der ersten Dinge, das im Kontakt mit Menschen auffällt und auf das geachtet wird, ist das Alter. Dabei wird oft von der äußeren Erscheinung oder Handlungen einer Person – also einem komplexen Zusammenspiel unzähliger Faktoren – auf Eigenschaften geschlossen, beispielsweise einem Lebensabschnitt (»pensioniert«, »hochaltrig« etc.), oder gar auf deren chronologisches Alter, also eine Zahl. Dieser Schluss gleicht einer (mehr oder minder groben) Schätzung, aber in der folgenden Verwendung dieser Information wird deren Vagheit oft nicht mehr adäquat berücksichtigt. Darauf aufbauend ordnen wir Personen unter anderem »altersgerechte« Eigenschaften zu und entwickeln Vorstellungen, die von subjektiven und gesellschaftlichen Einstellungen, Vorlieben etc. geprägt sind. Dahinter stehen *Altersbilder*, also auf das Alter bezogene Vorstellungen, die sich aus vergangenen Erfahrungen, aus sozialen Interaktionen, aus der Kultur und ähnlichem nähren.[1] Eine derartige Kategorisierung, beispielsweise von älteren Personen, kann für sensibles Verhalten gegenüber Personen(gruppen) genutzt werden, jedoch auch zu ungerechter Behandlung, Benachteiligung und Diskriminierung in unterschiedlichsten Formen führen. Aufgrund einer Vielzahl an expliziten und impliziten Annahmen gegenüber älteren Personen werden Menschen im höheren Alter als Gruppe mit bestimmten – *stereotypen* – Eigenschaften wahrgenommen. Es entstehen Assoziationen, Verallgemeinerungen und damit Ageismus.[2] Altersfeindlichkeit kann auf jegliche Altersgruppen abzielen (zum Beispiel auch auf jüngere oder Kinder). Diese Arbeit und die folgende Ausarbeitung der Definition von Ageismus beziehen sich aber auf das höhere Erwachsenenalter. Eine scharfe Abgrenzung kann aufgrund der beschriebenen Dynamiken nicht erfolgen.

1 Siehe hierzu Kornadt et al. (2020) oder auch Wurm et al. (2017).

2 Ayalon/Tesch-Römer (2017), S. 1. Siehe auch Ng/Lim-Soh (2021).

Der Begriff Ageismus beschreibt das Phänomen der Stereotypisierung, Vorverurteilung sowie Diskriminierung gegenüber Personen im höheren Alter, das global sowohl in Institutionen – einschließlich des Gesundheitssektors – als auch in Gesetzen, Politiken und Praktiken weit verbreitet ist.[3] Laut dem »Global Report on Ageism«[4] hat weltweit jede zweite Person Vorurteile gegenüber älteren Menschen oder verhält sich gar altersdiskriminierend. Zudem hat zumindest jede dritte ältere Person in Europa – nur hier liegen umfangreiche Daten vor – bereits Erfahrungen mit Altersfeindlichkeit gemacht; infolge wird davon ausgegangen, dass weltweit Milliarden von Menschen davon betroffen sind.[5] Besonders problematisch daran ist, dass derartige, meist negative Einstellungen gegenüber älteren Personen über verschiedenste Mechanismen zu einer verminderten Lebensqualität sowie zu einer herabgesetzten physischen und psychischen Gesundheit bei den betroffenen Personen führen können.[6]

Der Begriff Ageismus wurde erstmalig 1969 von dem Gerontologen Robert N. Butler verwendet und als Vorurteil einer Altersgruppe gegenüber einer anderen Altersgruppe beschrieben.[7] Butler bezieht sich dabei im Speziellen auf Ageismus gegenüber älteren Personen und führt exemplarisch den (pauschalen) Ausschluss aus der Erwerbstätigkeit ab einem bestimmten Alter, altersfeindliche Sprache und fehlende Aufmerksamkeit sowie Finanzierung in der Gesundheitsforschung zum Thema der Altersmedizin an.[8] Diese erste Interpretation von Ageismus wurde über die Jahre weiterentwickelt und unter anderem von Butler selbst aus unterschiedlichen Blickwinkeln untersucht. Hierbei verglich er Ageismus nicht nur mit weiteren Ismen, wie beispielsweise Rassismus oder Sexismus, sondern unterteilte diesen auch in die folgenden drei Teilaspekte, die eng miteinander verknüpft sind und sich gegenseitig verstärken:

- **Vorurteile** gegenüber älteren Personen, gegenüber dem Alterungsprozess, dem Alter und den Einstellungen, die von älteren Menschen selbst vertreten werden

3 Siehe Iversen et al. (2009) oder de São José/Amado (2017).

4 WHO (2021).

5 Ibid., S. 37. Siehe auch van den Heuvel et al. (2011).

6 Ayalon/Tesch-Römer (2017). WHO (2021), S. 22.

7 Butler (1969), S. 243.

8 Ibid., S. 243–244.

- **Diskriminierende Praktiken** gegenüber älteren Menschen im Arbeitsleben und in anderem sozialem Zusammenkommen
- **Institutionelle Praktiken und Strategien**, die implizit stereotype Vorstellungen über ältere Menschen aufrechterhalten und damit die Möglichkeit eines zufriedenen Lebens verringern sowie die Würde untergraben[9]

In den darauffolgenden Jahren hat sich das beschriebene und damit in Verbindung stehende Verständnis von Ageismus einige Male verändert. Es wurden weitere Aspekte von Altersfeindlichkeit aufgezeigt und veränderte Definitionsmöglichkeiten vorgeschlagen, mit denen die Komplexität des Phänomens und dessen Unterscheidung zu weiteren Ismen weiter herausgearbeitet wurde. Unter anderem versuchte der Gerontologe Palmore, auf Basis der von ihm entwickelten Fragebögen »Facts of Aging: A Short Quiz«[10] und »The Facts on Aging Quiz: Part Two«,[11] weitverbreitete Missverständnisse über das Altern und das höhere Alter aufzudecken. Dabei wurden diese so konzipiert, dass physische, psychische und soziale Fakten mit (falschen) stereotypen Behauptungen über Altern, Alter und ältere Personen vermischt wurden, wie beispielsweise folgende Aussagen:

> »Im Alter nimmt die körperliche Kraft tendenziell ab.«,

> »Für die meisten alten Menschen ist es fast unmöglich, neue Dinge zu lernen.«

> »Der Großteil der Wähler:innen gehören zur älteren Bevölkerungsgruppe.«[12]

Ziel dieser Erhebung war einerseits, Wissen über die Verbreitung von Ageismus und über den Kenntnisstand der Gesellschaft über ältere Personen zu erlangen, andererseits die häufigsten Missverständnisse über das höhere Alter zu identifizieren und zugleich die befragten Personen zur Reflexion ihrer eigenen Einstellungen anzuregen.[13] Durch die Auswertung der Antworten sowie in

---

9 Butler (1980), S. 8.

10 Palmore (1977).

11 Palmore (1981).

12 Palmore (1977), S. 315–316. Palmore (1981), S. 431–432. Ergebnis der hier angeführten Beispiele: richtig, falsch, falsch.

13 Palmore (1977). Ehni (2016).

aktuelleren Untersuchungen konnte gezeigt werden, dass stereotype Vorstellungen und Vorurteile zumeist durch fehlendes Wissen bezüglich Alter, Altern und älteren Personen gestützt werden – wovon durchaus auch Gesundheitspersonal betroffen ist.[14]

Die Erforschung von Altersfeindlichkeit und insbesondere der erlebten Altersdiskriminierung gestaltet sich jedoch weitegehend als Herausforderung.[15] Viele Forschungsergebnisse weisen in unterschiedliche Richtungen, sei es aufgrund der angewandten Methoden oder dem Phänomen Ageismus selbst geschuldet, das unterschiedlichen Einflüssen unterliegt. Diesbezüglich konnte im Rahmen einer aktuellen Überblicksarbeit aufgezeigt werden, dass nach wie vor keine der momentan verfügbaren Ageismus-Skalen[16] alle Dimensionen von Altersfeindlichkeit abdeckt.[17] Obwohl in den vergangenen Jahren eine Reihe von Untersuchungsinstrumenten entwickelt wurde, kommen immer wieder neue zur Anwendung, teils ohne weitere Begründung oder Rechtfertigung bezüglich Gültigkeit, Validität oder Zuverlässigkeit. Zudem ist hervorzuheben, dass der Großteil der vorliegenden Skalen in Westlichen Ländern konzipiert wurde. Wilińska et al. (2018) argumentieren diesbezüglich, dass die Entwicklung kultursensibler Skalen zur Messung von Ageismus für das Verständnis und den Umgang mit Altersfeindlichkeit in verschiedenen Kontexten von zentraler Bedeutung sei. Es wird vorgeschlagen, einen stärker mehrdimensionalen Ansatz zur Untersuchung von Altersfeindlichkeit und dessen Auswirkungen, unter anderem auf die Gesundheit, in nicht-Westlichen Kulturen anzustreben und damit die vorhandenen Skalen zu überprüfen und gegebenenfalls anzupassen.[18] Insgesamt entsteht durch die Vielfalt an Untersuchungsmethoden ein Mangel an Standardisierung beim Versuch einer objektivierten Messung des Phänomens Ageismus.[19] Ohne eine systematische Anwendung von Messinstrumenten bestehen einerseits Schwierigkeiten, die Prävalenz von Altersfeindlichkeit einzuschätzen und zu bewerten, andererseits bleibt dadurch fraglich, inwiefern verfügbare Strategien zu deren Bekämpfung tatsächlich (umfassend) zielführend sind und wie dies überprüft werden soll. Besonders aufgrund ihrer unterschiedlichen

14 Palmore (1981). Rababa et al. (2020). Cooney et al. (2021).

15 Palmore (2001). Vgl. auch Ayalon/Tesch-Römer (2017).

16 Maßsysteme und Messinstrumente für die Erforschung von Altersfeindlichkeit.

17 Ayalon et al. (2019).

18 Wilińska et al. (2018).

19 Hu et al. (2021), S. 317.

Zielrichtung – von Ursachen über Dynamiken bis hin zu Auswirkungen von Ageismus – können Untersuchungen und Forschungsergebnisse zu dieser Thematik entsprechend diffus sein und mitunter auch kaum vergleichbar beziehungsweise nachprüfbar.

Einen grundlegenden Schritt für die systematischere Erforschung des Phänomens Ageismus sowie dessen Vielfalt und weitreichende Auswirkungen stellte die Erarbeitung und Festlegung einer klaren Definition dar. Denn obwohl es Ageismus selbst als Phänomen wohl schon lange gibt, sind detaillierte Ausführungen und Konzepte dazu relativ neu. So findet es sich beispielsweise nicht in jeder Sprache als Terminus wieder. Auch im Deutschen wird deshalb häufig der Ersatzbegriff »Altersdiskriminierung« verwendet, der jedoch nur einen Teilaspekt von Ageismus darstellt.[20] Durch die Erarbeitung einer expliziten und abgrenzbaren Definition wird versucht, einen festeren Rahmen für Ageismus abzustecken und genau die angesprochenen Mängel der unzureichenden Validität und Reliabilität zu adressieren – auch mit dem Ziel, die darauf aufbauende Forschung zu Altersfeindlichkeit zu systematisieren und klarer einzuordnen beziehungsweise abzugrenzen sowie in weiterer Folge gezieltere empirische Untersuchungen zu ermöglichen. Aufbauend auf einer Analyse bereits bestehender und verwendeter Interpretationen von Ageismus wurde von Iversen et al. (2009) so folgende neue, explizitere Definition erarbeitet:

> »Ageism is defined as negative or positive stereotypes, prejudice and/or discrimination against (or to the advantage of) elderly people on the basis of their chronological age or on the basis of a perception of them as being ›old‹ or ›elderly‹. Ageism can be implicit or explicit and can be expressed on a micro-, meso- or macro-level. The concept includes the classic social psychological components in the form of 1) cognitive (stereotypes), 2) affective (prejudice), and 3) behavioral components (discrimination), in other words, how we on the basis of the chronological age or age categorization mistakenly; 1) think of, 2) feel for, 3) and act on the aging human being.«[21]

Mit diesem Definitionsversuch, der seither weitreichende Zustimmung und Anwendung erfuhr, werden die folgenden zentralen Elemente von Ageismus abgedeckt:

20 WHO (2021), S. XIX. Für das hier Beschriebene ist Altersfeindlichkeit ein mögliches adäquateres Synonym.

21 Iversen et al. (2009), S. 15.

- kognitive, affektive Faktoren sowie das Verhalten
- die positiven wie auch negativen Aspekte von Ageismus
- die bewussten (expliziten) und unbewussten (impliziten) Aspekte von Ageismus
- das Auftreten von Ageismus auf der Mikro-, Meso- und Makroebene

Aufbauend darauf schlugen de São José und Amado (2017) auf der Grundlage eines umfassenden Literaturreviews vor, diese Definition um die Aspekte »selbstgerichteter« und »fremdgerichteter« Ageismus zu erweitern. Dabei wird hervorgehoben, dass Altersfeindlichkeit auf allen Ebenen – das heißt, wie wir diesbezüglich denken, fühlen und handeln – auf sich selbst oder auf andere gerichtet auftreten kann.[22] Die Ergänzung dieser beiden Dimensionen ist grundlegend, um das Phänomen in dessen Vielfalt umfangreicher und differenzierter zu verstehen, sowie zentral für das Setzen von gezielten Maßnahmen zu dessen Abbau. Vor dem Hintergrund dieses Verständnisses von Altersfeindlichkeit wird diese in den folgenden Kapiteln entlang der unterschiedlichen Dimensionen im Kontext der Gesundheitsversorgung älterer Personen genauer betrachtet.

5.1 Ageismus in der Gesundheitsversorgung älterer Personen

Durch die demografische Entwicklung und die damit in Verbindung stehende Zunahme an älteren Erwachsenen in der Gesellschaft stellen diese auch (vermehrt) wesentliche Nutzer:innen des Gesundheitssystems dar. Die Anzahl der älteren Personen, die Gesundheitsleistungen in Anspruch nehmen, nimmt also zu, was im Allgemeinen auch einen großen Einfluss auf die Gestaltung des Gesundheitssektors hat beziehungsweise haben sollte, um entsprechenden Bedürfnissen gerecht zu werden. Trotz dieser zentralen Bedeutung als Nutzer:innen von Gesundheitsleistungen zeigen verschiedene Studien, dass negative Einstellungen, Altersstereotype, Vorurteile und Diskriminierung Hindernisse für eine optimale Gesundheitsversorgung und damit für das Recht auf Gesundheit darstellen.[23] Ageismus werden damit vielfältige und schwerwiegende Auswirkungen auf alle Aspekte der Gesundheit

22 de São José/Amado (2017), S. 373–374.

23 Vgl. dazu unter anderem Wyman et al. (2018). Chang et al. (2020).

zugeschrieben, während Altersfeindlichkeit selbst als eine zentrale Gesundheitsdeterminante bisher als solche vernachlässigt wird. Dabei können deren Auswirkungen mit jenen von weiteren Ismen – wie Rassismus oder Sexismus – verglichen werden.[24] Ein wesentlicher Unterschied besteht jedoch darin, dass jene Personen, die altersfeindlich sind, im Laufe der Zeit selbst in die benachteiligte Gruppe »hineinaltern«. Während andere Benachteiligungsformen in Bezug auf die betroffene Gruppe als konstanter erscheinen, sind altersspezifische Kategorisierungen in dieser Hinsicht also dynamisch(er).[25]

Anlässlich des internationalen Tags der älteren Menschen am 1. Oktober 2021 veröffentlichte das Deutsche Institut für Menschenrechte zur Benachteiligung älterer Personen im Gesundheitswesen folgendes Statement:

> »Die Bedürfnisse älterer Menschen müssen im Gesundheitssystem stärker berücksichtigt und Zugangsbarrieren abgebaut werden. Immer noch herrschen in unserer Gesellschaft abwertende Altersstereotype vor, die zur Benachteiligung und Diskriminierung älterer Menschen bei der Gesundheitsversorgung führen. Dies ist der Fall, wenn ältere Menschen bestimmte medizinische Behandlungen, etwa präventive Untersuchungen oder Rehabilitationsmaßnahmen aufgrund ihres Alters nicht erhalten, sie bei Arzneimittelprüfungen keine Berücksichtigung finden oder geriatrische Angebote nicht ausgebaut werden. Viele ältere Menschen haben zudem nur unzureichend Zugang zu gesundheitlichen Dienstleistungen oder wichtigen Informationen, weil sie digitale Technologien gar nicht oder nur eingeschränkt nutzen. Ältere Frauen und ältere Menschen mit Behinderungen sind davon besonders betroffen.«[26]

Dabei wird auf zentrale Elemente von Ageismus in der Gesundheitsversorgung älterer Personen Bezug genommen, ohne direkt den Begriff zu verwenden. Die Aussage, dass Institutionen oder Berufsgruppen altersfeindlich agieren, ist jedoch mit Vorsicht zu tätigen. Denn damit wird nicht nur eine ungleiche Gesundheitsversorgung konstatiert, sondern auch implizit auf die Verletzung des Rechts auf Gesundheit, auf Diskriminierung und auf die Gefährdung des Wohlergehens älterer Menschen hingewiesen. Entsprechend sollen in diesem Unterkapitel zum einen evidenzbasiert Hinweise von Ageismus in der Gesundheitsversorgung gesammelt werden, zum anderen gesundheitsbezoge-

24 WHO (2021). Martin/North (2021).

25 Donizetti (2019), S. 7.

26 Deutsches Institut für Menschenrechte (2021).

ne Auswirkungen von Ageismus auf ältere Personen und deren umfangreiche Verflechtungen beschrieben werden. Um gesundheitliche Ungleichheiten zu verstehen, ist eine Auseinandersetzung mit zentralen Einflussfaktoren auf den jeweiligen Gesundheitszustand grundlegend. Mit diesem Hintergrundwissen können vorgelagerte und strukturelle Faktoren erkannt werden, die sich auf die Gesundheit Einzelner auswirken (können), ethisch relevante Implikationen haben und damit (auch in dieser Arbeit) einer genaueren Betrachtung bedürfen. Es kann einerseits allgemein an die verschiedensten Gesundheitsdeterminanten gedacht werden, andererseits scheint es aber mit Blick auf die Thematik dieser Dissertation von besonderem Interesse zu eruieren, inwiefern Personen aufgrund eines Merkmales – in diesem Zusammenhang vor allem das höhere Alter – nicht nur anders, sondern eben auch schlechter behandelt werden.

Grundsätzlich gibt es eine beeindruckende Anzahl an Studien, die sich in den letzten Jahren mit Ageismus im Gesundheitswesen befasst haben.[27] Unter anderem wurden zahlreiche Beobachtungsstudien bezüglich einer möglichen Assoziation von Altersfeindlichkeit und Gesundheit durchgeführt. Hierbei wurde der Fokus jedoch auffallend stark auf die Untersuchung von kognitiven Aspekten von Ageismus gelegt, einschließlich der Einstellung gegenüber sich selbst (Selbstwahrnehmung des Alterns) und gegenüber älteren Erwachsenen im Allgemeinen (Altersstereotype). Im Vergleich dazu wurden affektive (Vorurteile) und verhaltensbezogene (Diskriminierung) Dimensionen von Ageismus (explizit) kaum untersucht. Affektive Komponenten enthalten dabei primär die positive oder negative Bewertung von Gefühlen, die in Relation zu älteren Personen als Gruppe oder Individuen bestehen. Hierzu zählen unter anderem negative Emotionen, wie Abneigung oder Ängste.[28] Die Unterscheidung zwischen kognitiven und emotionalen Aspekten von Einstellungen bezieht sich auf die Art und Weise, wie Einstellungen gegenüber einer bestimmten Gruppe von Menschen zum Ausdruck gebracht werden. Das bedeutet, während kognitive Aspekte Gedanken und Überzeugungen umfassen, betreffen emotionale Dimensionen die Gefühle einer Person gegenüber einer bestimmten Gruppe.

In der bisherigen Ageismusforschung werden mit den eingesetzten Messinstrumenten und Forschungsmethoden hauptsächlich explizite, negative

27 Siehe unter anderem die durchgeführten Übersichtsarbeiten von de São José et al. (2019), Chang et al. (2020), Hu et al. (2021) sowie Jackson et al. (2019).

28 Iversen et al. (2009). S. 12.

und individuelle Aspekte von Altersfeindlichkeit erhoben.[29] Es gibt jedoch auch implizite und systematische Dimensionen von Ageismus, die bislang unterbeleuchtet und zum Teil noch unverstanden sind. Entsprechend der im Rahmen der erarbeiteten Definition aufgezeigten Mehrdimensionalität[30] ist davon auszugehen, dass somit nur ein begrenztes Verständnis der Auswirkungen von Ageismus auf die (individuelle) Gesundheit besteht. Vor allem zu impliziter Altersfeindlichkeit, bei der Forscher:innen annehmen, dass sie besonders häufig im alltäglichen Leben vorkommt,[31] wurden bisher nur vereinzelte Studien durchgeführt.[32] Dies hat klare Implikationen für die Erforschung und die Verhinderung von Ageismus im Kontext des Gesundheitswesens. Vorhandene Forschungsergebnisse zeichnen jedoch ein Bild, in dem die Breite von Ageismus dennoch erkennbar wird. Vor diesem Hintergrund wird im folgenden Kapitel das breite Spektrum an Aspekten von Ageismus entlang der unterschiedlichen Dimensionen beleuchtet, von denen jede für sich wertvolle Einblicke und Sichtweisen bietet, um ein umfassendes Verständnis dieses komplexen Themas zu vermitteln.

5.2 Zentrale Determinanten, Formen und Auswirkungen von Ageismus

Ageismus wird signifikant mit einem schlechteren Gesundheitszustand in Verbindung gebracht und betrifft alle Dimensionen der Gesundheit, einschließlich der physischen und psychischen Gesundheit und des sozialen Wohlbefindens.[33] Für ein vertieftes Verständnis von Ageismus im Gesundheitskontext werden zunächst dessen zentrale Determinanten erarbeitet, mit dem Ziel, die Vielschichtigkeit besser zu erkennen und gleichzeitig eine Basis für die Entwicklung wirksamer Strategien zu dessen Bekämpfung zu schaffen. Damit steigert sich nicht nur das Bewusstsein für Faktoren, die Altersfeindlichkeit provozieren können, sondern eben auch für Faktoren, die davor schützen oder diese abbauen.

29 Hu et al. (2021), S. 317.

30 Iversen et al. (2009). de São José/Amado (2017).

31 Levy/Banaji (2002).

32 Hu et al. (2021), S. 317.

33 Chang et al. (2020).

Zunächst kann bereits das Phänomen selbst gemäß der erweiterten Definition nach de São José und Amado (2017) in fremdgesteuerten (in Form von Stereotypisierung, Vorurteilen oder Diskriminierung durch eine andere Person) sowie auf sich selbst bezogenen Ageismus unterteilt werden, wobei auch Formen von Altersfeindlichkeit auftreten, die sich gegen sich selbst und zugleich gegen andere richten. Hinzu kommt Ageismus, der auf institutioneller beziehungsweise struktureller Ebene stattfindet. Demgemäß können auch die Determinanten der Altersfeindlichkeit, wie im Folgenden gezeigt, diesen drei Ebenen (intrapersonell, interpersonell, strukturell) zugeordnet werden. Zu erwähnen ist jedoch, dass Determinanten zwar zumeist auf einer Ebene den Hauptteil ihrer Wirkung entfalten, sich diese aber nicht ausschließlich auf den jeweiligen Bereich beschränkt, sondern zum Teil (Ebenen-)übergreifend und eng ineinander verzahnt auftritt. Entsprechend schwierig scheint eine klare Differenzierung der weitreichenden Auswirkungen und deren Verwobenheit.

Die Gliederung dieses Kapitels ist an den umfangreichen Literaturreview von Marques et al. (2020) angelehnt, in dem die Qualität von 200 Arbeiten zur Untersuchung der zentralen Determinanten von Ageismus sorgfältig überprüft wurde. Wie bereits zuvor angemerkt, werden auch hier Forschungs- und Interpretationsbarrieren durch mangelnde Vergleichbarkeit inter alia aufgrund der Verwendung uneinheitlicher Definitionen hervorgehoben. Nichtsdestotrotz konnten wichtige Determinanten auf intrapersoneller, interpersoneller sowie institutioneller Ebene aufgezeigt werden. Diese werden im Folgenden genauer beschrieben, in Relation gesetzt und mit möglichen Implikationen und Dynamiken verknüpft.

5.2.1 Die intrapersonelle Ebene

Determinanten der intrapersonellen Ebene – das heißt innerhalb einer Person – betreffen zumeist verhaltensbezogene und psychologische Faktoren. Neben fehlendem Wissen wurden auch die Angst vor dem Altern, davor, alt auszusehen, und den damit oft in Verbindung stehenden negativen Altersbildern als zentrale intrapersonelle Determinanten für Altersfeindlichkeit eruiert.[34] Menschen fürchten sich also nicht nur vor dem (eigenen) Altern, sondern auch vor den damit verbundenen Veränderungen ihrer sozialen Identität und Rolle (beispielsweise nicht mehr zu den »Jungen« zu gehören und damit Attribute

34 Donizzetti (2019).

wie Aktivität, Selbständigkeit etc. zu »verlieren«). Eng damit verbunden ist die Angst, vom gesellschaftlichen Leben ausgeschlossen zu werden. Auch die Angst vor dem (eigenen) Tod begünstigt negative Einstellungen gegenüber älteren Menschen.[35]

Ein zentraler intrapersoneller Mechanismus ist die Anwendung eigener und gesellschaftlicher Einstellungen und Vorurteile gegenüber älteren Personen auf sich selbst. Dies kann ebenso den subjektiven Alterungsprozess beeinflussen. Ein solcher auf sich selbst gerichteter altersabhängiger Bias kann dabei viele Ebenen des Lebens berühren, wozu beispielsweise die Überzeugung zählt, dass man »zu alt« für ein neues Hobby sei, oder die Tendenz, gesundheitliche Probleme aufgrund des höheren Alters zu relativieren.[36] Die Verinnerlichung negativer Bilder und deren Einfluss auf die eigene Person im höheren Alter wurde auch von der Psychologin Becca Levy in der von ihr erarbeiteten *Stereotype Embodiment Theory*[37] aufgegriffen und untersucht. Demnach ist davon auszugehen, dass Begegnungen mit Stereotypen über ältere Personen im Laufe des Lebens verinnerlicht und unbewusst verankert werden, wodurch Altersstereotype im eigenen höheren Alter zu »Selbststereotypen« werden. Dies wirkt sich unmittelbar auf das Selbstbild, die Wahrnehmung des eigenen Umfelds und die sozialen Interaktionen aus.[38] Untersuchungen zeigen, dass das eigene Gesundheitsverhalten und damit auch die Inanspruchnahme von Gesundheitsleistungen durch vorhandene *eigene* Altersbilder negativ beeinflusst werden.[39] Während zu beobachten ist, dass hierdurch weniger Hilfe bei gesundheitlichen Problemen, wie Schmerzen oder psychischen Belastungen, in Anspruch genommen wird, ist überdies die fälschliche Meinung, dass Schmerzen zum Alter »dazugehören« und entsprechend ausgehalten werden (müssen), beispielhaft dafür.[40] Verstärkt wird diese Auffassung besonders dann, wenn bereits die Erfahrung gemacht wurde, dass (eigene) gesundheitliche Bedürfnisse (auch von anderen) nicht ernstgenommen werden. Dadurch verfestigt sich die selbstgerichtete altersabhängige Voreingenommenheit und zugleich kann sich dies negativ auf die

---

35 Chonody/Teater (2016). Marques et al. (2020).

36 WHO (2021), S. 5–7.

37 Levy (2009).

38 Ibid.

39 Vgl. unter anderem Levy/Myers (2004); oder auch Wurm (2020).

40 Wyman et al. (2018), S. 200.

eigene Gesundheit und Lebensqualität auswirken.[41] Davon betroffen sind nicht nur kognitive und körperliche Leistungen, sondern auch die Gesundheit und Langlebigkeit, wobei gezeigt werden konnte, dass selbstgerichteter Ageismus die Morbidität und Mortalität erhöht. Konkret wurde festgestellt, dass die Wahrscheinlichkeit, sich von einer schweren Behinderung vollständig zu erholen, bei älteren Personen mit einer positiveren Selbstwahrnehmung des Alterns signifikant höher war und diese 7,5 Jahre länger lebten als diejenigen mit einer negativeren.[42] Dieser Zusammenhang manifestiert sich unter anderem in der Selbstverwaltung: Orte erlebter Altersfeindlichkeit werden gemieden (wie Gesundheitsinstitutionen)[43] und die Motivation, sich um das eigene Wohlbefinden zu bemühen, – im Rahmen von gesunder Ernährung, Bewegung, kognitiven Anstrengungen, sozialen Kontakten etc. – wird negativ beeinflusst.[44] Zudem konnte beobachtet werden, dass allein die Begegnung mit negativen Stereotypen dazu führen kann, dass ältere Menschen sich einsam fühlen, dazu neigen ihren Gesundheitszustand abzuwerten und beeinflusst sind, Hilfe in Anspruch zu nehmen.[45] Gleichzeitig belegen andere Studien die Vorteile einer positiven Einstellung zum Altern, wie verbesserte körperliche Gesundheit, gesundheitsförderndere Verhalten und größeres emotionales Wohlbefinden.[46] Bessere kognitive Ergebnisse, einschließlich einer schnelleren Erholung von leichten kognitiven Beeinträchtigungen und einem geringeren Risiko, im Laufe der Zeit leichte kognitive Beeinträchtigungen zu entwickeln,[47] sowie eine geringere Hospitalisierungsrate wurden ebenfalls nachgewiesen.[48]

Somit kann abgeleitet werden, dass selbstgerichteter Ageismus Umwandlungsfaktoren in Bezug auf Gesundheit erheblich beeinflussen kann, indem ältere Menschen weniger bereit und fähig sind, gesundheitsbezogene Informationen und Empfehlungen in Verhaltensänderungen umzusetzen. Wenn Menschen die Erfahrung gemacht haben, dass es ihnen an Unterstützung oder Aufmerksamkeit für ihre gesundheitlichen Bedürfnisse mangelt, ist es

---

41 Abrams/Swift (2012).

42 Levy et al. (2002). Levy et al. (2012).

43 Mackenzie (2014b). Langmann (2023).

44 Vgl. unter anderem Wurm (2020).

45 Vgl. Levy et al. (2022); Shiovitz-Ezra et al. (2018); Wyman et al. (2018) sowie Levy (2003).

46 Nakamura et al. (2022).

47 Levy/Slade (2023).

48 Sun et al. (2017).

außerdem unwahrscheinlicher, dass sie Gesundheitsdienstleistern vertrauen oder in Zukunft selbstautorisiert eine Behandlung in Anspruch nehmen. Dies kann zu einer weiteren Verstärkung negativer Stereotype über das Altern und Gesundheit sowie zu einer Verringerung der substanziellen Möglichkeiten älterer Erwachsener im Hinblick auf ihre eigene Gesundheit führen. Hilfesuchendes Verhalten wird zudem häufig fälschlicherweise als Ausdruck von Abhängigkeit und verminderter Autonomie verstanden. Stattdessen könnte es auch – im Sinne relationaler Autonomie – als selbstautorisierter Akt der Adaptionsfähigkeit interpretiert werden.[49] Die Einforderung und Beanspruchung von Unterstützung kann demzufolge emanzipatorisch und somit besonders für ein selbstbestimmtes Altern zentral sein. Wird die Inanspruchnahme von Hilfsangeboten in diesem Sinn *auch* im höheren Alter als ein Ausdruck der Autonomie verstanden, so könnte damit ein ressourcenorientiertes Bild geschaffen werden, in dem selbstbestimmt Unterstützungsangebote gesucht, zur Verfügung gestellt und angenommen werden. Beispielhaft hierfür ist die folgende Situation: Eine ältere Person empfindet die tägliche Körperpflege als eine zunehmende Belastung. Dabei erkennt sie das Bedürfnis, sich für diese alltägliche Aktivität Hilfe zu holen. Dies wird nicht als Zeichen (beginnender) Abhängigkeit interpretiert, sondern vielmehr als Selbstwirksamkeit und expliziter Ausdruck von Kontrolle. Dies stärkt ihr Selbstbewusstsein und sie erfährt Anerkennung aus ihrem Umfeld.

Die Dynamiken des selbstgerichteten Ageismus lassen sich auch durch die Theorie der sozialen Identität beschreiben. Hierbei wird davon ausgegangen, dass das Selbstbild einer Person, neben persönlichen Eigenschaften und Erfahrungen, maßgeblich von der Zugehörigkeit zu beziehungsweise der »Mitgliedschaft« in einer sozialen Gruppe abhängt. Zudem wird durch den Vergleich mit anderen Gruppen eine (positive) Identität geprägt. Fällt dieser Vergleich jedoch negativ (für sich selbst beziehungsweise die eigene Gruppe) aus, so wird unter anderem versucht, die Gruppe zu verlassen oder sich von dieser abzugrenzen. Individuen werden in ihrem Handeln also nicht nur von ihren persönlichen Eigenschaften, Erfahrungen und (individuellen) zwischenmenschlichen Beziehungen geleitet, sondern auch von der sozialen Gruppe, der sie zugehörig sind, beziehungsweise der sie sich zugehörig fühlen, mitsamt den jeweiligen Eigenschaften, Vorstellungen und Normen. Diese Zugehörigkeiten spiegeln sich in der Identität der Individuen und in den Beziehungen zu Mitgliedern ihrer und anderer Gruppen wider, wobei – und

49 Coudin/Alexopoulos (2010), S. 521.

das ist in Bezug auf intrapersonellen Ageismus von großer Bedeutung – das Streben nach einer *positiven* Selbstidentität im Zentrum steht.[50] Vorstellungen des Alters und des Alterungsprozesses können nämlich ähnlich funktionieren: Ageismus entsteht demnach einerseits durch den Versuch der Abgrenzung der Altersgruppen voneinander, andererseits durch die negativen Einstellungen und Stereotype gegenüber älteren Erwachsenen sowie deren Status in der Gesellschaft.[51] Gendron et al. sprechen in diesem Zusammenhang von relationalem Ageismus.[52] Nachdem eine positive Selbstidentität angestrebt wird, wird nicht nur versucht, sich von älteren Personen abzugrenzen, sondern es werden zugleich auch negative Altersbilder gefestigt oder verstärkt. Personen, die besonders negative Altersbilder verinnerlicht haben, in denen ältere Personen beispielsweise als hilfsbedürftig, gebrechlich und krank verstanden werden, möchten selbst nicht zu dieser Gruppe gezählt werden – oder zumindest die eigene Mitgliedschaft unter anderem durch »erfolgreiches« Altern umprägen. Damit ist der Versuch gemeint, *trotz* des höheren Alters »gut« auszusehen, selbstbestimmt und aktiv zu leben etc. und hierdurch nicht den (negativen) Altersbildern zu entsprechen.[53] Während das Gefühl, jünger als das eigene (stereotypisierte) chronologische Alter zu sein, zumindest positive Auswirkungen auf den eigenen Gesundheitszustand haben kann, kann sich das Gegenteil auch negativ auf die Gesundheit auswirken.[54] Das aus der Psychologie stammende Konzept *Stereotype Threat* verdeutlicht zudem, dass Menschen in Situationen, in denen sie das Gefühl haben, dass Mitglieder ihrer sozialen Gruppe negativ stereotypisiert werden, eine verminderte Leistungsfähigkeit zeigen. Dabei ist dieses Gefühl eng mit der Angst vor der Bestätigung

---

50 Tajfel/Turner (1978). Siehe auch Harwood (2020).

51 Levy et al. (2019).

52 Gendron et al. (2020), S. 285–286.

53 Hier lässt sich eine Parallele zur Kritik an den Konzepten des guten Alterns, insbesondere Successful Aging, in den Kapiteln 4.2 und 4.2.1 ziehen. Durch das Bestreben, im eigenen Alternsprozess erfolgreich zu sein und damit als »Good Ager« wahrgenommen zu werden, kann argumentiert werden, dass die Abgrenzung von normalen und erfolglosen älteren Menschen im Vordergrund steht und nicht die Sorge um die eigene Gesundheit. Gleichzeitig kann (vor dem Hintergrund der Intersektionalität von Ageismus und Ableismus) angenommen werden, dass sich die Legitimation einer altersbedingten Benachteiligung bei erfolgreichem Altern reduziert, während erfolgloses Altern Stereotype und Vorurteile bestätigt und damit Argumente der gesundheitlichen Diversität zur Begründung der Bekämpfung von Ageismus nicht greifen.

54 Ayalon/Tesch-Römer (2017).

jener Stereotype verbunden. In unterschiedlichen Untersuchungen mit Bezug auf ältere Personen konnte nachgewiesen werden, dass schlechtere Ergebnisse bei Gedächtnistests und anderen kognitiven Messungen zum Teil auf altersbedingte Stereotype zurückgeführt werden können.[55] Daraus ergeben sich potenziell schwerwiegende Konsequenzen, wie beispielsweise eine Fehldiagnose einer (eben nicht) beginnenden demenziellen Erkrankung. Ben-David und Kolleg:innen gehen in diesem Zusammenhang sogar davon aus, dass durch das Phänomen des Stereotype Threat altersbedingte kognitive Einschränkungen deutlich überschätzt werden. Diese Auswirkungen können die Wahl geeigneter Behandlungsmöglichkeiten und die Therapietreue beeinflussen und zu einem völlig anderen Krankheitsverlauf führen.[56] Eine im Rahmen von Covid-19 durchgeführte Studie zum Stereotype Threat zeigte zudem, dass jene befragten Personen, die besorgt waren, dass das Gesundheitspersonal sie aufgrund ihres Alters beurteile, auch vermehrt über schwerwiegendere Covid-19-Reaktionen berichteten.[57]

Zusammenfassend ist festzuhalten, dass sich intrapersonelle Determinanten von Altersfeindlichkeit aus den unterschiedlichen Formen von Ageismus, den vorhandenen Altersbildern und den erlebten altersbedingten Zuschreibungen nähren. Speziell hinsichtlich Autonomie ist dies eine sensible Ebene, da sie vor allem in der eigenen Persönlichkeit und Identität operiert. Infolge präsentiert und verfestigt sich diese Dimension von Ageismus in schädlichem Verhalten gegenüber sich selbst und gegenüber anderen.

5.2.2 Die interpersonelle Ebene

Die interpersonelle Ebene umfasst jene Aspekte von Ageismus, die in der Interaktion zwischen zwei oder mehreren Personen auftreten. Dabei ist die Person, die sich altersfeindlich verhält, von der betroffenen Person zu unterscheiden.[58] Beispielhaft für interpersonellen Ageismus sind eine geringere Beachtung der Meinungen und Entscheidungen älterer Personen, Zuschreibungen eines Mangels an Kompetenz oder auch Versuche, direkte Kontakte zu vermeiden.[59] Besonders mangelnder Kontakt kann dazu beitragen, dass Vorur-

---

55 Lamont et al. (2015). Armstrong et al. (2017).

56 Ben-David et al. (2018), S. 287–290.

57 Maxfield et al. (2021).

58 Vgl. unter anderem WHO (2021).

59 Ibid.

teile unreflektiert weiter transportiert werden und stellt damit eine wichtige Determinante dieser Ebene von Ageismus dar.[60] Inwiefern die Häufigkeit von intergenerationalen Kontakten sich auf die Tendenzen von Altersfeindlichkeit auswirkt, scheint jedoch strittig. Die Qualität des Kontaktes dürfte aber Ageismus durchaus beeinflussen und damit auch ein zentrales Element eines (möglichen) Entgegenwirkens darstellen. Den vorherrschenden Altersbildern, das heißt ob ältere Personen positiv oder negativ wahrgenommen werden, kommt hier eine grundlegende Bedeutung zu.[61] Es konnte gezeigt werden, dass negative und positive Altersstereotype das Verhalten der betroffenen Personen in gegensätzlicher Weise beeinflussen, sodass negative Altersstereotype das Gesamtverhalten beeinträchtigen, während positive es fördern. Dabei können positive Altersbilder gesundheitsfördernd wirken, während negative Vorurteile die subjektiv empfundene Lebensqualität verringern und Krankheiten verstärken (können). Von besonderem Interesse ist in diesem Zusammenhang, dass negative altersbezogene Vorurteile fast dreifach so stark zu wirken scheinen wie positive.[62] Folglich kann es nicht ausreichend sein, einige negative Vorurteile durch positive zu ersetzen.

Neben der Förderung eines intensiven diversen generationenübergreifenden Beziehungsaufbaus kann davon ausgegangen werden, dass zugleich die Darstellung älterer Personen, beispielsweise in den Medien, essenziell sowohl für die Reduktion von als auch für die Sensibilisierung gegenüber Altersfeindlichkeit ist. Die mit diesem Beziehungsaufbau verbundene Veränderung der Altersbilder ist auch deshalb so wichtig, weil die Prävalenz von (negativen) Stereotypen gegenüber älteren Menschen mit steigendem Alter zunimmt.[63]

Darüber hinaus sind Kommunikation und Sprache wichtige Bestandteile von interpersonellem Ageismus.[64] So können Bilder, die negative Annahmen und Beurteilungen fördern, Ageismus verfestigen und weitertragen. Studien zeigen, dass die Sprache, die verwendet wird, um Menschen im höheren Alter zu beschreiben, überwiegend negativ besetzt und Begrifflichkeiten wie »alt« oder »Ältere« insgesamt vorwiegend negativ konnotiert sind.[65] Ein

60 Cadieux et al. (2019).

61 Marques et al. (2020), S. 12.

62 Meisner et al. (2012), S. 1–16.

63 Marques et al. (2020), S. 12. Siehe auch Cadieux et al. (2019).

64 Frewer (2020), S. 67–74. Siehe auch Nuessel (1982).

65 Vgl. Hekmat-Panah (2019).

weiterer wichtiger Aspekt dabei betrifft die Art und Weise, wie mit älteren Erwachsenen kommuniziert wird. Eine spezifische Form dieser Kommunikation wird als »Altensprache« oder »Elderspeak« bezeichnet. Sie tritt im Kontakt mit Menschen im höheren Alter auf und funktioniert wie Babysprache. Elderspeak zeichnet sich durch eine unangemessen einfache Wortwahl und/oder übertriebene Prosodie sowie Gestikulation aus und ist insbesondere im Gesundheitskontext zu beobachten. Sie entsteht vor allem aus impliziten Altersstereotypen, mit dem Ziel, Fürsorge auszudrücken, Kontrolle auszuüben und/oder Verständigung zu erleichtern.[66] Auch wenn durchaus gute Absichten dahinter stehen, wird diese Form der Kommunikation von den betroffenen Personen häufig als respektlos und herablassend empfunden und kann inter alia zu einer negativen Selbstwahrnehmung, zu Isolation, Depression oder dem Gefühl verminderter Kontrolle führen.[67] Speziell für den Bereich der Gesundheitsversorgung konnte in diesem Zusammenhang nachgewiesen werden, dass sich eine abwertende und ineffektive Kommunikation negativ auf die Behandlungsqualität auswirkt. So wurde beispielsweise gezeigt, dass Ärzt:innen ältere Patient:innen seltener in medizinische Entscheidungen einbeziehen, gleichzeitig weniger geduldig und engagiert sowie pessimistischer in Bezug auf Therapieziele sind.[68] Gleichzeitig unterscheidet sich die Wahrnehmung der Autonomie älterer Patient:innen durch das Gesundheitspersonal im Vergleich zu jüngeren. Beispielhaft hierfür ist, dass forderndes, lautes und willensstarkes Verhalten bei jüngeren Patient:innen eher positiv bewertet wird, während dies bei älteren Patient:innen eher negativ wahrgenommen und als rebellisch interpretiert wird.[69] Damit sind auch hier weitreichende Konsequenzen im Hinblick auf die Umwandlung von Ressourcen in substanzielle Möglichkeiten denkbar: Zum Beispiel können Menschen im höheren Alter weniger bereit sein, wichtige Informationen über ihren Gesundheitszustand mitzuteilen, wenn sie das Gefühl haben, vom Gesundheitspersonal nicht ernst genommen zu werden.[70] Dies stört nicht nur den Shared Decision Making-Prozess, sondern kann auch

66 Shaw/Gordon (2021), S. 13. Vgl. auch Berridge/Hooyman (2020). Grundsätzlich geht aus Untersuchungen hervor, dass Gesundheitspersonal einen ähnlichen Grad an impliziter Voreingenommenheit aufweist wie die allgemeine Bevölkerung. FitzGerald/Hurst (2017).

67 Swift et al. (2017). Shaw/Gordon (2021).

68 Wyman et al. (2018), S. 13–14. Siehe auch Samra et al. (2015).

69 Kurkowski et al. (2022), S. 6–7.

70 Elliott et al. (2016), S. 389.

zu Fehldiagnosen oder unwirksamen Behandlungen führen.[71] Hinsichtlich der Beteiligung am Entscheidungsprozess wurde zudem festgestellt, dass ältere im Vergleich zu jüngeren Patient:innen tendenziell in eine passivere Rolle mit geringerer Beteiligung versetzt werden.[72] All dies trägt zu Barrieren in der Teilhabe bei, erzeugt beziehungsweise verstärkt Vulnerabilitäten und führt dazu, dass Autonomie im höheren Alter im Gesundheitskontext untergraben wird. Studien bestätigen außerdem eine Korrelation zwischen der Ablehnung von Pflege und der Art der Kommunikation mit älteren Menschen.[73]

Altersfeindliche Sprache ist aber nicht nur im direkten Kontakt mit Patient:innen, sondern auch in anderen Bereichen, wie in wissenschaftlichen Arbeiten, weit verbreitet.[74] Um dagegen vorzugehen, hat unter anderem die WHO einen Kommunikationsleitfaden erstellt, nach dem stark negativ konnotierte Ausdrücke wie »silver tsunami« und »agequake« vollständig zu ersetzen sind.[75] Insgesamt ist die Verwendung jener Begriffe zu vermeiden, die als stigmatisierend verstanden beziehungsweise in einem abwertenden Sinne gebraucht werden und damit grundlos eine geringere Kompetenz von Personen im höheren Alter andeuten. Hierzu zählen inter alia die generelle Verwendung der Wörter Oma und Opa für ältere Personen oder auch, wie bereits angedeutet, das generalisierende »die Alten«.[76]

Darüber hinaus zeigt die Literatur hinsichtlich Ageismus auf interpersoneller Ebene weitere Befunde: So konnte bestätigt werden, dass Ärzt:innen dazu neigen, Beschwerden und Krankheitsprozesse aufgrund stereotyper Überzeugungen und altersfeindlicher Einstellungen als normale Bestandteile des Alterungsprozesses zu relativieren.[77] Dies wird auf therapeutischer Ebene sichtbar, indem bestimmte diagnostische Verfahren oder Tests Patient:innen aufgrund ihres Alters nicht oder nur verzögert angeboten werden, selbst wenn diese davon profitieren würden.[78]

---

71 Siehe hierzu insbesondere das Kapitel *Testimoniale Ungerechtigkeit im Kontext von Ageismus* sowie *Bedürfnisorientierte Gesundheitsversorgung älterer Personen*.

72 Kurkowski et al. (2022), S. 5–6.

73 Williams et al. (2009). Zhang et al. (2020).

74 Bowman/Lim (2021). Siehe auch Morrow-Howell et al. (2023).

75 WHO (2021).

76 Ibid. Siehe auch Frewer (2020) sowie Hekmat-Panah (2019).

77 Meisner (2012b). Makris et al. (2015). de São José et al. (2019). Siehe hierzu auch insbesondere das Kapitel 6.1.

78 Makris et al. (2015). de São José et al. (2019). Chang et al. (2020).

Konkret zeigt sich diese Unterbehandlung im Kontext von Brustkrebs: Während Ärzt:innen bei 55-Jährigen mit Brustkrebs in 99 % der Fälle eine Chemotherapie empfehlen, tun sie dies bei 76-Jährigen mit gleicher klinischer Situation nur in rund 60 % der Fälle.[79] Bei 89 % der jüngeren Patientinnen wurde eine Brustrekonstruktion vorgeschlagen, bei den älteren Patientinnen nur zu 72 %.[80] Gleichzeitig steigt die Sterblichkeit von Frauen mit Brustkrebs mit dem Alter an, da ältere Patientinnen eine geringere Wahrscheinlichkeit haben, die Standardtherapie zu erhalten.[81] Als mögliche Ursache kann Ageismus genannt werden, auch wenn Altersabhängigkeit bisher nur selten als Erklärung für die schlechteren Ergebnisse bei älteren Brustkrebspatientinnen angesehen wurde. Studien, die sich mit der Rolle der Voreingenommenheit von Angehörigen der Gesundheitsberufe auf die Erfahrungen älterer Brustkrebspatientinnen befassen, haben jedoch gezeigt, dass Patientinnen eine altersbedingte schlechtere Behandlung wahrnehmen.[82]

Neben dieser Unterversorgung kann auch Überversorgung eine Form von interpersoneller Altersfeindlichkeit sein.[83] Während zu diesem Thema kaum Untersuchungen vorliegen, zeigen sich dennoch vor allem zwei Schwerpunkte, bei denen Überversorgung erkennbar wird: Einerseits werden physiologische Veränderungen im Alter vom Gesundheitspersonal fälschlicherweise als akute Erkrankungen interpretiert, was zu unnötigen Maßnahmen und Belastungen führen kann.[84] Andererseits kann auch eine unangemessene medikamentöse Überversorgung älterer Erwachsener hierzu gezählt werden. Diese führt zu einem erhöhten Risiko an Krankenhauseinweisungen und zu einem Anstieg der Gesundheitskosten um ca. 30 Prozent.[85]

Interpersoneller Ageismus lässt sich daneben auch indirekt an der verminderten Motivation von Medizin- und Pflegstudierenden ablesen, nach der Ausbildung im geriatrischen Bereich zu arbeiten.[86] Auch wenn hierbei persönliche Gründe, wie vermeintlich schlechtere Karrierechancen, geringere Erfolgserlebnisse aufgrund herabgesetzter therapeutischer Erfolgsaussichten oder körperliche und kognitive Herausforderungen mit älteren Personen zu

79 Schroyen et al. (2015).

80 Madan et al. (2006).

81 Schroyen et al. (2015).

82 Neal et al. (2022).

83 Siehe beispielsweise Skirbekk/Nortvedt (2014), S. 195–198.

84 DuMontier et al. (2020).

85 Fialová et al. (2018).

86 Dobrowolska et al. (2019).

arbeiten,[87] genannt werden, sind daran defizitorientierte stereotype Vorstellungen über die Arbeit mit Personen im höheren Alter abzulesen. Eine zu diesem Thema in Israel durchgeführte qualitative Studie[88] untersuchte Ageismus von Ärzt:innen, Pflegepersonal und Sozialarbeiter:innen. Dabei wurden folgende vier Schwierigkeiten bezüglich der Arbeit mit älteren Patient:innen besonders häufig genannt: (1) Ältere Patient:innen wollen ihre Behandlung selbst in die Hand nehmen, (2) sind anspruchsvoll und beschweren sich ständig, (3) haben ein beleidigendes Verhalten und (4) deren Versorgung habe unangenehme und unästhetische Aspekte. Von den Studienautor:innen wird betont, dass diese Herausforderungen zwar auf alle Altersgruppen zutreffen können, von den Teilnehmer:innen aber explizit auf ältere Personen bezogen wurden. Auf diese Weise werden altersfeindliche Wahrnehmungen und Beschreibungen gegenüber älteren Patient:innen,[89] aber auch Barrieren in der Selbstbestimmung und aktiven Mitgestaltung der Gesundheitsversorgung von älteren Patient:innen unverkennbar.

Mit Blick auf die systematische Schlechterbehandlung älterer Menschen durch interpersonellen Ageismus kann ein konkretes Entscheidungsmoment in der Gesundheitsversorgung als besonders interessant identifiziert werden: die medizinische Indikation. Denn unter anderem indem, wie im Zusammenhang mit Unterversorgung angeführt, gesundheitliche Einschränkungen als natürlicher Bestandteil des Älterwerdens verstanden werden, besteht das Risiko, dass medizinische Interventionen und Behandlungen bei älteren Menschen als weniger wichtig oder weniger notwendig angesehen werden. Dies erschwert älteren Menschen den Zugang zu adäquater medizinischer Versorgung und schränkt ihren Handlungsspielraum bei gesundheitsbezogenen Entscheidungen ein.

Nach der Definition der medizinischen Indikation, wie sie von Wiesing formuliert wurde,[90] bezieht sich dieses Instrument auf die Begründung und Rechtfertigung einer medizinischen Tätigkeit und damit auch ärztlichen

87 Ibid., S. 449–454.

88 Ben-Harush et al. (2017).

89 Ibid., S. 45–46.

90 »Eine Indikationsstellung ist ein fachliches Urteil im Einzelfall, initiiert durch den (mutmaßlichen) Willen des Patienten, normiert durch die ethischen Prinzipien ›nutzen‹ und ›nicht schaden‹ und basierend auf vergleichenden Prognosen zwischen dem unbehandelten Verlauf eines Leidens und der Wirksamkeit von Interventionen. Sie ist eine Empfehlung an den Patienten und eine professionsbedingte Selbstnormierung des Arztes.« Wiesing (2017), S. 147.

Handelns. Vereinfacht ausgedrückt wird durch eine Indikationsstellung angegeben, welche medizinischen Schritte beziehungsweise Behandlungen in der jeweiligen Situation als angemessen verstanden werden können, wodurch zugleich festgelegt wird, aus welchen medizinischen Leistungen in einer bestimmten Situation gewählt werden kann.[91] Entsprechend kommt der medizinischen Indikation auch von juristischer Seite normative Bedeutung zu, da anhand dieser entschieden wird, welche medizinischen Interventionen erbracht werden dürfen. Dabei geht aus dem Sozial- und Leistungsrecht hervor, dass medizinische Leistungen nur dann empfohlen sowie in Anspruch genommen werden dürfen, wenn diese »ausreichend, zweckmäßig und wirtschaftlich« sind, zudem dürfen sie »das Maß des Notwendigen nicht überschreiten«. Weiter heißt es: »Leistungen, die nicht notwendig oder unwirtschaftlich sind, können Versicherte nicht beanspruchen, dürfen die Leistungserbringer nicht bewirken und die Krankenkassen nicht bewilligen.«[92] Somit ist hiermit auch der ökonomische Aspekt von Gesundheitsleistungen mitsamt deren solidarischer Finanzierung inkludiert.

Grundsätzlich könnte davon ausgegangen werden, dass es sich bei der medizinischen Indikationsstellung um ein objektives Verfahren handelt, bei dem durch ein Zusammentragen von medizinischen Fakten eine (Vor-)Auswahl an Behandlungsmöglichkeiten getroffen und den Patient:innen vorgeschlagen wird. In der Praxis ist diese theoretische Vorstellung nicht haltbar. Die weit verbreiteten Unterschiede in der Indikationsstellung werden beispielhaft durch die Initiative *Choosing Wisely*[93] verdeutlicht, in deren Mittelpunkt das Bemühen um eine adäquate Behandlung steht.

Auf Basis evidenzbasierter Empfehlungen wird darin analysiert, inwiefern *nicht*-indizierte therapeutische und diagnostische Behandlungsprozesse

91 Wiesing (2017), S. 38. Siehe auch Lipp (2015).

92 § 12 Abs. 1 Sozialgesetzbuch (SGB) V. Siehe auch Schöne-Seifert et al. (2018), S. 327.

93 *Choosing Wisely* basiert auf der 2012 ins Leben gerufenen Initiative des American Board of Internal Medicine (ABIM), mit dem Ziel einen (nationalen) Dialog über die Vermeidung unnötiger medizinischer Tests, Behandlungen und Verfahren zu fördern. Im Zentrum stehen dabei die Aufdeckung offensichtlicher und häufiger Fälle von Überdiagnose und Überbehandlungen im medizinischen System. Ausgehend von dieser Initiative haben unterschiedliche medizinische Fachgesellschaften mit der Erstellung einer Liste, in der gemäß evidenzbasierten Standards medizinische Interventionen als nicht nützlich bis hin zu schädlich eingestuft werden können, dazu beigetragen, negative Empfehlungen für bestimmte Behandlungsmaßnahmen auszusprechen. Vgl. Levinson et al. (2015).

durchgeführt werden. Auf diese Weise konnte gezeigt werden, dass in einigen Ländern, insbesondere in den USA, schätzungsweise 30 % aller medizinischen Ausgaben als unnötig einzustufen waren und auch keinen (zusätzlichen) Nutzen für die Versorgung der Patient:innen erzielen konnten.[94] Dabei wird betont, dass nicht das ökonomische Einsparpotenzial durch Vermeidung von Überbehandlung im Mittelpunkt der Initiative steht, sondern vielmehr eine gezieltere Versorgung, gesteigerte Versorgungsqualität und verbesserte Patient:innensicherheit. Es wird neben den grundlegenden ethischen Elementen der Gesundheitsversorgung – dem Vorrang des Patient:innenwohls, dem Respekt der Patient:innenautonomie und der sozialen Gerechtigkeit – auch auf Behandlungsseite die Verbindlichkeit zur Professionalität und zugleich Sorgfaltspflicht gegenüber der Verpflichtung zu professionellem Handeln und zur Wissenschaftlichkeit hervorgehoben.[95] Fälle von strittiger Indikation reichen von der Verschreibung von Medikamenten, unter anderem Antibiotika und Antidepressiva, bis hin zu abweichenden Behandlungsschemata bei Krebserkrankungen.[96] Wird wiederum – wie bereits im Zusammenhang mit Unterversorgung – das Beispiel Brustkrebs herangezogen, so lässt sich auch hier Folgendes verdeutlichen: Während Leitlinien für die Behandlung von Brustkrebs bei jüngeren Frauen bestehen, gelten diese nicht zwingend gleichermaßen für ältere, da jene in bisherigen Studien unterrepräsentiert waren.[97] Dies führt nach wie vor dazu, dass ältere Frauen stärker von der jeweiligen Beurteilung der behandelnden Ärzt:innen abhängig sind. Hierbei konnten signifikante Unterschiede in der Behandlung von Brustkrebspatientinnen je nach Alter festgestellt werden. Die Entscheidung, älteren Patientinnen eine Chemotherapie zu empfehlen, wurde durch mehrere Faktoren beeinflusst: die Art der Versorgungsstruktur sowie die Fachrichtung und das Geschlecht des behandelnden Arztes beziehungsweise der behandelnden Ärztin, deren Einstellung zum Alterungsprozess und deren Wissen über geriatrische Beurteilungen. Es wurde festgestellt, dass einige Ärzt:innen potenziell nützliche Behandlungen bei älteren Patientinnen nicht verschreiben.[98] Eine nicht standardisierte Behandlung verursacht jedoch nicht nur zusätzliche Kosten, sondern führt auch zu einer erhöhten

94 Levinson et al. (2015), S. 167.

95 Raspe (2015), S. 148–150.

96 Vgl. unter anderem Dörries (2015) sowie Denny et al. (2020).

97 Markopoulos/van de Water (2012).

98 Protière et al. (2010). Siehe auch Schroyen et al. (2015). Neal et al. (2022).

Morbidität der Patientinnen, ohne dass ein Nutzen in Bezug auf das kurz- oder langfristige Überleben besteht.[99] Dies ist nur ein Beispiel unter vielen, bei denen aufgrund fehlender Untersuchungen keine festgelegten Diagnose- oder Behandlungsrichtlinien bestehen und damit Patient:innen lediglich auf Basis der subjektiven Einschätzung und Erfahrung von Ärzt:innen versorgt werden.

Dementsprechend ist davon auszugehen, dass es sich bei dem Instrument der medizinischen Indikation (zumindest in der Praxis) nicht um einen objektiven medizinischen Sachverhalt handelt, sondern vielmehr um das Ergebnis eines komplexen ärztlichen Entscheidungsprozesses, der subjektiv geprägt ist. Aufgrund dieser subjektiven Prägung lässt sich im Hinblick auf interpersonellen Ageismus eine potenzielle Problematik für die Versorgungsqualität von älteren Menschen ableiten. Insgesamt bewegt sich die medizinische Indikation zwischen den Ebenen des interpersonellen und strukturellen Ageismus, indem fremdgerichtete Altersfeindlichkeit in strukturell definierten Bedingungen und Abläufen zur Geltung kommt. Eine derartige altersabhängige Beeinflussung der zur Wahl stehenden Optionen in der Gesundheitsversorgung kann sich damit nicht nur auf die Möglichkeit, selbstbestimmt über die eigene Gesundheit zu verfügen, auswirken, sondern auch den jeweiligen sowie gesellschaftlichen Gesundheitszustand negativ beeinflussen. Fühlen sich ältere Menschen beispielsweise im Kontext der Gesundheitsversorgung aufgrund ihres Alters schlechter behandelt, kann dies auch die Teilhabe an weiteren Lebensbereichen wie der Freizeitgestaltung beeinträchtigen.[100]

Damit wird wiederum die Wichtigkeit, gegen Altersfeindlichkeit vorzugehen sowie der Handlungsbedarf für die Gewährleistung beziehungsweise Ermöglichung der Ausübung des Rechts auf Gesundheit für *alle* Personen (jeglichen Alters) verdeutlicht. Es wird bereits erkennbar, dass nicht nur die in den Gesundheitseinrichtungen tätigen Personen, sondern auch die vorhandenen strukturellen Rahmenbedingungen zentrale Faktoren für Ageismus darstellen und somit ebenso wichtige Determinanten beinhalten und Auswirkungen bedingen.

99 Calderon et al. (2019), S. 1231.

100 Schlenzka (2017), S. 258.

5.2.3 Die strukturelle Ebene

Strukturelle Benachteiligungen oder Diskriminierungen aufgrund des Alters sind vor allem aus der Arbeitswelt bekannt, aber auch in Gesundheits- und Sozialeinrichtungen weit verbreitet. Dabei handelt es sich häufig um das Bestehen altersfeindlicher oder altersdiskriminierender Prinzipien in formalen Verfahren und dem Procedere der jeweiligen Institution.[101] Hierdurch wird ageistischen Praktiken, Richtlinien oder Strategien ein Raum gegeben, in dem ältere Personen aufgrund ihres Alters systematisch nachteilig behandelt werden. Die Altersfeindlichkeit hinter bestimmten standardisierten Abläufen oder auch Informationen ist jedoch häufig nicht direkt zu erkennen, da diese aufgrund ihres (mitunter langen und unhinterfragten) Bestehens als normal angesehen werden.[102] Entsprechend schwierig kann sie – unabhängig von direkten Vergleichen mit anderen (beispielsweise Patient:innengruppen) – in alltäglichen Vorgängen identifiziert werden.

Das bedeutet, auch wenn das Wohlbefinden von Menschen im höheren Alter im Gesundheitswesen ein zentrales Anliegen darstellt, findet dies in einem kulturellen Kontext statt, der stark von Ageismus geprägt ist. Umso wichtiger ist es, das Bewusstsein für die weitreichenden Auswirkungen auch in den Disziplinen zu schärfen, die sich (eigentlich) für ein gutes Altern einsetzen.[103] Exemplarisch hierfür ist wiederum das Konzept Successful Aging, das ursprünglich die Intention verfolgte, bei der Überwindung von Ageismus zu unterstützen. Daneben finden sich in der Fachliteratur immer wieder stereotype Beschreibungen des Alterns und altersfeindliche Generalisierungen. Zur Veranschaulichung wird der folgende Auszug aus einem Pflegehandbuch herangezogen:

> »Menschen im hohen Lebensalter sind aufgrund ihrer verminderten Leistungsfähigkeit sowie der Anfälligkeit für körperliche und geistige Beschwerden zunehmend auf Hilfe angewiesen. Häufig führt dies zu einer Abhängigkeit von anderen Bezugspersonen. Selbst nur noch teilweise oder gar nicht mehr in der Lage zu sein, das eigene Leben selbstbestimmt und autonom zu gestalten, kann eine enorme Belastung darstellen. Daher ist es

101 Lloyd-Sherlock et al. (2016), S. 1.

102 WHO (2021), S. 5.

103 Vgl. Morrow-Howell et al. (2023).

> wichtig, nicht ausschließlich krankheits- und defizitorientiert zu versorgen, sondern ebenfalls Ressourcen zu fokussieren.«[104]

Dieser Ausschnitt kann in mehrfacher Hinsicht als altersfeindlich interpretiert werden. Er illustriert, wie das Altern unausweichlich mit Krankheit und Abhängigkeit verbunden oder sogar gleichgesetzt wird. Zusätzlich wird im Text suggeriert, dass Altern zwangsläufig mit einem Verlust an Autonomie einhergehe, was für die betroffenen Personen »eine enorme Belastung« darstellen könne und die Notwendigkeit einer vorwiegend paternalistischen sowie krankheits- und defizitorientierten Versorgung bedinge. An dieser Stelle wird über die tatsächliche Autonomie der Person hinweggegangen, indem direkt auf eine eingeschränkte Autonomie durch Krankheit und Abhängigkeit geschlossen wird, die paternalistischer Hilfeleistung bedarf. Hierbei werden Menschen im hohen Lebensalter als homogene Gruppe dargestellt und mit verallgemeinerten Aussagen charakterisiert, ohne die Vielfalt innerhalb dieser Altersgruppe zu berücksichtigen. Die generalisierende und defizitorientierte Darstellung, besonders in einem praxisorientierten Pflegehandbuch, transportiert nicht nur Stereotype und altersfeindliche Maßnahmen, sondern birgt auch das Risiko, dass diese von Pflegekräften als Expert:innenmeinungen betrachtet und somit bestätigt oder verstärkt werden. Dies kann infolge dazu beitragen, dass Pflegende ältere Personen zusätzlich als abhängig und bedürftig ansehen, was sich wiederum in der praktischen Arbeit niederschlägt.

Daneben kann sich struktureller Ageismus im Gesundheitssektor unter anderem in Leit- und Richtlinien widerspiegeln, die sich inter alia mit Fragen der Ressourcenallokation bei Personen im höheren Alter beschäftigen. Diesbezüglich scheint vor allem auch die Ressourcenknappheit ein wesentliches Risiko für Altersfeindlichkeit darzustellen.[105] Insbesondere während der Covid-19-Pandemie konnten verschiedene Formen von Ageismus beobachtet werden. Auf struktureller Ebene zählen dazu altersdiskriminierende Überlegungen in Fragen der im Notfall notwendigen Triage in der intensivmedizinischen Versorgung. In (Nord-)Italien, wo es bereits zu Beginn der Pandemie zu Versorgungsengpässen kam, wurden ältere Patient:innen mit der niedrigsten Priorität in Bezug auf Zugang zu lebensrettenden Ressourcen

104 Haarig/Schade (2019), S. 95.

105 Gebremariam/Sadana (2022), S. 380. Marques et al. (2020). Vgl. auch Deutscher Ethikrat (2016), S. 54–62.

behandelt.[106] Gleichzeitig wurde von der Italienischen Gesellschaft für Anästhesie empfohlen, in der Situation der Ressourcenknappheit Altersgrenzen als ein direktes Kriterium für beziehungsweise gegen eine intensivmedizinische Behandlung einzuführen.[107] Auch in den USA wurden Triage-Protokolle angewandt, die sich an der potenziell verbleibenden Anzahl an Lebensjahren orientierten und somit jene Personen mit der voraussichtlich höchsten verbleibenden Lebenserwartung bevorzugten.[108] Auf diese Weise wurden Altersbegrenzungen in der notfallmedizinischen Versorgung eingeführt, die sich primär am chronologischen Alter und nicht an den individuellen und unmittelbaren Überlebenschancen orientieren. So wurden Formen expliziter Altersdiskriminierung in Leitlinien und Richtlinien institutionalisiert und dem Überleben im höheren Alter ein geringerer Wert zugeschrieben als in jüngeren Jahren.

Unabhängig von Covid-19 beeinflusst das chronologische Alter von Patient:innen aber auch im Alltag Behandlungsqualität und -entscheidungen. Hierzu konnte in dem bereits genannten umfangreichen Review von Chang et al. (2020) herausgefunden werden, dass das Alter von Patient:innen nachweislich ausschlaggebend dafür ist, welcher Zugang zu Gesundheitsleistungen besteht und damit, wie behandelt wird.[109] Darin wird unter anderem eine Studie hervorgehoben, in der Gesundheitsinstitutionen älteren Patient:innen lebenserhaltende Behandlungen eher verweigerten als jüngeren. Dieses Ergebnis basiert auf (bereinigten) Daten, in denen die Prognose und die Pflegepräferenzen der Patient:innen bereits berücksichtigt wurden.[110] Weiter veranschaulicht kann dies anhand der Ergebnisse einer von Skirbekk und Nortvedt (2014) durchgeführten qualitativen Studie werden. Daraus geht hervor, dass grundsätzlich zwar sowohl Ärzt:innen als auch das Pflegepersonal bestrebt sind, die bestmögliche Behandlung zu bieten, dies jedoch häufig dazu führt, dass akut vor chronisch erkrankten Personen behandelt werden, mit der Konsequenz, dass insbesondere ältere Menschen weniger Aufmerksamkeit erhalten und in einer weniger fürsorglichen Art und Weise versorgt werden. Unter- oder Überversorgung, im Sinne von zu vielen Eingriffen und Medikamenten verbunden mit zu wenig Pflege und Betreuung, wurden als

---

106 Monahan et al. (2020), S. 890.

107 Vergano et al. (2020).

108 Emanuel et al. (2020).

109 Chang et al. (2020).

110 Ibid., S. 7–8.

unerwünschte, aber relativ häufige Folge von klinischen Prioritäten, die für Patient:innen im höheren Alter gesetzt werden, festgestellt. Zusätzlich wurde die unterschiedliche Versorgung von älteren und jüngeren Patient:innen mit Argumenten in Bezug auf die Genesungswahrscheinlichkeit und die mit einer Behandlung in Verbindung stehenden erhöhten Risiken begründet. Die Notwendigkeit mancher intensiverer Therapien, die auch älteren Personen angeboten werden, wurde mit Blick auf die Lebensqualität von Patient:innen im höheren Alter in Frage gestellt, wobei diese Bedenken als medizinisch begründete Entscheidungen bezeichnet wurden.[111]

Darüber hinaus können weitere (strukturelle) Negativbeispiele in der Versorgung älterer Personen angeführt werden, wie unter anderem fehlende Therapieplätze, Versorgungslücken sowie insgesamt eine mangelnde Anpassung der Gesundheitsstrukturen und -institutionen an die Bedürfnisse von Menschen im höheren Alter.[112] Ageismus stellt dabei nicht nur eine zentrale Barriere für eine angemessene und gute Versorgung älterer Personen dar, sondern ist aufgrund der negativen Auswirkungen auf das individuelle Wohlbefinden auch mitverantwortlich für steigende Gesundheitskosten.[113]

Ein weiterer Teil struktureller Altersfeindlichkeit ist die unzureichende Berücksichtigung älterer Personen in der medizinischen Forschung, was zu einer mangelhaften Erprobung von Behandlungsmöglichkeiten in der Zielpopulation und damit zu weniger Evidenz über die Sicherheit und Wirksamkeit von Therapien führt. Diesbezüglich wurde in einem 2017 veröffentlichten Review festgestellt, dass von den mehr als 4000 untersuchten randomisiert kontrollierten Studien 29 % eine Altersgrenze angaben, wobei über 90 % diese nicht begründeten. Obwohl es im Untersuchungszeitraum von 18 Jahren einen statistisch signifikanten Rückgang von Studien mit unbegründeten Altersobergrenzen gab, bleiben ältere Patient:innen eine in der klinischen Forschung unterrepräsentierte Gruppe.[114] Lücken der Berücksichtigung von Personen im höheren Alter wurden auch im genannten Review von Chang et al. (2020) aufgezeigt. Dadurch wird erst der Umfang der fehlenden Kenntnisse greifbar.

111 Skirbekk/Nortvedt (2014), S. 195–198.

112 Wyman et al. (2018).

113 Levy et al. (2020). In dieser Studie wurde festgestellt, dass die Kosten von Ageismus in den USA im Verlauf eines Jahres 63 Milliarden US-Dollar betrugen, was einem von sieben Dollar der Gesundheitsausgaben entspricht.

114 Thake/Lowry (2017).

In folgenden Bereichen sind die Daten zur Versorgung dieser Personengruppe ungenügend: Kardiologie, Innere Medizin, Nephrologie, Neurologie, Präventivmedizin, Psychiatrie, Rheumatologie, Onkologie und Urologie.[115] Infolgedessen ist es nicht überraschend, dass bestehende Leit- und Richtlinien weitgehend auf die Behandlung von Patient:innen im mittleren Alter ausgerichtet sind, was wiederum eine evidenzbasierte Versorgung älterer Personen erschwert und zu therapiebezogenen Unsicherheiten führt.[116] Exemplarisch hierfür ist die Klinische Forschung an Parkinson zu nennen, bei der 49 % der klinischen Studien Personen im höheren Alter exkludieren, während diese Erkrankung beinahe ausschließlich bei über 65-jährigen Personen auftritt.[117] Der Mangel an Daten über die Sicherheit und Wirksamkeit von Therapien im höheren Lebensalter führt zu offensichtlichen Hindernissen für eine adäquate Gesundheitsversorgung älterer Menschen.

Vor diesem Hintergrund wird erneut die Vielzahl an negativen gesundheitlichen Konsequenzen, die durch Ageismus entstehen, verdeutlicht und erklärlich. Zusammenfassend lässt sich somit festhalten, dass strukturelle und institutionelle Benachteiligungen aufgrund des höheren Lebensalters im Bereich der Gesundheitsversorgung weit verbreitet sind. Diese Benachteiligung ist oft (implizit) in den formalen Abläufen und Prozessen verankert und entsprechend schwer zu erkennen. Dabei veranschaulichen die beschriebenen Untersuchungen, dass das höhere Alter der Patient:innen oft ausschlaggebend dafür ist, welchen Zugang sie zu Gesundheitsleistungen haben und wie sie behandelt werden. Die Bedeutung einer bewussten Auseinandersetzung mit dem Phänomen Ageismus im Gesundheitskontext und der zielstrebigen Umsetzung von Gegenmaßnahmen wird damit zusätzlich unterstrichen.

5.3 Doing Vulnerability – Vulnerabilisierung älterer Personen

Die Zuschreibung von Vulnerabilität im höheren Alter ist in zahlreichen öffentlichen und wissenschaftlichen Debatten anzutreffen, gestaltet sich bei näherer Betrachtung aber durchaus komplex und wird mitunter auch kontrovers diskutiert. Menschen im höheren Alter werden oft als abhängig, gebrechlich und vulnerabel oder sogar als paradigmatisches Beispiel für Vulnerabi-

115 Chang et al. (2020), S. 7–8.

116 Pel-Littel et al. (2021), S. 4. Siehe auch Inouye (2021).

117 Fitzsimmons et al. (2012). Poewe et al. (2017).

lität hervorgehoben.[118] Als Erklärung für diesen vermeintlichen Zusammenhang wird häufig ein mit dem höheren Alter in Verbindung gebrachter physiologischer und kognitiver Abbau angeführt.[119] Eng damit verknüpft ist die Vorstellung, dass mit zunehmendem Alter von einem fortschreitenden Verlust an Macht und Kontrolle auszugehen ist.[120] Diese Sichtweise wurde beispielsweise auch in einer groß angelegten Befragung deutlich, in der vor allem jüngere Menschen der Aussage zustimmten, dass das höhere Alter von Gebrechlichkeit, Vulnerabilität und Abhängigkeit gekennzeichnet sei. Ältere Teilnehmer:innen lehnten dieses Verständnis hingegen eher ab, wobei knapp ein Drittel der älteren Befragten (70+) sogar angab, dass mit zunehmendem Alter *kein* körperlicher und kognitiver Abbau zu erwarten sei.[121] Bozzaro et al. argumentieren, dass das Alter nicht generell als ein Zeichen der Vulnerabilität betrachtet werden sollte. Vielmehr sollte besondere Aufmerksamkeit daraufgelegt werden, festzustellen, ob ältere Personen anfälliger für das Erleben von Manifestationen der Vulnerabilität sind.[122] In diesem Kapitel wird daher der Frage nachgegangen, inwieweit Vulnerabilität mit dem Alter in Verbindung steht und was diese weit verbreitete Zuschreibung bedingt. Es wird dabei auch behandelt, ob es sinnvoll und nützlich ist, ältere Menschen im Kontext von Gesundheit als vulnerabel zu bezeichnen.[123] Im Speziellen wird untersucht, ob diese Zuschreibung Ausdruck von Ageismus ist oder sein kann.

Trotz zunehmender Bemühungen, die vielfältigen Facetten des Alterns und auch seine positiven Aspekte zu betonen, wurde die weitverbreitete defizitorientierte Sichtweise auf ältere Erwachsene während der Covid-19-Pandemie besonders deutlich.[124] Vor allem anfangs stellte die öffentliche und mediale Kommunikation ältere Menschen überwiegend als vulnerable und zugleich homogene Gruppe dar,[125] während deren Stimmen und damit eigenen Einschätzungen nur wenig Raum gegeben wurde.[126] Die Gruppe der älteren

118 ten Have (2016). Sanchini et al. (2022). Neubart (2018b).

119 ten Have (2016).

120 Sanchini et al. (2022).

121 Centre for Ageing Better (2021).

122 Bozzaro et al. (2018), S. 238–239.

123 Dieses Thema wurde auch im Artikel Langmann (2023) »Vulnerability, ageism, and health: is it helpful to label older adults as a vulnerable group in health care?« In: *Medicine, Health Care and Philosophy* 26, S. 133–142 behandelt.

124 Ayalon et al. (2021).

125 Bravo-Segal/Villar 2020. Siehe auch Ng et al. (2022).

126 Myrczik et al. (2022).

Personen wurde als diejenige dargestellt, für die während der Pandemie Maßnahmen ergriffen werden müssen, und nicht als diejenige, mit der gemeinsam an der Eindämmung der Pandemie gearbeitet wird.[127] Gleichzeitig wurde hinsichtlich möglicher Triage-Kriterien für Notfälle offen diskutiert, inwieweit das chronologische Alter von Patient:innen bei Priorisierungsentscheidungen in Krankenhäusern berücksichtigt werden sollte.[128]

Es konnte zudem gezeigt werden, dass mit dem Fortschreiten der Covid-19-Pandemie die gesellschaftlichen Narrative des höheren Alters zunehmend negativer wurden.[129] Die Analysen belegen, dass diese Entwicklung nicht mit der Schwere der Pandemie, das heißt mit Inzidenz und Mortalität, in Zusammenhang stand, sondern vielmehr von gesellschaftlichen Werten wie Individualismus oder Maskulinität abhing.[130] So wird hervorgehoben, dass individualistischere Gesellschaften dazu neigen, die Verantwortung sozialer Herausforderungen wie Krankheit den betroffenen Personen zuzusprechen.[131] In individualistischeren Kulturen war die Wirksamkeit nichtpharmazeutischer Interventionen zur Eindämmung der Pandemie durch geringere Solidarität schwächer.[132] Darüber hinaus wurde bestätigt, dass in Gesellschaften, in denen maskuline Werte stärker verbreitet sind,[133] Menschen mit gesundheitlichen Einschränkungen eher ausgegrenzt werden und ihnen weniger Solidarität entgegengebracht wird.[134] Diese Einstellungen verstärkten auch eine zunehmend negative Sichtweise gegenüber älteren Erwachsenen während der Pandemie.[135] Dies steht direkt mit negativen

---

127 Lagacé et al. (2021).

128 Previtali et al. (2020). Ehni/Wahl (2020). Siehe hierzu auch Fußnote 8 in Kapitel 6 sowie Kapitel 5.2.3.

129 Ng et al. (2021a).

130 bell hooks (2004 – englische Erstveröffentlichung: the will to change – men, maculinity and love)/(2022) hat in ihrem Buch »*Männer, Männlichkeit und Liebe – Der Wille zur Veränderung*« über Männlichkeit und Gesundheit geschrieben und dabei untersucht, wie eine Kultur der Männlichkeit uns in der Wahrnehmung von Vulnerabilität und Krankheit beeinflusst.

131 Ng et al. (2021b).

132 Huang et al. (2022).

133 Bei Maskulinität werden vor allem Härte und Stärke und weniger eine gegenseitige Abhängigkeit als gesellschaftliche Werte verstanden. Siehe hierzu bell hooks (2004/2022).

134 Ng et al. (2021a), S. 1812.

135 Ibid. Für weitere Einblicke in gesellschaftliche Narrative über das höhere Alter siehe auch Kesby (2017).

Altersbildern, wie den erwähnten Zuschreibungen der Gebrechlichkeit, Abhängigkeit und Vulnerabilität, in Verbindung. Es traten zwei gesellschaftlich weit verbreitete Narrative gegenüber Personen im höheren Alter verstärkt hervor, die ebenfalls wesentlich zu Ageismus beitragen: (1) das Narrativ der Vulnerabilität, das auf der Wahrnehmung beruht, dass ältere Menschen einerseits eine sehr homogene Gruppe darstellen und andererseits aufgrund ihres allgemeinen Risikos, vermehrt und verstärkt an Covid-19 zu erkranken, vulnerabel – also vor allem verletzlich und schutzbedürftig – sind; (2) das Narrativ einer Belastung der Gesellschaft durch Menschen im höheren Alter, das sich insbesondere im Kontext eines überlasteten Gesundheitssystems und eines erhöhten Risikos der Triage in Krankenhäusern entwickelte.[136] Diese Problemfelder, die durch Covid-19 sichtbar wurden und auch zu einer gesteigerten Sensibilisierung gegenüber Ageismus beitrugen, sind jedoch nicht erst durch die Pandemie entstanden, sondern schon seit geraumer Zeit vorhanden und größtenteils bekannt.

Erst in einem aktuellen Literaturreview wurde die Bedeutung von Vulnerabilität als Konzept in der Gesundheitsversorgung älterer Menschen aus ethischer Perspektive untersucht. Darin wird hervorgehoben, dass Vulnerabilität wertbehaftet und gleichzeitig als Konzept untertheoretisiert sei.[137] Darüber hinaus wird die Verwobenheit von Vulnerabilität mit Begriffen wie Gebrechlichkeit, Abhängigkeit oder Autonomieverlust erneut bestätigt.[138] Entsprechend diesem Verständnis ist naheliegend, dass eine Kategorisierung älterer Personen als vulnerable Gruppe und daraus abgeleitete Verhaltenskodizes, wie der häufig unbegründete Ausschluss älterer Erwachsener aus medizinischer Forschung,[139] sich nachteilig auf die Gesundheit und das Wohlbefinden der betroffenen Personen auswirken (können). Auch dies wurde im Zusammenhang mit Covid-19 erneut evident: Obwohl ältere Erwachsene neben anderen Personen mit Vorerkrankungen als jene Gruppe galten, die am meisten von einem Covid-19-spezifischen Impfstoff profitieren würde, waren ältere Personen in jenen klinischen Studien deutlich unterrepräsentiert.[140]

Vor diesem Hintergrund ist die Einbeziehung von Vulnerabilität als zentrales Konzept in der Auseinandersetzung mit Ageismus von großer Be-

136 Ayalon et al. (2021). Cohn-Schwartz/Ayalon (2021).

137 Sanchini et al. (2022).

138 Levasseur et al. (2022).

139 Thake/Lowry (2017). Siehe hierzu Kapitel 5.2.3.

140 Prendki et al. 2020.

deutung. Wird der Fokus auf das Verständnis von Vulnerabilität im Gesundheitskontext gerichtet, so zeigt sich, dass Vulnerabilität dort gesehen wird, wo Autonomie beeinträchtigt ist oder fehlt.[141] Dies steht in enger Verbindung mit einem Autonomieverständnis, das Menschen in erster Linie als rationale Akteur:innen sieht, die aktiv Entscheidungen treffen und sich dadurch selbst schützen können.[142] Insbesondere die Unfähigkeit zur Selbstbestimmung wird in der Literatur als eine Bedingung für Vulnerabilität identifiziert.[143] Dabei spiegelt dieses Verständnis eine überwiegend defizitorientierte Sichtweise der betroffenen Themen und eine individualistische Wahrnehmung der Autonomie wider. Wird im Kontrast dazu, wie in Kapitel 3.3 dargelegt, die von Mackenzie et al.[144] entwickelte Taxonomie der Vulnerabilität herangezogen, so wird hierdurch eine vertiefte sowie differenziertere Betrachtung ermöglicht. Wie in Bezug auf die inhärente Vulnerabilität beschrieben, ist demnach *jeder* Mensch als vulnerabel zu verstehen. Auf den ersten Blick könnte die Verknüpfung zwischen höherem Alter und Vulnerabilität offensichtlich erscheinen, da beispielsweise ein höheres Risiko für gewisse (chronische) Krankheiten besteht. Wie erwähnt, nennen Mackenzie et al. in diesem Kontext Alter und Gesundheitszustand als Faktoren, die die inhärente Vulnerabilität beeinflussen können. Ein schlechter Gesundheitszustand oder »Altersextreme« können demgemäß neue Vulnerabilitäten schaffen oder bestehende verstärken.[145] Bei Turner wird zudem ein direkter Bezug zwischen inhärenter Vulnerabilität und höherem Alter hergestellt, indem hervorgehoben wird, dass alternde Körper Beeinträchtigungen und Behinderungen ausgesetzt sind.[146] Vor dem Hintergrund der Vielfalt menschlicher Lebens- und Altersformen ist die Annahme, dass höheres Alter im Besonderen, aber auch im Allgemeinen mit erhöhter Vulnerabilität verbunden sei, jedoch falsch. Vielmehr ist Vulnerabilität als ein relationales und kontextabhängiges Phänomen zu verstehen, das je nach Situation und Perspektive variieren und nicht als inhärente Eigenschaft von älteren Menschen verstanden werden kann. Obwohl das Alter nicht im Zentrum der Analysen von Mackenzie et al. steht, wird durch die Assoziation von (höherem) Alter mit erhöhter inhärenter Vulnerabilität unter diesen

141 ten Have (2016). Mergen/Akpınar (2021). Siehe auch Kapitel 3.1 und 3.3.

142 Siehe Kapitel 3.1.

143 Sanchini et al. (2022).

144 Mackenzie et al. (2014).

145 Ibid., S. 7. Mackenzie (2014b).

146 Turner (2006).

Annahmen eine undifferenzierte und defizitorientierte Sichtweise auf das Altern deutlich. Auch wenn Erkrankungsrisiken mit dem (chronologischen) Alter korrelieren, ist es angesichts der Vielzahl an Faktoren, die diesen Zusammenhang beeinflussen, fragwürdig, auf dieser Grundlage pauschal davon auszugehen, dass eine Person im Alter X vulnerabler sei als eine Person im Alter X-1.[147]

Wird die Multidimensionalität von Vulnerabilität betrachtet, so kann die Zuschreibung einer mit dem Alter zunehmenden inhärenten Vulnerabilität als sozial konstruiert verstanden werden. Eine solche *Vulnerabilisierung* älterer Personen steht dabei selbst in enger Verknüpfung mit Stereotypen und Vorurteilen gegenüber dem höheren Alter. Wie bereits eingangs erwähnt, hat eine Kategorisierung als vulnerable Gruppe vielfältige Auswirkungen auf die jeweilige Gesundheitsversorgung. Exemplarisch kann in diesem Kontext Elderspeak und die herabgesetzte Einbeziehung älterer Patient:innen in Entscheidungsprozesse genannt werden.[148] Folglich wird die gesellschaftliche Rolle in der Kategorisierung älterer Personen als vulnerable Gruppe sichtbar und unterstrichen. Zudem wird durch die Zuschreibung einer erhöhten Vulnerabilität, entsprechend der synonymen Verwendung des Begriffs mit Abhängigkeit und Gebrechlichkeit, das Selbstbild der betroffenen Personen negativ beeinflusst. Während diese Stereotype die Vielfalt älterer Menschen nicht zur Geltung bringen, kann ihre Verinnerlichung gleichzeitig zu selbstgerichtetem Ageismus und den damit verbundenen negativen Auswirkungen auf die Gesundheit beitragen.[149] Eine solche Kategorisierung wirkt sich damit (potenziell) auf das individuelle Verhalten und Wohlbefinden aus.[150] Das bedeutet, dass neben einer Vulnerabilisierung älterer Personen auch – ähnlich wie im Kontext von Doing Age[151] – von *Doing Vulnerability* gesprochen werden kann. Die Verinnerlichung der beschriebenen Vulnerabilisierung und deren mögliche negative Folgen können beispielsweise durch die Stereotype Embodiment Theory besser verstanden werden.[152]

147 Langmann (2023), S. 138.

148 Siehe hierzu Wyman et al. (2018), S. 13–14. Siehe auch Samra et al. (2015). Siehe auch Kapitel 5.2.2.

149 Siehe hierzu Kapitel 5.2.1.

150 Siehe hierzu auch 5.2.1.

151 Siehe Kapitel 4.1.

152 Levy (2009). Siehe hierzu auch Kapitel 5.2.1.

Doing Vulnerability wird so zu einem Prozess, in dem Personen aufgrund ihrer sozialen Identität als vulnerabel konstruiert werden – inklusive der damit in Verbindung stehenden Zuschreibungen. Als Perspektivenwechsel auf das Thema der Vulnerabilität im Zusammenhang mit Altern und Ageismus ist Doing Vulnerability dabei auch deshalb hilfreich, weil damit implizitere negative Auswirkungen aufgedeckt werden können. Entsprechend wichtig ist es, den Fokus nicht auf individuelle Eigenschaften, die zu Vulnerabilität führen, zu richten, sondern primär soziale Strukturen in den Blick zu nehmen. Beispielhaft hierfür sind unterschiedliche Aspekte von Barrieren, wie Sprache, Mobilität, Gesundheitskompetenz und eben Stigmata. Die Auffassung von Vulnerabilität als derart situativ wird durch die Taxonomie von Mackenzie et al.[153] unterstützt. Bei Luna wird Vulnerabilität durch die Beschreibung des Phänomens in Schichten zusätzlich dynamisch und vielfältig, was die Identifikation von Faktoren, die Vulnerabilität verstärken oder auslösen, ermöglicht beziehungsweise erleichtert.[154]

Ein Denken in Schichten bedeutet dabei eine Möglichkeit, besser nachzuvollziehen, wie situative Vulnerabilität entsteht, und die damit verbundenen Risiken und Schäden einzuschätzen, um gezielter Präventions- und Minderungsmaßnahmen ergreifen zu können. Hierzu zählt, konkreten Herausforderungen zu begegnen, wie durch eine angemessene Berücksichtigung der individuellen Bedürfnisse. Ein anschauliches Beispiel in Hinblick auf funktionale Limitationen ist das folgende: Bei eingeschränkter Mobilität können Vulnerabilitäten entstehen, wenn Gesundheitseinrichtungen nicht barrierefrei zugänglich sind. Wenn aber eine Person, die eine geeignete Fortbewegungshilfe verwendet, ihren Hausarzt aufsucht und dort rollstuhltaugliche Infrastruktur wie Rampen vorfindet, wurde diese (potenzielle) Vulnerabilität vermieden. Eine barrierefreie Gestaltung kann somit mögliche situative Vulnerabilitäten vermeiden beziehungsweise aufheben und gleichzeitig Menschen mit funktionalen Limitationen befähigen, Gesundheitsleistungen in Anspruch zu nehmen und damit ihr Recht auf Gesundheit wahrzunehmen. Dabei ist dies nicht nur zentral im Kontext der Gesundheitsversorgung, sondern auch eine grundlegende Voraussetzung für die Ermöglichung sozialer Partizipation und damit von Wohlbefinden.[155]

---

153 Mackenzie et al. (2014).

154 Luna (2009).

155 Langmann (2023), S. 138.

Insgesamt umfassen potenzielle Schichten der Vulnerabilität soziale und ökonomische Bedingungen sowie Beziehungen und soziale Teilhabe, aber auch finanzielle Situationen und gesundheitliche Aspekte. Alle daraus resultierenden Vulnerabilitäten können im höheren Alter verstärkt auftreten, sollten aber zugleich nicht als Vulnerabilitäten *des höheren Alters* verstanden werden. Vielmehr können sich mit zunehmendem Alter verschiedene Schichten der Vulnerabilität gegenseitig verstärken. Dies schließt die Heterogenität älterer Menschen als Gruppe ein, die eine Vielfalt an chronologischen Altersstufen, sozioökonomischen Kontexten und anderen sozialen Dimensionen umfasst. Abhängig von der jeweiligen sozialen Position wirken diese Dimensionen zusammen und beeinflussen neben Ageismus ebenfalls weitere Erfahrungen sozialer Ungleichheit und Diskriminierung. Wie auch Luna betont, besteht damit im höheren Alter, vor allem aufgrund fehlender Bemühungen und Maßnahmen zur Prävention oder adäquater Behandlung von Erkrankungen, die Gefahr gesteigerter Vulnerabilität.[156] Es ist jedoch darauf hinzuweisen, dass zwischen potenzieller und tatsächlicher situativer Vulnerabilität unterschieden werden kann beziehungsweise sollte, denn selbst wenn eine Situation potenzieller Vulnerabilität vermieden wird, beispielsweise aufgrund der vorgefundenen Barrierefreiheit, bleibt das strukturelle Problem mitunter bestehen, da nicht in jeder Situation von einer (baulichen) Barrierefreiheit ausgegangen werden kann. Das bedeutet aber auch, dass wenn sich die Bedingungen ändern, die zur situativen Vulnerabilität führen, sich Schichten der Vulnerabilität auflösen können. Anhand der *situativen* Vulnerabilität ist ableitbar, dass ältere Erwachsene aufgrund ihres potenziell höheren Bedarfs an Gesundheitsversorgung häufiger mit unterschiedlichen Formen situativer Vulnerabilität konfrontiert sind, ohne dass sie – analog zur Argumentation im Kontext der inhärenten Vulnerabilität – per se als situativ vulnerabler verstanden werden können. Das heißt, obwohl ältere Menschen in vielen Fällen häufiger als jüngere Gesundheitsleistungen in Anspruch nehmen, kann daraus *nicht* auf eine grundlegend stärker bestehende Vulnerabilität geschlossen werden. Bergemann erkennt und betont in diesem Zusammenhang die Bedeutung einer vulnerabilitätssensiblen Gesundheitsversorgung, die er als achtsam und personenorientiert beschreibt.[157] Da Vulnerabilität im Gesundheitskontext jedoch primär als Defizit charakterisiert ist, kann

---

156 Luna (2014).

157 Bergemann (2019).

die Bezeichnung einer personenzentrierten Gesundheitsversorgung als vulnerabilitätssensibel problematisch und irreführend sein. Die Forderung nach einer Gesundheitsversorgung, die sich an den individuellen Bedürfnissen der Menschen orientiert, scheint zutreffender. Nichtsdestotrotz kann eine vulnerabilitätssensible Versorgung in Kontexten situativer Vulnerabilität durchaus nützlich sein, indem sie bewusst auf deren Quellen eingeht und diese entsprechend reduziert sowie pathogene Vulnerabilitäten zu vermeiden versucht (siehe unten).[158] Aus den Erkenntnissen, die bei der Identifikation des situativen beziehungsweise schichtenbezogenen Vulnerabilitätsbegriffs gewonnen wurden, lässt sich daher die Notwendigkeit ableiten, vor allem deren Auslöser zu minimieren beziehungsweise zu beseitigen.[159]

Zusammengefasst kann somit argumentiert werden, dass ältere Personen nicht per se situativ vulnerabler sind, sondern vielmehr Kombinationen verschiedener anderer Faktoren, wie Gesundheitszustand, finanzielle Situation oder sozialer Status, Momente situativer Vulnerabilität verstärken oder vermehren können. Ebenso kann vor dem Hintergrund dieser Analyse festgestellt werden, dass es *nicht* hilfreich sein kann, bestimmte (heterogene) Gruppen, wie Personen im höheren Alter, prinzipiell als (besonders) vulnerabel zu bezeichnen. Vielmehr ist auf Situationen zu achten, die Schichten von Vulnerabilität auslösen, verstärken oder hinzufügen können. Menschen werden erst in spezifischen Kontexten besonders vulnerabel.

Vulnerabilität wird also unter anderem geschaffen, wenn Personen aufgrund pauschaler Zuschreibungen als speziell schutzbedürftig wahrgenommen werden. Dadurch können wiederum paternalistische Handlungen ausgelöst werden, die zwar auf Gedanken des Wohltuns beruhen, aber (potenziell) negative Folgen für die betroffenen Personen haben. Beispielhaft hierfür sind defizitorientierte Assoziationen mit Patient:innen im höheren Alter, wodurch Hindernisse einer respektvollen bedürfnisorientierten Versorgung entstehen können. Damit werden nicht nur Abhängigkeiten bei den zu Versorgenden geschaffen, sondern auch deren Förderung der Autonomie und Teilhabe vernachlässigt beziehungsweise sogar behindert. Auf diese Art bekommen situative Momente der Vulnerabilität *pathogenen* Charakter. Zugrunde liegt häufig die Annahme, dass ältere Erwachsene eben vulnerabel und aufgrund des (vermeintlich) generalisiert angenommenen kognitiven Abbaus mit dem hö-

158 Langmann (2023), S. 138.

159 Siehe hierzu auch Victor et al. (2022).

heren Alter[160] nicht in der Lage sind, selbstbestimmte Entscheidungen zu treffen. Ein Beispiel dafür ist die altersabhängige Empfehlung ausgewählter Behandlungen oder medizinischer Interventionen, ohne über mögliche Alternativen aufzuklären.[161] Auch wenn dabei Wohlwollen im Vordergrund steht, wird den betroffenen Personen damit die Einbeziehung individueller Präferenzen und Werte verwehrt, wodurch diskriminierende Praktiken gefestigt werden, die die Handlungsfähigkeit und damit die Autonomie einschränken. Hierbei ist ein enges und kategorisierendes Verständnis von Vulnerabilität erkennbar, das sich in Konsequenz negativ auf die jeweiligen Handlungsspielräume auswirkt. Ein weiteres anschauliches Beispiel für eine Verstärkung situativer Vulnerabilität in der Gesundheitsversorgung ist die Untergrabung der persönlichen Autorität von Patient:innen durch Sprache. Hierzu zählt einerseits die Verwendung von medizinischer Fachsprache und technischer Terminologie, die (oft unsichtbare) Hindernisse für viele Patient:innen darstellt und zu Missverständnissen, Desinteresse und Ängsten führen kann.[162] Andererseits betrifft dies aber auch die Verwendung von Altensprache, wenn medizinisches Personal mit älteren Menschen kommuniziert.[163] Wenn ältere Patient:innen aufgrund bestehender Vorurteile gegenüber dem höheren Alter grundsätzlich in einem langsameren Sprechtempo und in einfacheren Satzstrukturen angesprochen werden, ähnelt dies nicht nur der Kommunikation mit Kindern, sondern setzt wiederum auch Bedürfnisse von Personen voraus, ohne diese abgefragt zu haben.[164] Storlie benennt diesbezüglich Ageismus mitsamt einer von Altersfeindlichkeit beeinflussten Sprache sogar als größtes Hindernis für eine gute Verständigung.[165] Zwar kann die zwischenmenschliche Verständigung in vielen Kontexten eine Herausforderung darstellen, insbesondere im Bereich der Gesundheitsversorgung kann sich eine unzureichende Kommunikation jedoch (direkt) negativ auf das Wohlbefinden und die Versorgungsqualität auswirken.[166] Dies steht nicht nur mit Ageismus in Verbindung, wird aber hierdurch verstärkt.

---

160 ten Have (2016).

161 Siehe Kapitel 5.2.3.

162 Rosenberg (2023).

163 Siehe hierzu auch Kapitel 5.2.2.

164 Langmann (2023). Siehe hierzu Kapitel 5.2.2.

165 Storlie (2015).

166 Diese negativen Folgen zeigen sich vor allem in einer geringeren Patient:innenzufriedenheit, vermehrten Behandlungsfehlern, ungenauen Diagnosen und einer Verschwendung von Ressourcen. Siehe hierzu Guppy et al. (2023) sowie Reader et al.

Solche und ähnliche negative Erfahrungen in helfenden Institutionen, wie Kliniken, können betroffene Personen dermaßen negativ beeinflussen, dass in Konsequenz versucht wird, sowohl Gesundheitseinrichtungen sowie Gesundheitspersonal zu meiden.[167] Dies kann eine eher potenzielle Folge sein, sodass es im Krankheitsfall eine Überwindung ist, solche Einrichtungen aufzusuchen. Es kann aber auch zu einer aktiven Vermeidung von Gesundheitseinrichtungen führen, da sie Orte erlebter Ungerechtigkeit darstellen. Neben den direkten negativen Folgen hinsichtlich Versorgungsqualität, besteht damit ebenso das Risiko, dass Menschen durch die Nichtinanspruchnahme von Gesundheitsleistungen aufgrund negativer Erfahrungen geschädigt werden. Folglich kann einerseits aufgrund sozialer Unterdrückung eine negative Beeinflussung der Handlungsfreiheit und damit eine Verbindung zu adaptiver Präferenzbildung erkannt werden. Diese besteht darin, dass Personen, die negative Erfahrungen im Kontext der Gesundheitsversorgung gemacht haben, ihre Erwartungen anpassen.[168] Andererseits steht dies auch in einem engen Zusammenhang mit Doing Vulnerability, indem, wie beispielhaft dargestellt, ältere Personen aufgrund von (impliziten) Altersbildern vulnerabilisiert werden und infolgedessen Handlungen von Gesundheitspersonal als paternalistisch und nicht bedürfnisorientiert bewertet werden müssen. Die daraus resultierende *pathogene* Vulnerabilität wirkt sich direkt auf das Wohlbefinden älterer Erwachsener aus. Werden ältere Menschen aufgrund von Altersfeindlichkeit als vulnerabel wahrgenommen und (auch nur potenziell) durch ein entsprechendes Verhalten negativ beeinflusst, so kann argumentiert werden, dass ältere Personen *aufgrund* des in der Gesellschaft vorherrschenden Ausmaßes an Ageismus eine vulnerable Gruppe darstellen[169] – und nicht aufgrund der mit dem Alter assoziierten Verbindung zu Krankheit. Während ältere Personen demnach nicht aufgrund bestimmter Fähigkeiten oder Gesundheitszustände als vulnerabler verstanden werden sollten, kann vor dem beschriebenen Hintergrund zu Ageismus gefolgert werden, dass eine erhöhte Vulnerabilität hinsichtlich der Verwirklichung der Menschenrechte und der Autonomie besteht.

(2014) oder Hult et al. (2023). Dieses Thema wird insbesondere auch im Kapitel *Testimoniale Ungerechtigkeit im Kontext von Ageismus* behandelt.

167 Rivenbark/Ichou (2020).

168 Ibid.

169 Langmann (2023), S. 138.

Daraus ist ableitbar, dass die Vulnerabilität älterer Personen nicht auf spezifische Eigenschaften dieser Personengruppe (wie Gebrechlichkeit oder Krankheitsrisiko) zurückzuführen ist, sondern vielmehr auf ein in der Gesellschaft und damit auch unter Gesundheitspersonal verbreitetes Phänomen, nämlich Ageismus. Vulnerabilität kann in der Folge nicht als Eigenschaft von älteren Menschen verstanden werden, sondern als Warnsignal für alle, implizite und explizite Formen von Altersfeindlichkeit zu vermeiden. Wird Doing Vulnerability als vorrangige Perspektive gewählt, so wird die soziale Konstruktion von Vulnerabilität in diesem Kontext deutlicher. Die Kategorisierung älterer Menschen als vulnerabel ist daher nur dann hilfreich, wenn sie dazu genutzt wird, das Bewusstsein für die weit verbreitete Altersfeindlichkeit in der Gesellschaft – in diesem Zusammenhang vor allem im Bereich der Gesundheitsversorgung – und deren negative Folgen für ältere Erwachsene zu schärfen.[170] Vor diesem Hintergrund wird Ageismus zu einem der zentralen Themen in Bezug auf Vulnerabilität von Menschen im höheren Alter.

Zusammengefasst kann das Zusammenbringen von Altern und Vulnerabilität für einen sensiblen Umgang mit älteren Personen genutzt werden, es kann aber auch negative Sichtweisen auf das Altern fördern, die Autonomie älterer Erwachsener durch paternalistisches Wohlwollen einschränken und damit unter anderem pathogene Vulnerabilitäten provozieren. Entstehen hierdurch Defizite in bestimmten Verwirklichungschancen so können diese wiederum als potenzielle Quellen von Vulnerabilität verstanden werden – und vice versa.

Ein Ergebnis dieser Überlegungen ist, angelehnt an Bergemann,[171] die Forderung nach einer vulnerabilitätssensiblen Versorgung, in der Anzeichen von Ageismus und damit situativer Vulnerabilität erkannt und bewusst angegangen werden. Dahinter sollte allerdings primär die Forderung nach einer Gesundheitsversorgung stehen, die sich an den tatsächlichen individuellen Bedürfnissen der Menschen – und nicht am Alter, beziehungsweise sogar unabhängig des Alters – orientiert. Dabei kommen der Generierung und Anwendung geriatrischen Wissens zentrale Rollen zu, denn nur dadurch können eine evidenzbasierte und damit sichere Versorgung erfolgen und spezifische Bedürfnisse erkannt werden. Gerade wenn mehrere Erkrankungen gleichzeitig vorliegen und die Versorgung dadurch komplexer wird, ist die Einbeziehung individueller Lebenskonzepte in die Therapieplanung unerlässlich.[172] Die Sen-

170 Ibid., S. 140.

171 Bergemann (2019).

172 Siehe hierzu auch Kapitel *Bedürfnisorientierte Gesundheitsversorgung älterer Personen*.

sibilisierung für die Zusammenhänge zwischen Stereotypen, Vorurteilen und Diskriminierung in Bezug auf Altern und Gesundheit ist daher ein Weg, um eine hierdurch ausgelöste Vulnerabilisierung von älteren Personen zu verringern. Zudem ist es für das Verständnis einer autonomiefördernden Gesundheitsversorgung grundlegend, Hilfsbedürftigkeit nicht als Abhängigkeit, sondern als Bedürfnis wahrzunehmen. In Situationen der Vulnerabilität bedeutet dies, dass Abhängigkeit und das Bedürfnis nach Unterstützung nicht zwangsläufig eine Einschränkung der Autonomie darstellen. Im Gegenteil kann die Inanspruchnahme sogar zur Förderung der Autonomie beitragen und als Empowerment interpretiert werden.

6. Diskriminierung im höheren Alter

Als eine Dimension von Ageismus wird Altersdiskriminierung häufig sogar synonym verwendet. Eine solche verkürzte Darstellung kann mit der weitgehend fehlenden Sensibilisierung für das Phänomen begründet werden, aber auch damit, dass es zumindest im deutschen Sprachgebrauch keinen etablierten Begriff für Ageismus gibt.[1] In der vorliegenden Arbeit wird Altersfeindlichkeit zwar als Alternativbegriff herangezogen, es handelt sich hierbei jedoch nicht um eine weit verbreitete Bezeichnung. Entsprechend dieser sprachlichen Leerstelle bleibt es von zentraler Bedeutung darauf hinzuweisen, dass eben Diskriminierung aufgrund des höheren Alters lediglich *eine* Facette von Ageismus darstellt. Dabei ist hervorzuheben, dass im Vergleich zu Forschungsergebnissen auf dem Gebiet von Stereotypen und Vorurteilen die Erforschung von Diskriminierung grundsätzlich bislang deutlich weniger umfangreich ist. Zudem werden implizite Formen der Diskriminierung oft nicht erfasst oder berücksichtigt.[2] In diesem Kapitel wird daher näher erläutert, was grundlegend unter Diskriminierung verstanden wird und wie sich diese in Bezug auf das höhere Alter manifestiert. Schließlich wird der Fokus auf ausgewählte Konzepte gelegt, insbesondere Altersdiskriminierung im Kontext epistemischer Ungerechtigkeit sowie unter Einbeziehung einer intersektionalen Perspektive. Dadurch wird ein umfassendes Verständnis dieser wichtigen Dimension von Ageismus gefördert und dazu beigetragen, ein besseres Bild von altersfeindlichen Dynamiken zu gewinnen und die Notwendigkeit einer Veränderung aufzuzeigen.

Eines der offensichtlichsten Charakteristika von Diskriminierung stellt eine ungerechtfertigte Andersbehandlung dar. In Fällen von *direkter* Diskriminierung wird eine Person oder eine Personengruppe aufgrund eines bestimm-

1 WHO (2021), S. XIX.

2 Siehe hierzu insbesondere die Kapitel 5.1. und 5.2.

ten Merkmals Y in einer Weise behandelt, in der eine andere Person(engruppe) ohne dieses Merkmal nicht behandelt wird.[3] Eine Andersbehandlung allein ist aber nicht als hinreichendes Kriterium dafür zu verstehen, etwas als Diskriminierung einzuordnen. Dazu ist wichtig zu beachten, wie sich diese Andersbehandlung auf die betroffene(n) Person(en) auswirkt. Somit wird eine Person dann diskriminiert, wenn die Andersbehandlung verglichen mit der Nichtbehandlung eine nachteilige oder weniger (positive) Wirkung in Bezug auf das Gut G für diese Person hervorruft als die Behandlung einer anderen (nichtdiskriminierten) Person X verglichen mit deren Nichtbehandlung. Vereinfacht können die Merkmale der direkten Diskriminierung folgendermaßen dargestellt werden:

1. Differenz (Andersbehandlung)
2. Vergleich (schlechter als X)
3. Eigenschaft/Kontext (aufgrund von Y)[4]

In diesem Verständnis ist eine unterschiedliche Behandlung dann eine (direkte) Diskriminierung, wenn Personen mit einer bestimmten Eigenschaft Y anders und zu ihrem Nachteil behandelt werden, und zwar deshalb, weil sie diese bestimmte Eigenschaft Y besitzen (oder ihnen Y zugeschrieben wird). Wenn eine Person oder Gruppe diese Eigenschaft nicht besitzen würde (oder ihr Y nicht zugeschrieben würde), würde sie nicht diskriminiert werden.

Altersdiskriminierung bedeutet demnach, dass jemand aufgrund seines beziehungsweise ihres Alters diskriminiert wird (Y = Alter). Das kann sich auf das bekannte chronologische Alter beziehen, aber auch der Fall sein, wenn Personen als alt wahrgenommen oder verstanden werden. Dies schließt eine subjektive Einschätzung mit ein, die mitunter personenabhängig unterschiedlich ausfallen kann. Diskriminierung ist in diesem Zusammenhang folglich stark von den vorherrschenden Altersbildern und den Eigenschaften, die älteren Menschen zugeschrieben werden, abhängig, also unter anderem vage und subjektiv.

Zusätzlich gibt es *indirekte* beziehungsweise implizite Formen der Diskriminierung. Diese ergeben sich aus scheinbar neutralem Handeln oder Strukturen, wodurch dennoch bestimmte Personen anders und schlechter behandelt werden. Sie sind nicht nur schwerer fassbar, sondern treten aufgrund der

3 Ibid., S. 21.

4 Thomsen (2018), S. 24.

engen Verwobenheit mit gewohntem Verhalten und Denken auch dort auf, wo eigentlich versucht wird, dagegen vorzugehen.[5] Altersdiskriminierung kann auch dann vorliegen, wenn die Schlechterbehandlung zwar nicht unmittelbar sichtbar ist, sich diese aber bei näherer Betrachtung im Vergleich zu einer anderen Gruppe (zum Beispiel X = jüngere Erwachsene) ableiten lässt.[6] Das kann bedeuten, dass auf den ersten Blick neutrale Merkmale, wie Einschlusskriterien in der klinischen Forschung, zur Anwendung kommen, auf diese Weise aber bestimmte Personengruppen ausgeschlossen werden und damit eine nachteilige Wirkung für diese erzeugt wird. Derartige Anforderungen orientieren sich häufig an für das Studienziel günstigen Merkmalen der Proband:innen, wie unter anderem Abwesenheit von chronischen Erkrankungen oder einer regelmäßigen Einnahme von Medikamenten. Damit werden ältere Personen zwar nicht explizit ausgeschlossen, jedoch zugleich unverhältnismäßig selten eingeschlossen. Die am Beginn der Covid-19-Pandemie erstellten Triage-Kriterien für die notfallmedizinische Versorgung unter Ressourcenknappheit stellen ein weiteres prominentes Beispiel einer indirekten Diskriminierung dar. Während das chronologische Alter bei bestimmten Richtlinien zum Teil konkret als zentraler Faktor herangezogen wurde (direkte Diskriminierung),[7] bestanden auch Bemühungen um möglichst neutrale Kriterien. Dabei kam es zur Priorisierung von Patient:innen mit kritischem Gesundheitszustand gegenüber jenen mit äußerst schlechter Genesungswahrscheinlichkeit (»too sick«) und jenen, die aller Voraussicht nach auch ohne intensive Therapie genesen (»too healthy«). Nachdem beispielsweise Multimorbidität mit höherem Alter korreliert, schließt »too sick« indirekt »too old« mit ein, wodurch indirekte Diskriminierungen (unter anderem älterer Personen) entstehen können.[8]

Durch die präsentierten Zusammenhänge wird deutlich, wann (Alters-)Diskriminierung in verschiedenen Formen vorliegt. Aus ethischer

5 Siehe beispielsweise Kapitel 4.2 zu den Konzeptionen des guten Alterns oder konkret auch pathogene Vulnerabilität in 5.3.

6 Khaitan (2018), S. 30.

7 Monahan et al. (2020).

8 Langmann (2021), S. 132. Beispielhaft hierfür war die Verwendung der Clinical Frailty Scale (Rockwood et al. 2005) in Empfehlungen der Deutschen Interdisziplinären Vereinigung für Intensiv- und Notfallmedizin – DIVI (2020) – zur Triage bei knappen Ressourcen, um die klinische Entscheidungsfindung in Bezug auf eine mögliche intensivmedizinische Behandlung von Patient:innen am Beginn der Covid-19-Pandemie zu unterstützen. Diese stellt ein Instrument zur Bewertung des körperlichen Zustands von Patient:innen, auf Basis ihres äußeren Erscheinungsbilds, wovon die klinischen

Perspektive sind diese Arten der Andersbehandlung mit dem Grundprinzip der Gleichheit unvereinbar. Das Verbot einer Schlechterbehandlung älterer Personen und damit der Diskriminierung aufgrund des Alters in der Gesundheitsversorgung ist per se durch die Grundprinzipien der Gleichheit und Menschenwürde sowie durch das Recht auf Gesundheit und somit durch die Menschenrechte (universell) begründet.[9] Die Grenze zwischen direkter und indirekter Diskriminierung kann dabei fließend sein und ist in vielen Fällen nur durch eine fallspezifische Analyse anhand vordefinierter Kriterien zu identifizieren. Hierbei ist jedoch zu betonen, dass direkte und indirekte Diskriminierung gleichermaßen schwerwiegende negative Auswirkungen für die betroffenen Personen haben kann.

Versuche der Legitimation einer Anders- beziehungsweise Schlechterbehandlung im höheren Alter werden dennoch basierend auf unterschiedlichen Argumenten diskutiert. Diese existieren in verschiedenen Ausformulierungen, vermitteln aber weitgehend den Ansatz, dass Ungleichbehandlungen im höheren Alter mit dem Prinzip der Gleichbehandlung von Personen vereinbar sind, besonders wenn über die Lebenszeit hinweg das übergeordnete Ziel der Lebenszeitnutzenmaximierung (in unterschiedlicher Weise) verfolgt wird.[10] Beispielhaft hierfür ist die immer wieder aufkeimende Debatte um eine altersbedingte Allokation und damit Rationierung von Gesundheitsleistungen, in der befürwortende Stimmen diese unter bestimmten Voraussetzungen als eine durchaus ethisch legitimierbare Strategie zur Bekämpfung von Ressourcenknappheit ansehen.[11] Dies gründet auf dem Verständnis, dass aufgrund der höheren Anzahl an bereits gelebten Lebensjahren knappe Ressourcen, entsprechend dem »natürlichen« Verlauf des Lebens, jüngeren Generationen zugeteilt werden sollten, weil jene diese Jahre noch nicht erlebt haben.[12]

Erfolgsaussichten abgeleitet wurden, dar. Die Verwendung der Clinical Frailty Scale wurde jedoch kontrovers diskutiert, insbesondere hinsichtlich potenzieller Diskriminierung von Menschen mit Behinderungen und im höheren Alter. In Reaktion auf eine Verfassungsbeschwerde entschied das BVerfG, dass der Gesetzgeber geeignete Vorkehrungen treffen müsse, »damit niemand wegen einer Behinderung bei der Zuteilung überlebenswichtiger, nicht für alle zur Verfügung stehender intensivmedizinischer Ressourcen benachteiligt wird« (BVerfG 2021).

9 Bielefeldt (2009), S. 5–14. Mahler (2013), S. 13–14.

10 Vgl. unter anderem Callahan (1987); Harris (1985) oder auch Daniels (2008).

11 Vgl. Callahan (1987); Callahan (1994) sowie Bahro et al. (2001). Siehe auch Langmann (2021), S. 129.

12 Callahan (1987). Brauer (2009), S. 27–30.

Damit wird versucht, eine Schlechterbehandlung älterer Personen durch das Ziel einer »fairen« Ressourcenverteilung über die Generationen hinweg zu rechtfertigen und damit Altersdiskriminierung als legitimen Spezialfall der Schlechterbehandlung darzustellen.[13] Es kommt dabei jedoch oft vorrangig zu einer Argumentation, die ökonomischen Zielen folgt und weniger auf medizinischen Fakten oder ethischen Grundsätzen basiert. Zudem ist fraglich, ob mit einer Ressourcenallokation zuungunsten von immer mehr älteren Personen und den negativen Konsequenzen für deren Gesundheitszustände die präsentierte Strategie hinsichtlich intendiertem Zweck (beispielsweise Einsparung) überhaupt zielführend sein kann. Auch wenn diese Debatte immer wieder geführt wird, ist sie *nicht* mit einer Gleichbehandlung unabhängig von äußeren Faktoren – wie dem Alter – und dem Recht auf Gesundheit vereinbar, insbesondere dann nicht, wenn allein oder primär das chronologische Alter als Entscheidungskriterium für oder gegen eine Behandlung herangezogen wird.

Demgegenüber stehen Überlegungen, das Alter zum Zweck einer Reduktion von Altersdiskriminierung als explizites Kriterium für Behandlungsvorgaben in Richtlinien oder Leitlinien zu vermeiden beziehungsweise zu streichen. Derartige Ansätze vernachlässigen allerdings den impliziten Charakter von Ageismus und können demnach nur als bedingt zielführende Maßnahmen zu dessen nachhaltiger Beseitigung gewertet werden. Potenziell wäre sogar eine Verschleierung von Altersdiskriminierung die Folge.

6.1 Epistemische Ungerechtigkeit

Eine Art der Schlechterbehandlung, die grundlegend für die Aufarbeitung von Ageismus zu sein scheint, wird unter dem Begriff der epistemischen Ungerechtigkeit diskutiert. Dies gilt vor allem vor dem Hintergrund der beschriebenen Dynamiken in der Gesundheitsversorgung älterer Personen und der damit verbundenen Diskriminierung – und speziell mit Blick auf deren (relationale) Autonomie. Erstmalig wurde diese Form der Benachteiligung unter der entsprechenden Bezeichnung von der britischen Philosophin Miranda Fricker beschrieben.[14] In ihrer Arbeit konzentriert sich Fricker primär auf (epistemische)

13 Bidadanure (2018), S. 252.

14 Vgl. Fricker (2007).

Ungerechtigkeiten, die sich aus rassistischen und genderbasierten Stereotypen und Vorurteilen ergeben. Beispielhaft dafür ist der einer Person(engruppe) entgegengebrachte herabgesetzte Grad an Glaubwürdigkeit, wodurch sich soziale Benachteiligung wiederum verstärke.[15] Dabei werden zwei Arten von epistemischer Diskriminierung ausführlich beschrieben und dargelegt: zum einen »testimoniale Ungerechtigkeit«, zum anderen »hermeneutische Ungerechtigkeit«.

In der Philosophie wird die Bedeutung von gelebten Erfahrungen und Wissen auch unter dem Stichwort der Standpunktepistemologie verhandelt. In diesem Zusammenhang wird davon ausgegangen, dass das Verständnis der Welt von den jeweiligen persönlichen Erfahrungen und Überzeugungen geprägt ist, wodurch eine proklamierte Neutralität in Bezug auf Wissen in Frage gestellt werden muss. Um der Beeinflussung der Produktion von Wissen durch die Ungleichverteilung von Macht entgegenzuwirken, ist es nach Auffassung von Vertreter:innen der Standpunktepistemologie notwendig, ein Bewusstsein für unterschiedliche Perspektiven zu schaffen, sowie ein Streben nach Vielfalt in Debatten zu fordern.[16] Mit dem übergeordneten Ziel, zu einem breiteren und inklusiveren Verständnis der Welt beizutragen, wird hierbei auch danach gestrebt, jenen eine Stimme zu geben, die in Benachteiligung und Unterdrückung leben. Damit würde ebenso ein zentraler Beitrag zur Reduktion epistemischer Ungerechtigkeit geleistet.

Im Detail handelt es sich bei epistemischer Ungerechtigkeit um besondere Arten der Benachteiligung, die sich primär auf epistemische Faktoren beziehen. Im Zentrum steht ein ungerechter Zugang zu oder Umgang mit epistemischen Gütern, wie Wissen, Information oder auch Bildung.[17] Zu epistemischer Ungerechtigkeit zählen Vorurteile, Voreingenommenheit und diskriminierende Handlungen, die von Personen als epistemische Akteur:innen transportiert beziehungsweise getätigt werden. Damit sind Personen gemeint, die über Wissen und Möglichkeiten verfügen, dieses zu erlangen, und sich damit in privilegierten Positionen befinden.[18] Das Konzept bezieht sich dann auf das Unrecht, das entsteht, wenn einer (anderen) Person(engruppe) von diesen privilegierten Akteur:innen unter anderem Zugang zu Wissen und damit

15 Ibid., S. 1.

16 Siehe hierzu den Sammelband »*The Feminist Standpoint Theory Reader. Intellectual and Political Controversies*«, herausgegeben von Harding (2004).

17 Fricker (2007), S. 1.

18 Puddifoot (2018), S. 54.

zu Ressourcen und Möglichkeiten verwehrt oder nur eingeschränkt gewährt wird. Dies kann sowohl beabsichtigt als auch unbeabsichtigt geschehen, ein Ergebnis einer individuellen Handlung sein oder eine tiefgreifende strukturelle Ungleichheit einer Gesellschaft widerspiegeln – oder eine Kombination aus diesen Ursachen.[19] Häufig komme es, so Fricker, zu einer solchen Ungleichbehandlung aufgrund der Zugehörigkeit oder Zuschreibung zu einer benachteiligten sozialen Gruppe, wobei insbesondere stigmatisierte und marginalisierte Gruppen betroffen sind.[20] Dies führt oft dazu, dass Personen, die solchen Gruppen zugeordnet werden, unter anderem durch Einschätzungen und Meinungen, die auf Stereotypen beruhen, von Machtpositionen ausgeschlossen werden und es auch bleiben – wodurch ihnen eine Verbesserung ihrer (epistemischen) Situation verwehrt bleibt.[21] Vor diesem Hintergrund ist eine Auseinandersetzung mit epistemischer Ungerechtigkeit im Zusammenhang mit der Untersuchung von Ageismus im Setting der Gesundheitsversorgung von besonderer Relevanz. Die folgende genauere Betrachtung in diesem Rahmen befasst sich zuerst mit *testimonialer* und anschließend mit *hermeneutischer* Ungerechtigkeit.

6.1.1 Testimoniale Ungerechtigkeit im Kontext von Ageismus

Testimoniale Ungerechtigkeit bezieht sich auf alle Formen der Kommunikation, in denen es zu einer ungerechten Beurteilung der Glaubwürdigkeit der kommunizierenden Person kommt. Dabei wird entweder ein Glaubwürdigkeitsüberschuss (durch übermäßig zugesprochene Vertrauenswürdigkeit) oder eben ein Defizit zugeteilt.[22] Testimoniale Ungerechtigkeit liegt (auf Sprache bezogen) damit dann vor, wenn Zuhörer:innen das Gesagte aufgrund vorherrschender Stereotype beziehungsweise der Voreingenommenheit ab- oder entwerten. Wenn Zuhöhrer:innen eine Sprecherin (in)direkt einer stigmatisierten sozialen Gruppe zuordnen, ist folglich auch vermehrt anzunehmen, dass ihr unter Annahme eines Glaubwürdigkeitsdefizits begegnet wird. In Konsequenz wird der Beitrag der betroffenen Person aufgrund negativer Stereotypisierung (potenziell) nicht adäquat berücksichtigt oder gar vollkommen aus der Erkenntnissituation ausgeschlossen. Dabei ist genau

19 Fricker (2007), S. 1–3.

20 Ibid., S. 5–7.

21 Puddifoot (2018), S. 54.

22 Fricker (2007), S. 17.

diese Zuordnung grundlegend: Kommt es zu (unbeabsichtigten) Fehleinschätzungen aufgrund fehlender Informationen oder Fehlinterpretation, so handelt es sich in erster Linie um ein Versehen und nicht um ein testimoniales Unrecht. Dies gilt im Speziellen dann, wenn die Person, die den Fehler gemacht hat, sich bemüht, aus dem Vorfall zu lernen und das Verständnis sowie die Praxis zu verbessern. Folglich ist von entscheidender Bedeutung, inwiefern derartige Fehler immer wieder auftreten und somit *systematisch* eine bestimmte Patient:innengruppe (auf Basis der sozialen Identität einer Person) betreffen. Derartige Praktiken können für die Betroffenen verheerend sein – insbesondere dann, wenn sensible Bereiche, wie die eigene Gesundheit, betroffen sind und damit direkt die jeweilige Lebensqualität beeinflusst wird.[23] Werden diskriminierende Erfahrungen immer wieder gemacht und sind diese damit persistent und systematisch, so handelt es sich nach Fricker um die schlimmsten Formen der Diskriminierung.[24]

Im Gesundheitswesen nimmt eine klare und effektive Kommunikation eine zentrale Bedeutung für den Behandlungserfolg und die Patient:innenzufriedenheit ein.[25] Zahlreiche Studien haben verdeutlicht, dass unzureichende Kommunikation vielfältige negative Einflüsse auf die Patient:innen haben kann. Dies zeigt sich in medizinischen Fehlern, ungenauen Diagnosen, Verschwendung von Ressourcen und geringerer Patient:innenzufriedenheit.[26] Währenddessen stellen Ärzt:innen-Patient:innen-Gespräche Situationen dar, die von Fachsprache und Zeitdruck geprägt sind, und in denen Patient:innen häufig nur unzureichend die Möglichkeit gegeben wird, sich am Behandlungsprozess aktiv zu beteiligen und wichtige Informationen einzubringen.[27] Wird den Erfahrungen, Erzählungen und Fragen von Patient:innen im Behandlungsprozess nicht ausreichend Raum gegeben, wird nicht nur deren Expertise als Betroffene, die mit der zu behandelnden Krankheit leben (müssen), missachtet, sondern auch der Verlust von potenziell relevanten Informationen auf Seiten des Behandlungsteams hingenommen. Folglich sind dies strukturelle Barrieren für die (epistemische) Teilhabe.

Obwohl alle Patient:innen ein Infragestellen ihrer Schilderungen erfahren können, indem ihre Aussagen vom Gesundheitspersonal ignoriert oder in

23 Ibid., S. 27–28.

24 Ibid., S. 28.

25 King/Hoppe (2013). Wanzer et al. (2004).

26 Guppy et al. (2023). Reader et al. (2014). Hult et al. (2023).

27 Kolland et al. (2015), S. 55–56.

der Behandlung nicht berücksichtigt werden,[28] betrifft dies nicht alle gleichermaßen. Die Glaubwürdigkeit von marginalisierten Personengruppen wird häufiger angezweifelt, was sich beispielsweise in Studien im Zusammenhang mit Schwarzen Patient:innen,[29] Personen mit Behinderungen[30] oder auch Frauen zeigt.[31] Zudem sind Interaktionen mit älteren Patient:innen besonders oft von Vorurteilen und negativen Stereotypen geprägt,[32] die sich auf Vergesslichkeit oder Verwirrtheit beziehen. Infolge wird mitunter auch deren Glaubwürdigkeit angezweifelt.[33] Wie in Kapitel 5.2.2 eingehend dargelegt, beziehen Ärzt:innen ältere Patient:innen seltener in medizinische Entscheidungen ein[34] und relativieren gesundheitliche Beschwerden aufgrund stereotyper Überzeugungen und altersfeindlicher Einstellungen als normale Bestandteile des Alterungsprozesses.[35] Die ebenso in Kapitel 5.2.2 geschilderten Beispiele von Unter- und Überversorgung aufgrund des höheren Lebensalters verdeutlichen dies zusätzlich.[36] Folglich können ein systematisches Infragestellen von kognitiven Fähigkeiten, wie das Verstehen von Informationen, oder ein häufiges Anzweifeln von Aussagen,[37] die von älteren Personen getätigt werden, als testimoniale Diskriminierung interpretiert werden. Dies sind wesentliche Schichten von Vulnerabilität im höheren Alter (im Kontext Ageismus) und zentrale Hindernisse für eine bedürfnisorientierte Versorgung.

Nachdem zum Themenkomplex (höheres) Alter – oder auch im speziellen Ageismus – und epistemische Ungerechtigkeit keine expliziten Forschungsergebnisse vorliegen,[38] ist es hilfreich, jene Studien zu betrachten, die in ähnlichen Kontexten operieren. Eine Perspektive, die sich hierfür anbietet, ist

28 Carel/Kidd (2014), S. 531.

29 Beach et al. (2021).

30 Peña-Guzmán/Reynolds (2019).

31 Gallagher et al. (2021).

32 WHO (2021). Siehe hierzu auch grundlegend Kapitel 5.

33 Young et al. (2019a). Siehe auch Kapitel 5.2.2.

34 Wyman et al. (2018), S. 13–14. Siehe auch Samra et al. (2015).

35 Meisner (2012b). Makris et al. (2015). de São José et al. (2019). Schroyen et al. (2015). Madan et al. (2006). DuMontier et al. (2020).

36 Schroyen et al. (2015).

37 WHO (2021). Young et al. (2019). Carel/Kidd (2014).

38 Zum 14. August 2023 konnten keine relevanten Arbeiten unter den Suchbegriffen »epistemic injustice AND age« oder »epistemic injustice AND ageism« auf WebofScience oder Google Scholar identifiziert werden.

jene auf Menschen mit Behinderungen. Dabei zeigt sich, dass Gesundheitspersonal jenen Menschen oft eine epistemische Unfähigkeit zuschreibt, weil davon ausgegangen wird, dass sich jede Form der Behinderung, ob kognitiv oder körperlich, als Unfähigkeit manifestiert, beispielsweise ein »sinnvolles« Gespräch zu führen.[39] Damit werden Menschen mit Behinderungen als Wissende diskreditiert.[40] In Untersuchungen zu Personen, die mit chronischen Erkrankungen leben, konnte zudem herausgefunden werden, dass deren Schilderungen von Mediziner:innen häufig als wenig hilfreich, irrelevant, zu emotional oder auch zu zeitaufwändig zurückgewiesen werden.[41] Auf diese Weise werden potenziell zentrale Patient:innenaussagen von einer epistemischen Betrachtung ausgeschlossen, zugleich den (teils vorurteilsbehafteten) Einschätzungen des Gesundheitspersonals untergeordnet und damit abgewertet. Betroffene Personen erfahren testimoniale Ungerechtigkeit, wodurch zugleich die (epistemische) Behandlungsbeziehung zwischen Patient:innen und Behandelnden gestört wird – was im weiteren Verlauf vielfältige Konsequenzen haben kann.[42] Hierzu zählen unter anderem verzögerte oder inadäquate Diagnosestellungen und gegebenenfalls ungeeignete Behandlungen, wodurch es zu weiteren gesundheitlichen Komplikationen kommen kann. Gesundheitliche Probleme, die durch testimoniale Ungleichbehandlung entstehen, können wiederum zu schlechteren Gesundheitszuständen in marginalisierten Gruppen beitragen, wodurch dies als zentrale Gesundheitsdeterminante gewertet werden muss. Abgesehen davon wirken sich Erfahrungen testimonialer Ungerechtigkeit auch negativ auf das Vertrauen der betroffenen Personen in sich selbst sowie gegenüber Gesundheitsinstitutionen aus.[43] Werden Schilderungen von betroffenen Personen nicht wahr- oder ernstgenommen, so kann dies zum einen die Ärzt:innen-Patient:innen-Beziehung negativ beeinflussen und sich zum anderen nachteilig auf die Bereitschaft auswirken, offen über Symptome und das Krankheitserleben (illness) zu sprechen – wiederum mit dem damit einhergehenden Risko einer inadäquaten Gesundheitsversorgung. In Konsequenz können frühere (positive oder negative) Erfahrungen von Patient:innen in der Interaktion mit dem

39 Scully (2018).

40 Siehe hierzu auch Peña-Guzmán/Reynolds (2019).

41 Kidd/Carel (2017), S. 172–173.

42 Ibid., S. 173–175.

43 Fricker (2007), S. 54. Siehe hierzu auch Peña-Guzmán/Reynolds (2019).

Gesundheitspersonal die darauf folgenden Kontakte beeinflussen.[44] Wenn Personen aufgrund negativer Erfahrungen entscheiden, sich aus Kontexten potenzieller testimonialer Ungerechtigkeit zurückzuziehen, vermeiden sie, bestimmte Formen der Vulnerabilität in diesen Situationen zu erleben. Gleichzeitig riskieren sie jedoch, Informationen oder Ressourcen nicht in Anspruch zu nehmen, die für ihr Wohlbefinden und ihre Gesundheit relevant sein können, wodurch (potenziell) andere Vulnerabilitäten entstehen.

Demzufolge kann davon ausgegangen werden, dass Personen mit chronischen Erkrankungen in Hinblick auf testimoniale Ungerechtigkeit besonders gefährdet sind. Unter anderem vor dem Hintergrund der Korrelation *und* des Vorurteils von Multimorbidität im höheren Alter ist folglich zu erwarten, dass diese Ergebnisse ältere Personen ebenso betreffen beziehungsweise sich so zusätzlich verstärken.[45] In Hinblick auf die Dynamiken von Ageismus kann hinzugefügt werden, dass diese Vorurteile und Stereotype auch unabhängig des jeweiligen Gesundheitszustands zur Anwendung kommen und Schlechterbehandlung durch die soziale Position als ältere Person und Doing Age ausgelöst wird. Das heißt, ältere Personen sind von testimonialer Ungerechtigkeit betroffen, *weil* sie älter sind oder als älter wahrgenommen werden inklusive der damit verbundenen Zuschreibungen.

Exemplarisch kann hierbei auf Shared Decision Making verwiesen werden, was eine besondere Form der klinischen Interaktion darstellt, in der ein wechselseitiger Austausch von Informationen, aber auch von Behandlungspräferenzen stattfinden soll. Im Zentrum steht dabei die Vorstellung verfügbarer Wahlmöglichkeiten, die Erläuterung verschiedener Optionen und die aktive Unterstützung von Patient:innen, Präferenzen zu erkunden und selbstbestimmt eine informierte Entscheidung zu treffen.[46] Vor dem Hintergrund der zuvor geschilderten Dynamiken von Ageismus mit Blick auf testimoniale Ungerechtigkeit besteht entsprechend das Risiko, dass Stereotype, Vorurteile und Diskriminierung sowie Stigmatisierung diesen Prozess negativ beeinflussen und zu adaptiver Präferenzbildung beitragen. In Situationen, in denen die Beteiligung der betroffenen Personen im Austausch zwischen Gesundheitspersonal und Patient:innen nicht gefördert, sondern eher unterbewertet wird, wird Autonomie untergraben. In Konsequenz verliert auch die Einwilligung von Patient:innen an Bedeutung, wenn sie nicht auf einer informierten und

44 Elliott et al. (2016), S. 386.

45 Siehe hierzu Kapitel 6.2.1.

46 Siehe hierzu Stiggelbout et al. (2015).

respektvollen Interaktion basiert, die die individuellen Bedürfnisse und Präferenzen der betroffenen Personen angemessen berücksichtigt. Unterschiedliche Ausprägungen testimonialer Diskriminierung gegenüber Personen im höheren Alter können dabei folgendermaßen auftreten und unterschieden werden:[47]

Typ 1

1. **Stereotyp:** Personen im höheren Alter sind verwirrt und vergesslich.
2. **Vorurteil**: Ältere Patient:innen sind keine glaubwürdigen Berichterstatter:innen ihrer eigenen Erfahrungen in Bezug auf ihre Gesundheit.
3. **Diskriminierung**: Ich werde zuhören, aber ich werde nicht glauben und/oder nach dem handeln, was ältere Patient:innen berichten.

Typ 2

1. **Stereotyp**: Personen im höheren Alter sind verwirrt und vergesslich.
2. **Vorurteil**: Ältere Patient:innen sind keine glaubwürdigen Berichterstatter:innen ihrer eigenen Erfahrungen in Bezug auf ihre Gesundheit.
3. **Diskriminierung**: Ich werde nicht nach den Erfahrungen oder Berichten älterer Patient:innen fragen.

Typ 3

1. **Stereotyp**: Personen im höheren Alter sind verwirrt und vergesslich.
2. **Vorurteil**: Als eine ältere Person bin ich keine glaubwürdige Berichterstatterin meiner eigenen Erfahrungen in Bezug auf meine Gesundheit.
3. **Diskriminierung**: Ich weiß nicht, wovon ich spreche, also werde ich nichts sagen.

Diese Typen testimonialer Diskriminierung lassen sowohl die interpersonelle sowie die intrapersonelle Ebene von Ageismus sichtbar werden. Diskriminierung wird nicht nur von außen transportiert, sondern auch von sich selbst aus, internalisiert und gegen sich selbst gerichtet. Sie illustrieren zudem, wie ältere Personen aufgrund (weit verbreiteter) Stereotype und Vorurteile eine stigmatisierte soziale Gruppe darstellen, die Diskriminierung erfährt. Auf Basis

47 Diese Unterscheidung ist angelehnt an Young et al. (2019b), S. 81–82.

der beschriebenen Befunde ist festzustellen, dass Personen im höheren Alter aufgrund von Ageismus und der damit in Verbindung stehenden Benachteiligung über verringerte Möglichkeiten zur Teilhabe an klinischen Entscheidungsprozessen verfügen. Das Erleben von Stigmatisierung und Diskriminierung wirkt sich entsprechend negativ auf das Selbstwertgefühl und das Vertrauen in die eigene Fähigkeit aus, an gemeinsamen Entscheidungsprozessen teilzuhaben und informierte Entscheidungen über die eigene Versorgung zu treffen. Dabei sind dies direkte negative Konsequenzen für die individuelle Autonomie, während zugleich die Qualität der Gesundheitsversorgung betroffen ist und die bedürfnisorientierte Versorgung eingeschränkt wird. Konkret bedeutet dies, dass informierte Einwilligung, die im Kontext des weitverbreiteten Ageismus stattfindet, zwangsläufig von tief verwurzelten und problematischen Altersnormen beeinflusst wird.[48] Die beschriebenen Dynamiken sind mit Selbstautorisierung und normativer Autorität verflochten,[49] indem sich betroffene Personen mit internalisiertem Ageismus konfrontiert sehen. Entsprechend wichtig ist es, von Seiten der Gesundheitsinstitutionen Maßnahmen zu ergreifen, um Machtungleichgewichte zu adressieren und die Einbindung von Patient:innen in Entscheidungsprozesse unabhängig derer sozialer Identität zu fördern.

Hier ist ein Zusammenhang mit dem Stereotype Threat zu erkennen. Wie im Abschnitt 5.2.1 beschrieben, führt dieser unter anderem zu einer Verschlechterung der Leistungen von betroffenen Personen,[50] wobei genau die Vorurteile zum Tragen kommen können, die durch Ageismus im Kontext von testimonialer Ungerechtigkeit ausgelöst werden. Folglich handelt es sich dann um testimoniale Diskriminierung, wenn ein Glaubwürdigkeitsdefizit auf ein Vorurteil gegenüber einer bestimmten Gruppe zurückzuführen ist. Im Kontext des höheren Alters wären dies beispielsweise kognitive Einschränkungen. Das Vorurteil, dass ältere Menschen vergesslich sind, kann dazu führen, dass das Ergebnis kognitiver Tests hierdurch negativ beeinflusst wird.[51] De Bruin leitet aus dieser Verwobenheit des Stereotype Threat mit testimonialer Diskriminierung die Möglichkeit ab, dass dies wiederum mit

48 Vgl. hierzu die Ausführungen zur Förderung relationaler Autonomie in der Gesundheitsversorgung von Stoljar/Mackenzie (2022), S. 74–75.

49 Siehe hierzu Kapitel 3.2.

50 Lamont et al. (2015).

51 Ibid. Armstrong et al. (2017). Ben-David et al. (2018).

einer Art selbsterfüllender Prophezeiung in Verbindung stehen kann.[52] Für die hier unter Typ 3 beschriebene Ausprägung testimonialer Ungerechtigkeit würde dies beispielsweise Folgendes bedeuten: Eine ältere Person leidet seit einigen Wochen unter immer wiederkehrenden starken Kopfschmerzen und möchte beim nächsten regulären Arztbesuch darauf aufmerksam machen. Aufgrund der Vorstellung, dass ältere Personen keine glaubwürdigen Berichterstatter:innen in Bezug auf ihre eigenen Erfahrungen sind, ist sie sich jedoch unsicher, inwiefern ihr Arzt auf ihre Schmerzen eingehen wird. Außerdem ist sie verunsichert und fragt sich, ob sie überhaupt in der Lage sein wird, ihre Kopfschmerzen gut, das heißt genau aber zeitsparend und glaubwürdig zu beschreiben. Im Rahmen des Arztgesprächs führt dies dazu, dass die betroffene Person infolge der Stereotype und Vorurteile zunächst zögert und sich dann dazu entschließt, ihre Kopfschmerzen nicht zu erwähnen. Dadurch kann diese Information jedoch nicht in eine Behandlung einfließen, die Schmerzen bleiben bestehen, die betroffene Person erhält keine angemessene Untersuchung und Therapie, was sich negativ auf die Gesundheit und insgesamt auf das allgemeine Wohlbefinden auswirkt. Entscheidet sich die betroffene Person in einem anderen Szenario trotz ihrer Unsicherheit, nicht ernst genommen zu werden, dennoch dazu, ihre Beschwerden im Gespräch mit dem behandelnden Arzt zu schildern, können die vorhandenen Bedenken indes folgende Konsequenzen haben: Einerseits wird gezögert, die Schmerzen im Detail zu beschreiben, zum anderen können Schwierigkeiten bestehen, sich klar und präzise auszudrücken, sodass es nicht gelingt, das Erleben der Beschwerden stimmig darzustellen. Infolge kann dies wiederum dazu führen, dass die Kopfschmerzen vom jeweiligen Arzt nicht ernst genommen werden und eine weitere Abklärung oder Therapie nicht erfolgt.

Das beschriebene Beispiel verdeutlicht, wie aufgrund vorherrschender Stereotype und Vorurteile gegenüber marginalisierten Personengruppen kommunikative Probleme in der Interaktion mit Gesundheitspersonal und adaptive Präferenzbildung entstehen können. Stereotype Threat kann dabei dazu führen, dass gesundheitliche Bedürfnisse nur eingeschränkt mitgeteilt und damit nicht angemessen erkannt und behandelt werden. Die Erwartungshaltung, nicht ernst genommen zu werden, mit der betroffene Personen mit Ärzt:innen sprechen, kann sich in Konsequenz negativ auf den Raum auswirken, den sie im Gespräch einnehmen. Wird das Gefühl, nicht ernst genommen zu werden, durch den Versuch, die eigenen Bedürfnisse dennoch

52 de Bruin (2014).

zu äußern, verstärkt, werden die Erwartungen an das Gespräch in gewisser Weise bestätigt. Hierbei kommt es zu einer selbsterfüllenden Prophezeiung, wobei zugleich zukünftige Kontakte mit Gesundheitspersonal aufbauend auf diesen Erfahrungen negativ beeinflusst werden können. Infolgedessen wird die Fähigkeit von Menschen, die von testimonialer Ungerechtigkeit betroffen sind, beeinträchtigt, Gesundheitsversorgung in Anspruch zu nehmen und Zugang zu Ressourcen zu haben, die ihr Wohlbefinden fördern. So wirken sich Stereotype negativ auf die Autonomie der betroffenen Person aus. An diesem Beispiel wird zudem verdeutlicht, dass die individuelle Fähigkeit, Entscheidungen zu treffen und im Einklang mit den eigenen Werten und Wünschen zu handeln, nicht nur von den jeweiligen (Autonomie-)Kompetenzen abhängt, sondern auch vom sozialen Kontext geprägt wird, in dem wir leben. Während Entscheidungen aus einer individualistischen Auffassung von Autonomie unproblematisch erscheinen können, wird durch eine relationale Perspektive sichtbar, wie Autonomie durch Ageismus bedroht sein kann.[53]

Dies betrifft speziell die Selbstautorisierung, als Schlüsselaspekt relationaler Autonomie, verstanden als die Fähigkeit einer Person, ihre eigene Identität und ihre eigenen Werte in Interaktion mit anderen zu definieren und zu gestalten, sowie das Vertrauen in das eigene Urteilsvermögen.[54] Die Auswirkungen von testimonialer Benachteiligung können, wie beschrieben, zu einer negativen Einschätzung der eigenen Fähigkeiten und damit zu Misstrauen gegenüber der eigenen Urteilsfähigkeit führen, da betroffene Personen angesichts der (erlebten) Abwertung subjektiver Erfahrungen und Perspektiven älterer Menschen beginnen, (im höheren Alter) an sich selbst zu zweifeln. Dies verdeutlicht weiter, dass sich testimoniale Benachteiligung negativ auf die Präferenzen und Autonomie von älteren Personen auswirkt – und das aufgrund ihres sozialen Status und nicht aufgrund individueller Fähigkeiten. Das genannte Beispiel illustriert damit auch, wie gesellschaftliche Vorurteile und Stereotype den Zugang zu wichtigen Gesundheitsressourcen einschränken können und zugleich die Chance, die eigenen Ressourcen zu nutzen, um ein Ziel, wie hier Schmerzfreiheit, zu erlangen. Folglich kommt es durch testimoniale Ungerechtigkeit zu einer negativen Beeinflussung substanzieller Möglichkeiten. Unter anderem zeigt sich dies als Barriere in den Handlungsoptionen älterer Menschen, die aufgrund ihres höheren Alters systematisch Ageismus erfahren. In Summe beeinträchtigen Dynamiken testimonialer

53 Vgl. Pritchard-Jones (2017).

54 Siehe hierzu auch Kapitel 3.2.

Ungerechtigkeit die Autonomie älterer Menschen auf vielfältige Weise. Wenn ihnen die Möglichkeit verwehrt wird, fundierte Entscheidungen zu treffen, an Diskussionen teilzunehmen, ihre Ansichten zu äußern und ihre Erfahrungen berücksichtigt werden, werden ihre Handlungsfähigkeit untergraben und ihre Möglichkeiten, ein sinnvolles und erfülltes Leben zu führen, eingeschränkt.

Testimoniale Gerechtigkeit würde im Gegensatz dazu bedeuten, dass Informationen, die Personen bezüglich ihres Gesundheitszustands weitergeben, in die epistemische Betrachtung einbezogen werden und damit grundsätzlich Relevanz zugeschrieben bekommen. In diesem Zusammenhang scheinen zwei Faktoren besonders wichtig: erstens, die Auflösung von Stereotypen und damit auch die Überwindung von Ageismus. Zugleich bedeutet das, sich der eigenen Machtposition bewusst zu sein und sich dabei mit der eigenen Voreingenommenheit und entsprechend verzerrten Wahrnehmung beziehungsweise Wertung unterschiedlicher sozialer Identitäten auseinanderzusetzen. Dies gilt im Speziellen für Ärzt:innen, da sie nicht nur über besondere Autorität verfügen, sondern sich außerdem in einer epistemischen sowie strukturellen Machtposition befinden. Damit entscheiden sie größtenteils sowohl über den Ablauf von Gesprächen mit Patient:innen als auch über Diagnosen, (mögliche) Therapien und den Zugang zu unterschiedlichen Gesundheitsleistungen. Entsprechend wichtig ist es, ein Bewusstsein gegenüber dieser Position zu entwickeln, mit dem Ziel, die Voreingenommenheit aktiv zu korrigieren – was wiederum nur möglich ist, wenn Sensibilisierung stattgefunden hat. Zweitens ist es grundlegend, die Kommunikation inklusiver zu gestalten und damit die aktive Teilnahme der betroffenen Personen am Behandlungsprozess zu fördern. Auf diese Weise können mittelfristig Vulnerabilitäten vermieden und die Selbstwirksamkeit von Patient:innen gestärkt werden. Dies befähigt sie dazu, ihr Selbstexpert:innentum, ihr Wissen sowie ihre Expertise patient:innenseitig einzubringen. Dazu gehört auch das Bemühen darum, ein sicheres und unterstützendes Umfeld für Patient:innen zu schaffen, in dem sie Raum haben, ihre Erfahrungen ohne Druck schildern zu können, in dem betroffene Personen aber auch sicher sein und einfordern können, dass ihre Aussagen und Erfahrungen ernst genommen und in Entscheidungsprozesse einbezogen werden. Indem diese beiden Faktoren zusammenwirken, werden Personen im höheren Alter nicht nur dazu ermutigt, ihre Krankheitsgeschichte sowie Hintergründe zu teilen, sondern den geteilten Informationen wird auch grundsätzlich (potenzielle) Relevanz zuerkannt. Angesichts der aktuell fehlenden Untersuchungen sollte diese Thematik vermehrt (ebenfalls empirisch) beforscht werden, um damit die Qualität der Gesundheitsversorgung und der Erlebnisse von älteren Personen in Gesundheitsinstitutionen zu verbessern und zugleich Ageismus entgegenzuwirken. Unter anderem erscheinen dabei narrative Analysen als geeigneter und wertvoller Forschungszugang, um konkrete Herausforderungen im Informationsaustausch von Gesundheitspersonal mit älteren Patient:innen genauer zu beleuchten.

6.1.2 Hermeneutische Ungerechtigkeit im Kontext von Ageismus

Hermeneutische Ungerechtigkeit ist die zweite Form der epistemischen Benachteiligung, die von Fricker besprochen wird.[55] Sie entsteht, wenn Personen(gruppen) der Zugang zu wichtigen hermeneutischen Ressourcen verwehrt bleibt, die zentral für das Verstehen der eigenen sozialen Erfahrungen wären.[56] Hermeneutische Ungerechtigkeit liegt dann vor, wenn das Wissen beziehungsweise die Sprache für das Erlebte und Empfundene nicht zugänglich und/oder nicht ausreichend ist. Dadurch fehlt betroffenen Personen nicht nur der Zugang zu dem eigenen Erlebten, sondern es ergeben sich daraus auch signifikante Barrieren, beispielsweise sich auszudrücken oder Informationen teilen zu können.[57] Hermeneutische Ungerechtigkeit ist damit eine besonders unterschwellige Form der Diskriminierung, denn solange grundlegende Ressourcen, wie Informationen und Begrifflichkeiten, fehlen, können derartige Erlebnisse nicht vollumfänglich erfasst und aufgearbeitet werden.

In Bezug auf Ageismus kann dies mit dem Mangel an Alternsforschung in Verbindung gebracht werden, der dazu führt, dass Altern interdisziplinär unzureichend verstanden wird.[58] Beispielhaft zeigt sich dies an mangelnden Studien zum Erleben von mehreren chronischen Erkrankungen.[59] Werden die persönlichen Erfahrungen von Kranksein nicht als Informationsquelle und damit als zentrale Ressource anerkannt, so werden diese in der öffentlichen Diskussion und in der klinischen Entscheidungsfindung implizit als nicht relevant angesehen.[60] Infolge besteht für die betroffenen Personen ein Mangel an

55 Fricker (2007), S. 147–176.

56 Puddifoot (2018), S. 56.

57 Fricker (2007), S. 7.

58 Vgl. unter anderem Lübke (2020). Osterloh (2021).

59 Vgl. unter anderem PelLittel (2021).

60 Kidd/Carel (2017), S. 184.

Ressourcen, das Erlebte zu verstehen, einzuordnen und wiederum mit anderen zu teilen. Genau dieses Wissen wäre jedoch zentral, um eine bedürfnisorientierte Gesundheitsversorgung zu sichern und zugleich auf mögliche gesundheitliche Ungerechtigkeiten aufmerksam zu machen sowie diese in Zukunft zu verhindern.

Vor dem Hintergrund der Dynamiken von Ageismus besteht zudem das Risiko, dass aufgrund unzureichender Anerkennung und mangelndem Verständnis der eigenen gesundheitlichen Bedürfnisse verfügbare Ressourcen nicht optimal genutzt werden. Dies kann dazu führen, dass Chancen aufgrund mangelnden Verständnisses oder Wissens ungenutzt bleiben, selbst wenn der Zugang zu Ressourcen vorhanden ist. Somit ist es nicht nur wichtig, ein Bewusstsein gegenüber der Benachteiligung von bestimmten sozialen Gruppen zu entwickeln und zu pflegen, sondern zugleich auch ein Interesse an den Erfahrungen als solchen zu haben, zu zeigen und zu intensivieren. Hierzu ein praktisches Beispiel: Eine Person, 70 Jahre alt, spürt seit einigen Monaten Gelenkschmerzen und ungewöhnliche Müdigkeit. Sie beschließt, ihren Hausarzt aufzusuchen, um ihre Symptome zu besprechen. Sie schildert ihre täglichen Probleme, die Auswirkungen der Schmerzen und der übermäßigen Müdigkeit auf ihre Mobilität und wie sich dies insgesamt negativ auf ihre Lebensqualität auswirkt. Der Hausarzt weist ihre Bedenken jedoch zurück, schreibt die Symptome dem normalen Alterungsprozess zu und empfiehlt ihr Gymnastik und die Einnahme rezeptfreier Schmerzmittel. Ohne eine adäquate Beratung zu ihren Beschwerden zu erhalten, verlässt sie unzufrieden die Praxis. Sie sucht im Internet nach Informationen, scheitert dabei jedoch. Aufgrund ihrer anhaltenden Beschwerden verschlechtert sich ihr Gesundheitszustand zunehmend, was zu Isolation führt, da sie nur erschwert an sozialen Aktivitäten teilnehmen kann.

Dieser exemplarische Fall verdeutlicht die praktischen Auswirkungen hermeneutischer Ungerechtigkeit im Kontext von Ageismus in der Gesundheitsversorgung. Indem die Relevanz der Schilderungen nicht erkannt, sondern diese mit dem höheren Alter in Verbindung gebracht werden, wird eine angemessene Diagnostik und Behandlung verhindert beziehungsweise erschwert. Dadurch wird auch eine adäquate Therapie, die die Lebensqualität verbessern könnte, verzögert oder sie bleibt zur Gänze aus. Daran wird sichtbar, wie altersbedingte Stereotype und Vorurteile zu unzureichender Versorgung, diagnostischer Verdrängung, emotionaler Belastung und Isolation älterer Erwachsener führen können. Werden gesundheitliche Probleme als normaler Bestandteil des Alterns relativiert, besteht die Gefahr, dass die verfügbaren Gesundheitsressourcen nicht in Behandlungsmöglichkeiten umgesetzt werden, was sich letztlich auf die Fähigkeit zur Aufrechterhaltung des Wohlbefindens auswirkt. Umfassendes Wissen zu Alter, Altern und Gesundheit (siehe Kapitel 4.1) wird damit zu einem zentralen Bestandteil einer Minderung derartiger Schlechterbehandlung.

In ihrem Aufsatz zu epistemischer Ungerechtigkeit und Krankheit beschreiben Kidd und Carel[61] drei Entstehungsarten hermeneutischer Ungerechtigkeit, wobei sie sich bei den ersten beiden auf Mason[62] beziehen: Zuerst wird für eine Unterscheidung zwischen dominanten und nicht-dominanten hermeneutischen Ressourcen plädiert, da marginalisierte Gruppen gegenüber dominanten Diskursen zum Schweigen gebracht werden können, ohne dass sie daran gehindert werden, ihre eigenen sozialen Erfahrungen zu verstehen oder auszudrücken.[63] Drei Möglichkeiten, wie hermeneutische Ungerechtigkeit entstehen kann, werden dabei folgendermaßen spezifiziert:

1. Es besteht ein allgemeiner Mangel an hermeneutischen Ressourcen, das heißt sie stehen einer Gesellschaft, einschließlich denjenigen, deren Erfahrung sie sind, nicht zur Verfügung.
2. Eine bestimmte soziale Gruppe verfügt über eigene, vollkommen angemessene hermeneutische Ressourcen, die Mitglieder dieser Gruppe können ihren Erfahrungen einen Sinn geben. Diese Ressourcen werden jedoch von den dominanten sozialen und epistemischen Autoritäten nicht anerkannt oder respektiert. Damit verfügt diese Gruppe über nicht-dominante hermeneutische Ressourcen und ist infolge mit hermeneutischer Ungerechtigkeit konfrontiert, da dominante soziale Gruppen ihre Erfahrungen nicht verstehen können.[64]
3. Hermeneutische Ungerechtigkeit kann auch durch epistemische Isolation entstehen – und zwar in Situationen, in denen nur bestimmte Personen oder Gruppen über das Wissen oder die Mittel für den Zugang zu bestimmten Informationen verfügen, diese weiteren Gesellschaftsmitgliedern jedoch verwehrt bleiben.[65]

---

61 Ibid., S. 183–184.
62 Mason (2011).
63 Ibid., S. 294.
64 Ibid.
65 Kidd/Carel (2017), S. 183–184.

In Bezug auf Gesundheit ist davon auszugehen, dass (1) und (2) die verbreitetsten Arten der hermeneutischen Ungerechtigkeit darstellen. Unter (1) ist Ageismus besonders interessant und relevant, da es als vergleichsweise wenig erforschtes Konzept noch nicht weitreichend bekannt ist und damit Altersfeindlichkeit nur schrittweise in den gesellschaftlichen Diskurs eindringt. Dies zeigt sich bereits in der unklaren beziehungsweise fehlenden deutschsprachigen Terminologie,[66] wodurch häufig auch keine hinreichende Abgrenzung zwischen verschiedenen Formen von Ageismus (zum Beispiel Ageismus und Altersdiskriminierung) stattfindet. Damit mangelt es sowohl an einem breiten Bewusstsein für Ageismus als auch bleibt die tiefe Verwurzelung altersfeindlichen Denkens und Handelns im Kontext der Gesundheitsversorgung weitgehend unsichtbar. Hinsichtlich relationaler Autonomie ist dadurch speziell die Dimension der Selbstverwaltung betroffen. In Konsequenz greifen Menschen über ihr Leben hinweg unzählige negative Altersbilder und altersfeindliche Assoziationen auf, die sich unter anderem in einer Angst oder einer Abneigung vor dem höheren Alter oder auch davor alt auszusehen zeigen[67] und zu einer Verankerung von Altersstereotypen und im eigenen höheren Alter zu Selbststereotypisierung beitragen. Durch mangelndes Bewusstsein, fehlendes Wissen und die geringe Sensibilisierung gegenüber dem Phänomen ist es entsprechend schwierig, Ageismus in seinen vielfältigen Erscheinungsformen überhaupt zu erkennen, zu diskutieren, aufzuzeigen und somit ihm entgegenzuwirken.

Die unter (2) beschriebene Entstehungsart kann beispielsweise im Kontakt zwischen Gesundheitspersonal und Patient:innen folgendermaßen beobachtet werden: Wenn betroffene Personen eines bestimmten Krankheitsgeschehens das eigene Erlebte zwar einordnen können, ihnen aber die soziale Anerkennung und damit gewissermaßen epistemischer Respekt fehlt, sind sie aufgrund dieser Abwertung der eigenen Erkenntnisse durch das Gesundheitspersonal als *nicht-dominante* hermeneutische Ressourcen mit Diskriminierung konfrontiert.[68] In Bezug auf Gesundheit kann sich dies unter anderem darin zeigen, dass Schilderungen von Patient:innen unbeachtet bleiben, wodurch der hermeneutische Wert individueller und subjektiver Krankheitserfahrungen nicht verstanden und damit missachtet wird. Der zentrale Unterschied

66 Der Begriff Ageismus selbst ist direkt abgeleitet vom Englischen und ist auch bislang wenig bekannt und verbreitet.

67 Levy (2009).

68 Kidd/Carel (2017), S. 183–184.

zwischen testimonialer und hermeneutischer Ungerechtigkeit besteht darin, dass es (bei hermeneutischer Ungerechtigkeit) nicht so sehr davon abhängig ist, wer etwas sagt, sondern vor allem auf die Information selbst, die geteilt wird, die geteilt werden könnte oder zu der es an epistemischen Gütern mangelt, um diese überhaupt teilen zu können.

Hinsichtlich älterer Patient:innen kann die beschriebene Entstehungsart hermeneutischer Diskriminierung auch in Bezug auf gesundheitsbezogene Bedürfnisse erkannt werden. Das bedeutet, wie entlang dieser Arbeit beschrieben, bleiben gesundheitliche Bedürfnisse von älteren Personen häufig unerkannt und werden demzufolge nicht adäquat versorgt. Schilderungen von Beschwerden, wie beispielsweise Depressionen oder Rückenschmerzen, die aufgrund des höheren Alters nicht beachtet werden, stellen dabei hermeneutische Ressourcen dar, die nicht als solche wahrgenommen werden. Konkret bedeutet dies, dass hermeneutische Ressourcen aufgrund von Ageismus zu marginalisiertem Wissen werden.

Wie am vorigen Beispiel gezeigt, kann sich dies in der Praxis folgendermaßen zeigen: *Als Ärztin höre ich mir die Schilderungen von älteren Patient:innen an, erkenne deren Relevanz aufgrund des Kontextes des höheren Alters aber nicht an und beachte diese damit nicht weiter.* Auch hier können die Ursachen in mangelndem geriatrischem Wissen und fehlender Sensibilisierung gesehen werden, die ihrerseits ebenfalls Aspekte von Ageismus darstellen.[69] Dieser Prozess kann weitere negative Dynamiken hervorrufen: Die erlebte Missachtung kann bei den betroffenen Personen zu einer Tendenz führen, die eigenen Erfahrungen nicht zu teilen, und damit zu einer Anpassung der persönlichen Präferenzen aufgrund externer Faktoren. Infolge beeinflusst dies die Autonomie – insbesondere unter dem Aspekt der Selbstverwaltung – wobei Einschränkungen der individuellen Autonomie und der jeweiligen Fähigkeit, Entscheidungen nach den eigenen Vorstellungen zu treffen, entstehen können. Ein solches negatives Erlebnis kann zudem dazu führen, dass die eigene Selbstwahrnehmung sowie die Fähigkeit, sich zu artikulieren, insgesamt in Frage gestellt werden. Kidd und Carel beschreiben zusätzlich, dass Schilderungen von Patient:innen für Gesundheitspersonal häufig als zu emotional, als Jammern oder wehleidig wahrgenommen werden. Die Art und Weise, wie sich Personen in Krankheit ausdrücken, wird als wenig rational bewertet.[70] Zudem wurde, wie im Kapitel

69 Chang et al. (2020).

70 Kidd/Carel (2017), S. 183–184.

5.2.2 beschrieben, gezeigt, dass Bemühungen von älteren Personen um Partizipation in der Behandlung von Gesundheitspersonal negativ wahrgenommen werden.[71] Bestehen Schwierigkeiten, das subjektive Gesundheitserleben präzise zu artikulieren, erhöht sich damit auch das Risiko, dass Patient:innen implizit abgewertet oder als irrational beurteilt werden.[72] Dies verdeutlicht zunächst eine ausgeprägte Betonung der Rationalität in den Ärzt:innen-Patient:innen-Interaktionen,[73] zum anderen eine verbreitete Auffassung beziehungsweise ein Vorurteil, dass sich Emotionalität und Rationalität ausschließen.[74] Darin spiegeln sich asymmetrische Machtverhältnisse wider, in denen Ärzt:innen eine überlegene Position des Wissens und der Expertise einnehmen und die subjektiven Erfahrungen und Perspektiven von Patient:innen abwerten.

Kidd und Carel sprechen auch von einer doppelten Verletzung durch hermeneutische Ungerechtigkeit, die Menschen mit Krankheiten häufig erleben. Dabei stehen Patient:innen oft vor der Herausforderung, die vielfältigen Aspekte, die eine (chronische) Krankheit mit sich bringt, in aller Deutlichkeit zu kommunizieren. Gleichzeitig begegnet ihnen eine Art Unaussprechlichkeit, das heißt das Gefühl, das Erlebte nicht präzise und in angemessener Sprache ausdrücken zu können.[75] Demzufolge basieren Herausforderungen in Bezug auf die Kommunikation auch darauf, dass aufgrund des medizinfremden Hintergrunds von Patient:innen eine fachspezifische Ausdrucksweise nicht möglich ist, während zugleich Schwierigkeiten bestehen, vorhandene Beschwerden einzuordnen oder gar Zusammenhänge herzustellen. Auch wenn dies nicht die Aufgabe von Patient:innen ist, so scheint hierdurch dennoch ein Nachteil für die Anerkennung von hermeneutischen Ressourcen zu entstehen. Daraus lässt sich ableiten, dass eine Verbesserung der hermeneutischen Kompetenzen von Seiten des Gesundheitspersonals eine entscheidende Rolle

---

71 Ben-Harush et al. (2017).

72 Willems et al. (2005), S. 144. Kidd/Carel (2017), S. 184. Hierbei handelt es sich um eine Form der hermeneutischen Ungerechtigkeit, da die Einschätzung, dass die Ausdrucksweise von Personen in Krankheit als wenig rational bewertet wird, darauf hindeutet, dass bestimmte Formen der Kommunikation oder des Ausdrucks als minderwertig betrachtet werden. Dies kann zu Missverständnissen oder Fehlinterpretationen führen, da die Rationalität der Ausdrucksweise nicht unbedingt mit der Gültigkeit der dargelegten Erfahrungen oder Bedürfnisse korreliert.

73 Siehe hierzu beispielsweise Berger et al. (2020).

74 Nussbaum (1995). Pham (2007).

75 Kidd/Carel, (2017), S. 185.

spielt,[76] um die Bedürfnisse und Sorgen von Patient:innen besser zu verstehen und angemessen darauf reagieren zu können. Entsprechend zentral ist auch die Auseinandersetzung mit narrativer Sensibilität, der Kompetenz, Erzählungen aus unterschiedlichen Perspektiven auszulegen und zu verstehen. Hiermit wird vor allem im Bereich der Narrativen Medizin davon ausgegangen, dass durch die Erweiterung des klinischen Blickes auf Patient:innen um soziale Elemente die Gesundheitsversorgung insgesamt verbessert werden kann.[77]

Die Bedeutung davon wird insbesondere durch die Betrachtung der ärztlichen Einschätzung, was zentrale Aspekte in der Beziehung mit Patient:innen sind, unterstrichen. Neben Fairness und Verlässlichkeit werden hier auch fachliche Kompetenz und Leistung genannt. Dagegen nehmen soziale Interaktion, der Aufbau zwischenmenschlicher Bindungen oder Wertschätzung der Patient:innen einen geringeren Stellenwert ein.[78] Interessanterweise steht dies im Kontrast zu jenen Faktoren, die Patient:innen unter einer guten Behandlungsbeziehung verstehen, wie beispielsweise Empathie, effektive Kommunikation, Vertrauen und Respekt.[79] Besonders bemerkenswert ist dabei, dass Ärzt:innen ein Verständnis für das Erleben und die Gefühle von Patient:innen *nicht* als ärztliche Kompetenz begreifen.[80] Darin verdeutlichen sich zentrale Barrieren und zugleich grundlegende Lücken im Verständnis von Patient:innen und ihren Bedürfnissen. Gleichzeitig zeigt sich, dass das Erleben von Krankheit in der Praxis einen untergeordneten Stellenwert einnimmt. Wird im Vergleich dazu der Blick auf die Auseinandersetzung mit diesem Thema in der Forschung gerichtet, werden auch hier Leerstellen erkennbar: Das subjektive Erleben von Krankheit, beispielsweise in Form von Narrativen Analysen, ist im Vergleich zu sonstiger Forschung an Krankhei-

---

76 Zur Förderung hermeneutischer Kompetenzen gibt es bereits verschiedene Ansätze, wie das Konzept der »transkategorialen Kompetenz«. Diese beinhaltet die aktive Auseinandersetzung mit der Patient:innenperspektive und den darin verwobenen sozialen und kulturellen Aspekten. Damit kann die Fähigkeit gestärkt werden, unterschiedliche Ausdrucksformen von Symptomen, Krankheitsgeschichten und eine von der eigenen Vorstellung abweichende Darstellung von Gesundheit und Krankheit zu interpretieren. Siehe hierzu Domenig (2021), S. 150–153.

77 Charon et al. (2016), S. 1.

78 Berger et al. (2020), S. 11.

79 Bidmon et al. (2020). Grundnig et al. (2022).

80 Berger et al. (2020), S. 11.

ten deutlich unterrepräsentiert.[81] Dadurch fehlt einerseits der Zugang zu solchem Wissen, andererseits ist davon auszugehen, dass Krankheitsbilder häufig abgekapselt von individuellen Lebensrealitäten erforscht, erlernt und behandelt werden. Insbesondere chronische Erkrankungen sind jedoch stark in das alltägliche Leben integriert, wodurch einzelne Erfahrungen und zugleich deren Vielschichtigkeit schwierig darzustellen sind – im Speziellen auch dann, wenn das Gegenüber aufgrund einer Nicht-Betroffenheit nur begrenzten Zugang zu einem Lebensalltag mit Kranksein hat. Zudem sind bei Multimorbidität mehrere Fachdisziplinen und entsprechend behandelnde Ärzt:innen involviert. Während dabei zum Teil versucht wird, die einzelnen Krankheitsbilder zu behandeln, fehlt auf Seiten der Behandelnden der verstehende und die unterschiedlichen Befunde integrierende Zugang zur konkreten Lebenswelt der betroffenen Personen. Auf Seiten der Betroffenen kann wiederum mitunter nur schwer zwischen den einzelnen Erkrankungen differenziert werden; außerdem kann es Schwierigkeiten damit geben, das Erleben in dessen Vielschichtigkeit zu artikulieren.[82]

Schlechterbehandlung kann jedoch unter anderem mit der Bemühung um aktives Zuhören, mittels Förderung, das Erlebte zu teilen, und mit einer intensiveren Auseinandersetzung mit dem Phänomen des Alterns, unter Berücksichtigung dessen Heterogenität, entgegengewirkt werden. Hermeneutische Gerechtigkeit würde demnach bedeuten, dass betroffenen Personen die nötigen Ressourcen zur Verfügung stehen, ihre Erfahrungen und Informationen selbst zu erkennen sowie einordnen zu können. Als Grundlage müssen (ähnlich wie im Zusammenhang mit testimonialer Gerechtigkeit) Erfahrungen von Personen (auch interpersonell) anerkannt, als relevant wahrgenommen und in der allgemeinen Betrachtung berücksichtigt werden – wodurch sie wiederum zur Weiterentwicklung und Aufarbeitung unterschiedlicher unbeachteter Bereiche beitragen können.

Die bestehenden (epistemischen und hermeneutischen) Leerstellen und daraus resultierende Formen der Diskriminierung können unter anderem auch durch die aktive Anerkennung des (Selbst-)Expert:innenstatus der

81 Eine diesbezügliche Recherche wurde auf PubMed am 1.8.2022 zu Morbus Parkinson durchgeführt und zeigte folgendes Ergebnis: Die Suche zu Parkinson Disease in allen Suchfeldern ergab 129.464 Resultate; Parkinson Disease AND Narrative Analysis lediglich 59. Damit stehen 0,46 ‰ aller verfügbarer Forschungsarbeiten zu Morbus Parkinson im Kontext Narrativer Analysen.

82 Siehe auch Kapitel *Bedürfnisorientierte Gesundheitsversorgung älterer Personen*.

betroffenen Personen vermindert werden. Ein solcher (Selbst-)Expert:innenstatus kann und sollte als *epistemisch privilegierte Position* verstanden werden, während ein derartiges Privileg zumeist eher mit der Seite des Gesundheitspersonals verbunden wird. Sich in einer Position des epistemischen Vorteils zu befinden, ist auch ein zentraler Gedanke der Standpunktepistemologie, in der beispielsweise Harding argumentiert, dass durch die Erfahrung von Marginalisierung oder Unterdrückung spezifisches Wissen erworben wird.[83] Die Perspektiven und Einsichten von Menschen mit marginalisierten Standpunkten oder Blickwinkeln zu nutzen, trägt nach Harding dazu bei, dass weniger lückenhaftes und verzerrtes Wissen entsteht.[84] So kann in dieser Auffassung beispielsweise eine Person, die Ageismus im Kontakt mit Ärzt:innen erlebt hat, ein tieferes Verständnis dafür haben, wie Altersfeindlichkeit in der Gesundheitsversorgung präsent ist, als Personen, die nicht selbst damit konfrontiert wurden. Vor dem Hintergrund der weitreichenden Unbekanntheit aber auch des stark impliziten Charakters von Ageismus sowie seiner intrapersonellen Dimension kann dieser soziale Standpunkt nicht pauschal mit einem epistemischen Vorteil gleichgesetzt werden. Vielmehr entstehen epistemisch bedeutsame Standpunkte vorwiegend durch bewusste und kritische Reflexion der sozialen Verortung in Bezug auf Machtstrukturen, die bei der Produktion von Wissen eine Rolle spielen.[85] Das heißt, eine Person, die Ageismus im Kontakt mit Ärzt:innen erlebt hat, entwickelt nur dann ein vertieftes Verständnis für Altersfeindlichkeit in Gesundheitsinstitutionen, wenn sie sich auch konkret damit auseinandersetzt und diese als solche bemerkt und entsprechend einordnet. Der epistemische Vorteil besteht damit darin, dass marginalisierte Menschen zu den Funktionsweisen sozialer Benachteiligung einen direkteren Zugang haben.[86] Das potenzielle epistemische Privileg lässt sich somit nicht alleine durch den sozialen Standpunkt ableiten, sondern ergibt sich vielmehr durch die Exposition gegenüber den jeweiligen Erfahrungen und die Motivation zum Lernen, die tendenziell, aber nicht zwangsläufig, mit einem bestimmten sozialen Standpunkt zusammenfallen.[87] Gerade auch im Hinblick auf Altersfeindlichkeit, bei der die Gefahr der

83 Ronney (2017), S. 247.

84 Harding (1993), S. 49–50.

85 Vgl. Wylie (2004).

86 Dror (2022), S. 4.

87 Ibid., S. 6.

Normalisierung von Marginalisierung besteht, ist eine kritische Auseinandersetzung mit wahrgenommenen, oder mehr noch nicht wahrgenommenen Benachteiligungen älterer Personen zentral. Der soziale Standpunkt älterer Personen kann per se nur bedingt dazu beitragen, die Schlechterbehandlung aufgrund von Ageismus zu verstehen und Wissen dazu zu generieren. Speziell im Zusammenhang mit intrapersonellen Dynamiken besteht das Risiko, dass ältere Menschen trotz Unterdrückungserfahrungen dazu neigen, diese als normal und durch das fortgeschrittene Alter gerechtfertigt zu betrachten.

Für die Einordnung von Unterdrückungserfahrungen als Wissen führt somit der soziale Standpunkt, wie hier der von älteren Personen, nur in Kombination mit weiteren Faktoren, wie der strukturierten Auseinandersetzung damit, zu einem tatsächlichen epistemischen Vorteil. Das heißt, Personen in marginalisierten Gruppen verfügen über hermeneutische Ressourcen, um die Funktionsweisen der sozialen Marginalisierung zu verstehen, zudem über entsprechende soziale Netzwerke, um dieses Verständnis zu teilen, und über ein erwartbares Interesse, ein solches Verständnis zu erlangen, wenn es dazu beitragen kann, ihre Lage zu verbessern. Damit kann die Erfahrung der Marginalisierung selbst – wenn schon nicht per se als epistemischer Vorteil – als eine Quelle von Wissen verstanden werden.[88] Bereits die (direkte) Konfrontation mit Altersfeindlichkeit kann als epistemisches Gut interpretiert werden, das in der Aufarbeitung von Ageismus (potenziell) wertvoll ist.

Nach den Analysen von Kidd und Carel[89] kommen bei dem Begriff und beim Phänomen des epistemischen Privilegs zudem die folgenden drei miteinander verbundenen Komponenten zum Tragen: (1) Eine Person oder eine soziale Gruppe[90] (wie hier das Gesundheitspersonal) ist epistemisch privilegiert, weil sie – im jeweiligen Funktionssystem – eine Autorität über die Festlegung und Durchsetzung von Standards und Normen durch systembedingte Zuschreibung innehat. Dies kann unter anderem bedeuten, über eine (vermeintliche) Deutungshoheit über Konzepte wie Gesundheit oder Krankheit zu verfügen und diese aus eigener Perspektive bestimmen zu können. Dabei werden zwar Patient:innen nicht (aktiv) daran gehindert, über ihre Erfahrungen mit Krankheiten zu sprechen oder darauf aufmerksam zu machen, dennoch können diese bei der gesundheitsbezogenen Entscheidungsfindung aufgrund der systemspezifischen Deutungshoheit weitgehend

88 Wylie (2012), S. 63.

89 Carel/Kidd (2014), S. 535–536.

90 Englisch: social type.

unberücksichtigt bleiben. (2) Eine Person oder eine Gruppe kann auch dann als epistemisch privilegiert gelten, wenn in ihrer Rolle maßgeblich darüber entschieden wird, welche Personen oder Gruppen in zentrale Prozesse einbezogen werden und wem mit Autorität begegnet wird. (3) Eine Person oder eine Gruppe kann außerdem dann als epistemisch privilegiert verstanden werden, wenn sie über Entscheidungsbefugnis verfügt – das heißt wenn es ihr Privileg ist, unter anderem zu entscheiden, wann eine Frage geklärt ist oder auch wann einer bestimmten Frage genügend Zeit und Aufmerksamkeit geschenkt wurden.[91] Diese Komponenten werden insbesondere beim Gesundheitspersonal sichtbar, das sich aufgrund der jeweiligen Ausbildungen und Abläufe in Machtpositionen befindet. Hierdurch ist es Ärzt:innen auch möglich, über das Ausmaß zu entscheiden, in dem (Patient:innen-)Informationen als relevant für die jeweilige Gesundheitsversorgung eingestuft werden,[92] oder welche medizinische Indikation auf Basis der als relevant empfundenen Informationen abgeleitet wird. Neben Ärzt:innen nehmen Pflegekräfte, die zumeist in einem engeren Kontakt mit Patient:innen stehen und damit einzigartige Einblicke in deren Erfahrungen und Bedürfnisse gewinnen,[93] eine besondere Rolle in der Wissensproduktion ein. Entsprechend könnte die pflegerische Perspektive potenziell als eine Art epistemisches Korrektiv verstanden werden.

Es ist festzuhalten, dass sich beide Seiten – sowohl Patient:innen *als auch* Gesundheitspersonal – aus unterschiedlichen Gründen in epistemisch privilegierten Positionen befinden. Indem das Wissen von Patient:innen jedoch nicht oder nur unzureichend in die Entscheidungsfindung und damit in den Behandlungsplan miteinbezogen wird, wird deren Expertise und somit privilegierte Position häufig nicht anerkannt – wodurch auch an dieser Stelle epistemische Diskriminierung festgemacht werden kann. Als mögliche Ursachen dafür können inter alia die implizite Hierarchie und die machtbezogene Asymmetrie der Patient:innen-Ärzt:innen-Beziehung angeführt werden. Hierbei scheint es zwar wichtig, zwischen gerechtfertigtem und ungerechtfertigtem epistemischem Privileg zu unterscheiden, grundsätzlich sollte jedoch ein Streben nach einer paritätischen Zusammenarbeit

91 Carel/Kidd (2014), S. 535–536.

92 Ibid., S. 534–536.

93 Molina-Mula/Gallo-Estrada (2020). Siehe hierzu insbesondere die grundlegende Auseinandersetzung mit Wissen im Bereich der Pflege, in der Pflege auch als ein wichtiger Standpunkt in der Produktion von Wissen verstanden wird, Risjord (2009), S. 65–80.

von Ärzt:innen und Patient:innen als zentrales Ziel im Vordergrund stehen. Hierzu gilt es, die jeweiligen Privilegien gegenseitig und in Eigenreflexion (an)zuerkennen, aber auch, sich epistemischer Benachteiligung bewusst zu werden und – in Hinblick auf das Thema dieser Arbeit – Maßnahmen, wie eine verstärkte Alternsforschung, für ein Entgegenwirken einzusetzen. In diesem Zusammenhang ist es zentral, die Kritik nicht primär auf einzelne Akteur:innen in Gesundheitsinstitutionen zu richten, sondern durch die relationale Perspektive auf strukturelle Gegebenheiten zu fokussieren, die von Lücken und Versäumnissen in der Ausbildung, von Zeitmangel und finanziellem Druck geprägt sind.[94] Es ist nämlich anzunehmen, dass ein Teil der epistemischen Ungerechtigkeit nicht nur implizit erfolgt, sondern auch als Nebenwirkung eines patriarchal geprägten und ökonomisierten Gesundheitssystems verstanden werden muss. Als Implikation für zukünftige Forschung ergibt sich daraus die Notwendigkeit eines stärkeren Fokus auf die Untersuchung individueller Lebensrealitäten in Bezug auf epistemische Ressourcen und die Sorge um die eigene Gesundheit. Dabei kann es sinnvoll sein, unter anderem vermehrt narrative Forschung zu leisten, aber auch die entsprechenden Erkenntnisse und Bemühungen in die jeweilige Ausbildung und Praxis der Gesundheitsberufe zu implementieren. Folglich kann ein wichtiger Weg darin gesehen werden, das Bild von Menschen einschließlich Patient:innen im höheren Alter in seiner Diversität zu verdeutlichen und mit dem hinzugewonnenen Wissen auch Ageismus entgegenzuwirken.

6.2 Ageismus unter intersektionaler Perspektive

Der stark defizitorientierte Diskurs über das höhere Alter bestimmt weitgehend, wie ältere Personen als soziale Gruppe wahrgenommen, definiert und behandelt werden. Implizit wird damit die Vorstellung einer homogenen Gruppe generiert und transportiert, die nicht nur in Bezug auf die individuelle Lebensführung oder den jeweiligen Gesundheitszustand unzutreffend ist, sondern zugleich Benachteiligungserfahrungen verallgemeinert. Oft werden positive Einzelbeispiele als Ausnahmen hervorgehoben, die »erfolgreich« sind in ihrem Alterungsprozess und entsprechend nicht als »alt« verstanden werden.[95] Daneben werden andere Personen, die als »normal« alternd gel-

94 Caverly/Tanner (2020). Köbberling (2017). Singh/Shipman (2022). Slavin et al. (2020).

95 Siehe hierzu Kapitel 4.2.1.

ten, als eine Gruppe, nämlich *die Alten*, dargestellt. Die Zuordnung zu dieser Gruppe ist aufgrund des damit einhergehenden Doing Age und damit auch Ageismus von großer Bedeutung, da sie zu Status- und Autoritätsverlust führen kann. Inwiefern unterschiedliche Lebensrealitäten die individuelle Gesundheit beeinflussen, wird zwar gelegentlich im Kontext sozialer Gesundheitsdeterminanten diskutiert, eine intersektionale Perspektive bleibt dabei aber zumeist aus.[96] Vor dem Hintergrund, dass sich Ageismus über die Grenzen anderer sozialer Identitäten wie Geschlecht, Klasse und Ethnie hinweg auswirkt, aber nicht alle älteren Personen gleichermaßen betrifft, ist für dessen differenzierteres Verständnis eine intersektionale Betrachtung jedoch zentral.

Intersektionalität kann als feministisch-theoretischer Analyserahmen verstanden werden, der sich mit den ineinandergreifenden Macht- und Unterdrückungssystemen auf gesellschaftlicher Ebene befasst und wie diese Menschen mit mehreren sozialen und politischen Identitäten beeinflussen.[97] Der Begriff der Intersektionalität wurde Ende der 1980er und Anfang der 1990er Jahre von der Anwältin und Frauenrechtsaktivistin Kimberlé Crenshaw geprägt – mit dem Ziel, die strukturelle Diskriminierung von Schwarzen Frauen am Arbeitsplatz, vor allem in Bezug auf deren Mehrdimensionalität, besser zu verstehen.[90] Hierbei wird davon ausgegangen, dass eine jeweils separate Betrachtung sozialer und politischer Kategorien, wie beispielsweise Alter oder Geschlecht, die Realität wechselseitig miteinander verschränkter Diskriminierungsmechanismen/-dynamiken nicht hinreichend widerspiegelt,[99] da sich diese häufig überschneiden und eng miteinander verwoben sind. Ein intersektionaler Ansatz geht damit über die Beobachtung von einzelnen Unterschieden hinaus und fokussiert primär Beziehungen von Ungleichheiten zwischen unterschiedlichen sozialen Gruppen.[100] Das bedeutet, wie auch Weßel und Schweda beschreiben,[101] ist die allgemeine intersektionale Perspektive eine dekonstruktive. Indem Machtasymmetrien und Manifestationsformen von Diskriminierung in den Fokus der Analyse rücken, wird

96 Siehe hierzu Holman/Walker (2021).

97 Al-Faham et al. (2019). Hill Collins (2022).

98 Crenshaw (1989) sowie Crenshaw (1991).

99 Mecheril/Plößer (2018), S. 287.

100 Davis (2008). Hill Collins (2022). Hill Collins & Bilge (2016).

101 Weßel/Schweda (2023), S. 23.

eine Möglichkeit geschaffen, (diskriminierende) soziale Ordnungen zu hinterfragen. In diesem Sinn kann Intersektionalität als emanzipatorisches Analyseinstrument verstanden werden.[102]

Ein besonderes Merkmal und Vorteil dieses noch immer in Entwicklung befindlichen Konzepts liegt in der Fokussierung auf den Kontext, einschließlich des Zeitpunkts, des Ortes und spezifischer Situationen.[103] Dies ermöglicht eine tiefgreifende kritische Analyse der strukturellen Bedingungen, die zu Diskriminierung führen können,[104] was in den letzten Jahren ein zunehmendes wissenschaftliches Interesse für Intersektionalität ausgelöst hat. Im Gesundheitskontext dominiert grundsätzlich die Betrachtung weniger Faktoren – wie der klassischen Trias Geschlecht, sozioökonomischer Status und Ethnie. Das Alter als Kategorie bleibt dabei nach wie vor häufig unberücksichtigt. Vor dem Hintergrund der Prävalenz von Ageismus ist entsprechend anzunehmen, dass eine intersektionale Perspektive ohne die Beachtung des höheren Alters und der damit in Verbindung stehenden Assoziationen nicht hinreichend intersektional ist und sein kann. Im Vergleich zu anderen wissenschaftlichen Disziplinen, wie der Geschlechterforschung, wird aber auch in der Alternsforschung selbst ein intersektionaler Ansatz deutlich seltener herangezogen und nur wenige Studien inkludieren diesen im Kontext von Altern und gesundheitlicher Ungleichheit.[105] Die bislang häufigste Betrachtung in der Alternsforschung er-

---

102 Ibid. Hill Collins (2015).

103 Weßel (2021), S. 89.

104 Das Konzept der Intersektionalität bietet dabei selbst ein anschauliches Beispiel für hermeneutische Ungerechtigkeit (siehe hierzu auch Kapitel 6.1.2). Bevor Intersektionalität erarbeitet wurde, fehlte das Verständnis und der Begriff, um intersektionale Diskriminierungserfahrungen angemessen beschreiben und analysieren zu können. Diese Leerstelle stellt für eine Auseinandersetzung mit den spezifischen Wirkmechanismen, in denen verschiedene marginalisierte Identitäten interagieren und Erfahrungen prägen, eine zentrale Barriere dar, wodurch auch die von intersektionaler Diskriminierung betroffenen Personen Schwierigkeiten haben, ihre Erfahrungen vollständig zu verstehen oder auszudrücken. Intersektionales Denken richtet den Blick damit speziell auch auf epistemische Gerechtigkeit und damit auf Sprache und die Auswirkungen von Begriffen und Strukturen, die zu unsichtbarer Diskriminierung führen können. Siehe hierzu auch Weßel (2021), S. 90.

105 Siehe hierzu Calasanti/King (2015). Homan et al. (2021). Holman/Walker (2021). Weßel/Schweda (2023). Langmann/Weßel (2023).

fuhren Verflechtungen zwischen Alter und Geschlecht, die auch von Simone de Beauvoir als doppelte Gefahr für Diskriminierung beschrieben werden.[106]

Das Fehlen des höheren Alters als Kategorie in intersektionalen Analysen wurde bereits von einigen Wissenschaftler:innen kritisiert, ein zentraler Aufsatz in dieser Diskussion ist *»Ageism and Feminism: From »Et Cetera« to Center«* von Calasanti und Kolleg:innen.[107] Darin wird von den Autor:innen darauf hingewiesen, dass zwar ein Bewusstsein gegenüber Ageismus bestehe, dieser in den Untersuchungen aber weitgehend nicht berücksichtigt wird, wodurch in der Betrachtung die Verwobenheit von sozialer Ungleichheit und höherem Lebensalter unzureichend Aufmerksamkeit bekomme. In Konsequenz bleiben inter alia in der Geschlechterforschung Themen des höheren Alters unbeachtet, während ein starker Fokus auf dem mittleren Alter liegt.[108] Ohne die Beachtung des höheren Lebensalters als Differenzkategorie ist davon auszugehen, dass die kontinuierliche und prozesshafte Veränderung von gerechtigkeitsrelevanten Ungleichheitsverhältnissen unsichtbar bleibt. Erst durch eine entsprechend intersektionale Perspektive wird eine unterschiedlich starke Verschränkung von Lebensgestaltungschancen, Teilhabe(möglichkeiten) und verfügbaren Ressourcen ersichtlich.[109] Mit Blick auf den aktuellen Stand der Forschung zeigt sich viele Jahre nach der Kritik von Calasanti et al.,[110] dass das höhere Alter insgesamt (noch immer) nicht in das Zentrum intersektionaler Untersuchungen gerückt ist.

Währenddessen wird umgekehrt auch in der Alternsforschung nur selten ein intersektionaler Ansatz gewählt, sodass eine undifferenzierte Sicht auf ältere Menschen und ihre Lebensrealitäten bestehen bleibt.[111] Aus dieser Forschungslücke lassen sich eine Reihe negativer Implikationen ableiten.

---

106 de Beauvoir (1970/2008). Vgl. auch Stypińska/Nikander (2018), S. 94. In diesem Zusammenhang ist jedoch anzumerken, dass sich eine mehrfache Gefährdung für Diskriminierung im höheren Alter auf komplexere Art und Weise gestaltet als ein Zusammenfügen mehrerer Benachteiligungsmöglichkeiten. Siehe hierzu auch Calasanti/King (2015), S. 193.

107 Calasanti et al. (2006).

108 Ibid. Im Rahmen der Untersuchung von Martin/North (2021) wurde zudem festgestellt, dass Ageismus in Diskussionen über soziale Gerechtigkeit im Allgemeinen nicht die gleiche Anerkennung erfährt wie Rassismus oder Sexismus.

109 Höppner/Wanka (2021), S. 54.

110 Calasanti et al. (2006).

111 Holman/Walker (2021).

Dazu zählen die mögliche Unsichtbarkeit und die potenzielle Marginalisierung bestimmter sozialer Gruppen innerhalb der älteren Bevölkerung. Dies verursacht Leerstellen im Verständnis gesundheitlicher Ungleichheiten, da komplexe Wechselwirkungen zwischen individuellen sozialen Identitäten und Diskriminierungsmechanismen nicht ausreichend beachtet werden. Infolge ist davon auszugehen, dass im höheren Alter zusammenwirkende Diskriminierungsfaktoren übersehen werden, was wiederum dazu beiträgt, dass die Diversität innerhalb der Gruppe der älteren Menschen nicht ausreichend untersucht, erkannt und infolge berücksichtigt wird. Eine isolierte Betrachtung des höheren Lebensalters kann daher zu einer verzerrten Wahrnehmung darüber führen, wann und in welchem Ausmaß Diskriminierungsmechanismen zusammenwirken und erlebt werden. Dabei ist naheliegend, dass durch die Erfahrungen einer bestimmten Gruppe an älteren Personen nicht alles sichtbar gemacht werden kann, was über Gesundheit und Krankheit, Gesundheitsversorgung und Krankheitserfahrungen im höheren Alter gewusst werden kann oder müsste. Entsprechend grundlegend ist es zwischen privilegierten und speziell benachteiligten Mitgliedern auch innerhalb einer sozialen Gruppe wie den Menschen im höheren Lebensalter zu unterscheiden. Fehlende intersektionale Analysen des Alterns können folglich zu einem unvollständigen und ungenauen Verständnis von Alterungsprozessen führen. Die Notwendigkeit einer intersektionalen Perspektive begründet sich damit primär darin, dass privilegierte Personen einer sozialen Gruppe nicht mit denselben (Diskriminierungs-)Erfahrungen konfrontiert und somit nicht repräsentativ für die jeweilige Gruppe sind beziehungsweise sein können.[112]

Dagegen ermöglicht das Heranziehen eines intersektionalen Ansatzes die Diversität der Kategorie des höheren Alters eingehender zu analysieren. Durch die Anerkennung der vielfältigen Alterungserfahrungen unterstützt eine intersektionale Perspektive das Streben nach Inklusion *aller*. Im Kontext dieser Arbeit bedeutet dies entsprechend, die Argumente und Strategien zur Überwindung von Ageismus in der Gesundheitsversorgung älterer Personen auf deren Anwendbarkeit auf diese heterogene Gruppe und ihre *vielschichtigen* Diskriminierungsprofile hin zu überprüfen. Insbesondere in Bezug auf gesundheitliche Aspekte des Alterns, die inter alia stark von verschiedenen normativen Vorstellungen, wie durch Healthy Aging oder auch Successful

---

112 Wilson et al. (2019). Vgl. auch die Ausführungen zum epistemischen Privileg und Standpunktepistemologie in Abschnitt 6.1.

Aging, geprägt sind, kann damit dem Risiko begegnet werden, Benachteiligungsmechanismen zu übersehen. Indem Ageismus vor allem in Hinblick auf die Gesundheit stark mit Defiziten in Verbindung gebracht wird, ist eine Analyse der möglichen Verwobenheit mit Ableismus grundlegend. Während eine getrennte Betrachtung beider Konzepte wichtig ist, sollten sie auch auf ihre Überschneidungen hin untersucht werden. Damit fordert dieses Kapitel einen Perspektivenwechsel in der Herangehensweise der Auseinandersetzung mit Altersfeindlichkeit, indem die Vielfalt des Alterns durch eine intersektionale Perspektive fokussiert wird. Im Folgenden werden daher Verflechtungen zwischen Ageismus und Ableismus genauer analysiert und zugleich Argumentationen überprüft, die für die Überwindung von Ageismus für alle eintreten, die zu der Gruppe der älteren Personen gezählt werden.[113]

6.2.1 Verflechtungen von Ageismus und Ableismus

Ableismus (auch Behindertenfeindlichkeit genannt) ist, angesichts der weit verbreiteten Diskurse über positive Alterungsprozesse in Westlichen Ländern, von besonderer Bedeutung in einer intersektionalen Betrachtung von Ageismus. Wie im Kapitel *Erfolgreiches Altern – gesundes Altern – gutes Altern* erläutert, beeinflussen Konzeptionen des guten Alterns die Art und Weise, wie Altern wahrgenommen wird, maßgeblich und wirken sich sowohl auf politischer Ebene als auch auf die soziale Identität aus.[114] Damit einhergehend besteht das Risiko, dass Behinderungen (unter anderem im höheren Alter) als persönliches Versagen missinterpretiert werden.[115] Zugleich leben weltweit über eine Milliarde Menschen mit Behinderungen, wobei in Deutschland rund 52 % der Menschen mit Behinderungen 65 Jahre und älter sind.[116] Diese Zahlen repräsentieren die größte Minderheitengruppe und umfassen sowohl ältere Erwachsene, die im fortgeschrittenen Lebensalter Behinderungen entwickelt haben, als auch Menschen, die mit (bereits bestehenden) Behinderungen

113 Die Analyse dieser Intersektion wurde aufgrund der Schwerpunktsetzung dieser Arbeit gewählt. Es ist jedoch zu beachten, dass auch eine vertiefte Auseinandersetzung mit anderen Intersektionen, wie Gender oder Klasse, in diesem Kontext von besonderer Bedeutung sind.

114 Siehe hierzu Kapitel *Erfolgreiches Altern – gesundes Altern – gutes Altern*. Aber auch Leahy (2023). Langmann/Weßel (2023). Pack et al. (2019).

115 Siehe hierzu auch Kapitel 4.2.1.

116 Vgl. WHO (2011). Statistisches Bundesamt (2021), S. 17.

altern. Im Bestreben, altersbedingte *Verluste*[117] zu reduzieren oder gar zu verhindern, wurde mit Konzeptionen wie Successful Aging oder Healthy Aging[118] ein neues Paradigma geschaffen, mit dem das Bild des abhängigen und unselbständigen alten Menschen und damit Ageismus aufgebrochen werden soll. Zugleich betonen diese Konzepte, dass Altern nicht per se mit Behinderungen einhergehe. Vor diesem Hintergrund wird durch eine intersektionale Betrachtung in diesem Abschnitt dargestellt, inwiefern hier ableistische Annahmen und Elemente erkennbar sind.[119]

Während Ageismus zumindest schrittweise in den Fokus der Gerontologie rückte, findet Ableismus vergleichsweise (noch) deutlich weniger Beachtung. Dabei wird in vielen Auseinandersetzungen die Möglichkeit hervorgehoben, in Gesundheit zu altern und funktionale Einschränkungen zu vermeiden.[120] Auch in der feministischen Bewegung wurden (bislang) oft Anliegen und spezifische Diskriminierungserfahrungen von Menschen mit Behinderungen übersehen.[121] Um Altern und Behinderungen in einem sich verändernden demografischen Umfeld wahrzunehmen und gleichzeitig einen inklusiven Diskurs rund um *gutes* Altern anzustreben, ist die Einbeziehung von Ableismus jedoch unerlässlich. Vor diesem Hintergrund wird verstärkt eine intersektionale Analyse von Ableismus und Ageismus gefordert, in der sowohl Altern mit Behinderungen als auch Behinderungen, die im höheren Alter auftreten, berücksichtigt werden.[122] Der bisherige Mangel an intersektionalen Analysen zu diesem Thema kann unter anderem auf die bisher begrenzte Zusammenarbeit zwischen den Bereichen Gerontologie und Disability Studies zurückgeführt werden.

Ableismus bezieht sich auf Stereotype, Vorurteile und Diskriminierung gegenüber Menschen mit Behinderungen oder bezüglich wahrgenommener

---

117 Die Wahl von Begriffen wie »altersbedingte Verluste« anstelle von »altersbedingte Veränderungen« kann Werte und Vorurteile widerspiegeln, die implizit die wissenschaftliche Auseinandersetzung beeinflussen. Siehe hierzu Cohen et al. (2020).

118 Die Begriffe werden durchaus synonym verwendet. Vgl. Foster/Walker (2015).

119 Dieses Thema wurde zu einem anderen Schwerpunkt auch im Artikel Langmann/Weßel (2023) »Leaving no one behind: successful ageing at the intersection of ageism and ableism.« In: *Philosophy, Ethics, and Humanities in Medicine* 18, Artikel 22 behandelt.

120 Vgl. Kelley-Moore et al. (2006). Vgl. Kelley-Moore (2010), S. 102–103.

121 Vgl. Evans (2021). Siehe auch Langmann/Weßel (2023).

122 Bickenbach et al. (2012). Bigby/Putnam (2021). Langmann/Weßel (2023). Gendron et al. (2023a). Leahy (2023).

funktionaler Einschränkungen von Personen.[123] Der Schwerpunkt der wissenschaftlichen Auseinandersetzung mit diesem Thema liegt bei den Disability Studies und wird häufig wie folgt definiert:

> »Ableismus bezieht sich auf ein Netzwerk von Überzeugungen, Prozessen und Praktiken, das eine bestimmte Art von Selbst und Körper (die körperliche Norm) hervorbringt, die als perfekt, arttypisch und daher wesentlich und vollständig menschlich projiziert wird. Behinderung wird damit als ein verminderter Zustand des Menschseins dargestellt.«[124]

Die Verflechtungen von Altersfeindlichkeit und Behindertenfeindlichkeit können in vielen Fällen deutlich erkannt werden, unter anderem dann, wenn Personen im höheren Alter aufgrund eingeschränkter oder abnehmender körperlicher oder geistiger Fähigkeiten abgewertet werden.[125] Während hierbei ableistische Vorstellungen evident werden, sind diese mit Altersbildern verknüpft, die insbesondere die Gebrechlichkeit und Abhängigkeit von älteren Personen hervorstreichen. Vorurteile und Ängste gegenüber der Entwicklung von Behinderungen überschneiden sich dabei mit jenen, die mit dem höheren Alter in Verbindung stehen.[126] Inhärent ableistische Elemente können in diesem Kontext vor allem aus der Interpretation altersbedingter Veränderungen als Defizite und Verluste abgeleitet werden. Im Rahmen einer breit angelegten und in den USA national repräsentativen Studie konnte neben einer signifikanten Korrelation von älteren Patient:innen und Diskriminierung gezeigt werden, dass durch bestehende oder zunehmende Behinderung in dieser Patient:innengruppe auch das Risiko für Diskriminierung in Gesundheitsinstitutionen zunimmt[127] und die Lebenszufriedenheit abnimmt.[128] Darüber hinaus wurde festgestellt, dass sich diese Erlebnisse grundlegend von den Diskriminierungserfahrungen älterer Menschen im Alltag unterscheiden, da für diese – im Gegensatz zu den Ereignissen in Gesundheitseinrichtungen – kein direkter Zusammenhang mit dem Grad der Behinderung nachgewiesen werden konnte.[129]

---

123 WHO (2021), S. 10. Vgl. Bogart/Dunn (2019).

124 Campbell (2001), S. 44. Direktes Zitat aus dem Englischen in eigener Übersetzung.

125 Jönson/Taghizadeh Larsson (2021), S. 5. Yoshizaki-Gibbons (2021), S. 38–39.

126 Gendron et al. (2023a). Gendron et al. (2023b). Vgl. Auch Yoshizaki-Gibbons (2021).

127 Rogers et al. (2015), S. 1415–1416.

128 Branco et al. (2019).

129 Rogers et al. (2015), S. 1418–1419.

Die im Kapitel *Erfolgreiches Altern – gesundes Altern – gutes Altern* besprochenen Konzeptionen und Definitionsversuche des *guten* Alterns können teilweise als implizit alters- sowie behindertenfeindlich interpretiert werden, da unter anderem funktionalen Fähigkeiten eine normative Bedeutung zugesprochen wird. Diskurse über Konzeptionen eines *guten* oder gar *besseren* Alterns werden dabei auch wegen derer Verwobenheit mit liberalen Auffassungen von Autonomie und Unabhängigkeit kritisiert. Fähigkeiten werden darin mit ableistischen Vorstellungen von Unabhängigkeit in Verbindung gebracht.[130] Speziell das Konzept Successful Aging[131] wurde häufig insbesondere aufgrund der verengten Darstellungen von Gesundheit und Funktionsvermögen und der damit einhergehenden engen Kriterien für einen erfolgreichen Alterungsprozess kritisiert.[132] Werden jene Kriterien auf eine Vermeidung von Krankheiten, Behinderungen oder funktionalen Einschränkungen ausgerichtet, so sind all jene älteren Personen, die mit (chronischen) Erkrankungen leben, Unterstützung im Alltag benötigen oder auch pflegebedürftig sind, nach dieser Vorstellung nicht erfolgreich in ihrem Alterungsprozess – beziehungsweise erleben nach dem Verständnis von Rowe und Kahn eine »normale« oder gar »pathologische« Alterung.[133] Ein solches Konzept impliziert nicht nur die binäre Vorstellung, dass es »Gewinner:innen und Verlierer:innen« in Bezug auf das Älterwerden gäbe, auch ist anzunehmen, dass damit defizitorientierte Altersbilder speziell für jene, die in diesem Verständnis eben nicht erfolgreich altern, weiter ausgrenzend und diskriminierend verstärkt wirken. Demnach kann die persönliche Bemühung um ein gutes und damit erfolgreiches Altern durch solche Vorstellungen – trotz des Wissens über die Mehrdimensionalität von Gesundheit – auch zu einem persönlichen Erfolg oder Versagen werden.[134] Obwohl die Auswirkungen von Diskursen über gutes Altern auf die Art und Weise, wie ältere Erwachsene ihre Identität und ihren Alltag verhandeln, in Untersuchungen aufgezeigt werden, wurden alternde Personen mit Behinderungen in diesen Auseinandersetzungen (bislang) nicht gleichermaßen einbezogen.[135] Indem angenommen wird, dass Altern dann erfolgreich ist, wenn es nicht mit dem Verlust von Fähigkeiten und dem Leben mit Krankheiten verbunden ist,

130 Siehe Pack et al. (2019). Goodley et al. (2019), S. 986. Leahy (2023).

131 Rowe/Kahn (1997).

132 Palmore (1995). Dillaway/Byrnes (2009). Siehe Kapitel 4.2.1.

133 Rowe/Kahn (1997), S. 433.

134 Calasanti (2016), S. 1099.

135 McGrath et al. (2016), S. 3.

wird auf ableistische Vorstellungen abgestellt, die (ältere) Menschen mit Beeinträchtigungen stigmatisieren.[136]

Damit kann das höhere Alter sowie als alt wahrgenommen zu werden als negatives Merkmal und Stigma bestehen, womit ältere Personen wie auch Menschen mit Behinderungen dem Risiko gegenüberstehen, auf gesundheitliche Defizite reduziert zu werden. Hohmeier argumentiert diesbezüglich, dass, auch wenn die mit dem Stigma in Verbindung gebrachte praktische Realität mitunter stark von der stigmatisierenden Konstruktion abweicht, Stigmatisierung dennoch ein in sich geschlossenes und damit schlüssiges System bildet, das sich immer wieder auch selbst bestätigt. Altsein wird demnach immer dann zum Stigma, wenn es als Abweichung von einer gängigen Norm dargestellt wird – so wie in unserer Gesellschaft und im Gesundheitskontext weitgehend jüngere Erwachsene als geltende Norm verstanden werden.[137] Auch wenn versucht wird nicht der Norm zu entsprechen, prägt das höhere Alter folglich weiterhin – oder möglicherweise gar verstärkt – die Identität von Personengruppen negativ, während damit die Lebensqualität von Personen mit Behinderungen (implizit) abgewertet wird.

Wird daneben zum Abbau von Ageismus die Argumentation rund um die *gesundheitliche* Diversität des höheren Alters aufgebaut, so scheint dies nicht nur unzureichend zu sein, sondern birgt ebenso das Risiko von unterschwelligem Ableismus sowie des Übersehens weiterer sozialer Determinanten von Gesundheit. Das bedeutet, der Blick auf die Gruppe der älteren Personen wird dadurch zwar dahingehend geschärft, dass alt zu sein nicht per se mit Krankheit einhergeht und damit inter alia rein defizitorientierte Altersbilder nicht hinreichend begründbar sind; in Konsequenz könnte damit aber auch argumentiert werden, dass jene älteren Personen, auf die bestehende Altersbilder, beispielsweise aufgrund vorherrschender Gebrechlichkeit, zutreffen, eben tatsächlich als (gesellschaftliche) Belastung gesehen werden (können). Infolge könnten auch Überlegungen zu altersbedingter Ressourcenallokation mehr Raum einnehmen, während die dahinterliegenden Dynamiken von Ableismus unbeachtet bleiben. Auch wenn, wie unter anderem im Kontext von Successful Aging intendiert, durch den Hinweis auf die gesundheitliche Vielfalt des Alterns insbesondere diese homogene Darstellung älterer

136 Vgl. Taghizadeh Larsson/Jönson (2018). Siehe hierzu auch Langmann/Weßel (2023).

137 Hohmeier (1978), S. 10–11. Braucher (2021), S. 50. Siehe hierzu auch Gibbons (2016), die in diesem Zusammenhang auch von einer »Compulsory Youthfulness«, das heißt eine Art Verpflichtung zur Jugendlichkeit, schreibt.

Personen aufgebrochen werden kann, birgt dies das Risiko, dass eine (noch stärkere) Unterscheidung zwischen einem Altern in Gesundheit und Krankheit erfolgt. Damit bleibt die Schlechterstellung oder -behandlung von jenen älteren Personen mit gesundheitlichen Einschränkungen unangetastet oder wird gar verschärft.[138] Entsprechend wird der Fokus wiederum primär auf funktionale Fähigkeiten von Personen gelegt, während die Gleichwertigkeit aller Menschen unbetont bleibt. Zudem folgt eine solche Argumentation der Logik, dass für (viele) Personen, denen aktuell altersfeindlich begegnet wird, diese Schlechterbehandlung vor allem aufgrund von besseren, das heißt von Gesundheit geprägten Alterungsprozessen nicht legitim wäre. Das bedeutet, Ageismus und die damit verbundenen negativen Auswirkungen auf ältere Personen wären (nur) dann falsch, wenn ältere Personen defizitorientierte Stereotype nicht erfüllen. Damit liegt der Fokus wiederum vordergründig auf den diskriminierten Personen, die nach dieser Auffassung durch die Änderung von Eigenschaften – in diesem Fall durch ihre Bemühung darum, in guter Gesundheit zu altern und damit die primäre Verantwortung für die eigene Gesundheit zu tragen – sich aus der benachteiligten Gruppe herauslösen könnten. Während sich in dem Ideal des aktiven und gesunden 80-Jährigen das Stigma von Krankheiten und Behinderungen widerspiegelt, das zur Marginalisierung einer großen Gruppe älterer Personen beiträgt, die mit Krankheiten und Behinderungen leben, werden damit zugleich Möglichkeiten eines guten Alterns implizit für alle alternden Personen begrenzt.

Angesichts dessen können Verbindungen zur intrapersonellen Dimension von Ageismus, Stereotype Threat und der Theorie der sozialen Identität erkannt werden.[139] Beispielhaft hierfür ist, dass ältere Menschen aufgrund vorherrschender negativer Altersstereotype, wie *Altsein bedeutet Kranksein*, bestrebt sind, diesen gerade nicht zu entsprechen. Werden negative Stereotype erfüllt und ist die betroffene Person nicht in der Lage, diese zu verändern, kann dies zu einer selbstgerichteten Ablehnung der eigenen Person führen,[140] die sich behindertenfeindlich begründet. Dabei kann das Bedürfnis, sich nicht mit der Gruppe der älteren Menschen zu identifizieren, auch mit der empfundenen Notwendigkeit zusammenhängen, nicht dazuzugehören, um soziale Anerkennung zu erhalten. Interessanterweise neigen Menschen, die im höheren Alter zum ersten Mal Behinderungen erleben, dazu, sich eher nicht

138 Siehe hierzu Langmann/Weßel (2023).

139 Siehe hierzu Kapitel 5.2.1.

140 Siehe hierzu Swift et al. (2017). Lev et al. (2018).

als behindert zu identifizieren, sondern eher von Einschränkungen zu sprechen.[141] Während dieses Phänomen bisher nur begrenzt untersucht wurde, zeigen Forschungsergebnisse, dass sich ältere Personen bei der Beurteilung ihres allgemeinen Gesundheitszustandes in der Regel mit Gleichaltrigen vergleichen. Demzufolge wird der Gesundheitszustand und Lebensqualität im Kontext des Alters bewertet, wodurch Funktionseinschränkungen als »normal« für das jeweilige Alter gedeutet werden.[142] Daraus ist ableitbar, dass Behinderungen, die im höheren Alter auftreten, als Alterserscheinungen und damit Behinderungen als dem höheren Alter inhärent interpretiert werden. Die soziale Identität als Person mit Behinderungen wird dadurch verdrängt, während dies bei (bereits bestehenden) Behinderungen, mit denen Menschen altern, weniger zutreffen dürfte. Zugleich verdrängt dies jedoch nicht Ableismus, sondern spiegelt exemplarisch die Position älterer Personen an der Schnittstelle zwischen Gesundheit und Krankheit sowie Ageismus und Ableismus wider.[143]

Wird der Gesundheitszustand einer Person ausschlaggebend für das Verständnis »alt zu sein« und eine zugleich normative Kategorisierung, so sind weitere Konsequenzen denkbar: Erstens würde hierdurch wiederum das Vorurteil »Altsein ist gleich Kranksein« zumindest indirekt verstärkt. Zweitens könnte damit eine zeitliche Verschiebung, ab wann Personen als *alt* wahrgenommen werden, erfolgen. Das bedeutet, dass die in der Gerontologie verbreitete Differenzierung zwischen dem dritten und vierten Lebensalter[144] könnte sich in gesellschaftlichen Narrativen des höheren Alters etablieren, wodurch das Ziel, Ageismus entgegenzuwirken, beispielsweise nur mit Bezug auf Altersfeindlichkeit gegenüber *jüngeren älteren* Personen, und damit mit größerer Wahrscheinlichkeit »gesünderen« Personen, erfolgreich wäre.[145] Unter die-

---

141 Kelley-Moore et al. (2006), S. 127. Leahy (2023).

142 Siehe hierzu beispielsweise Sayag/Kavé (2022) sowie McGrath et al. (2016).

143 Siehe hierzu auch Gibbson et al. (2016).

144 Während das dritte Lebensalter (ca. zwischen 60 und 80 Lebensjahren) weitgehend mit hohen funktionalen Fähigkeiten in Verbindung gebracht wird, wird das vierte Lebensalter (ca. ab 80 Jahren) als jenes geprägt von zunehmenden Einschränkungen und Krankheiten verstanden. Cave: auch hier keine homogenen Gruppen. Vgl. hierzu unter anderem Kruse (2017), S. 36.

145 van Dyk (2016) schreibt in diesem Kontext, dass eine zunehmende Polarisierung zwischen den »Third Agers« und den »Fourth Agers« zu beobachten ist, wobei die »Third Agers« aufgrund ihrer Gleichstellung mit den »Midlifers« aufgewertet werden, während die »Fourth Agers« weiterhin ausgegrenzt und vom gesellschaftlichen Leben aus-

ser Differenzierung, die aufgrund des angenommenen Gesundheitszustandes vorgenommen wird, bleibt jedoch die mangelnde Berücksichtigung von Menschen mit gesundheitlichen Einschränkungen oder Behinderungen bestehen. Damit birgt dies die Gefahr, dass normative Vorstellungen von Gesundheit negativ in das höhere Alter hineinreichen, sich das Stigma des höheren Alters zwar proportional mit einer steigenden Lebenserwartung verschiebt, aber potenziell auch verstärkt. Während dabei Ageismus fortbesteht und Alter nach wie vor als defizitorientierte Kategorie funktioniert, bleiben Perspektiven von Menschen mit Behinderungen, die altern, unbeachtet und der Diskurs bleibt weiterhin bei der Vermeidung von Krankheit und Behinderungen stehen. Entsprechend ist abzuleiten, dass Anschauungen des guten Alterns, die sich primär auf Gesundheit, Selbständigkeit und die persönliche Verantwortung für Gesundheit fokussieren, (alternde) Menschen mit Behinderungen marginalisieren. Infolge ist es nicht überraschend, dass während in der Gerontologie Successful Aging einen paradigmatischen Status erlangt hat, in den Disability Studies aufgrund seines stigmatisierenden Charakters gegen die weitere Verwendung dieses Konzeptes argumentiert wird.[146]

Der Verweis auf die Heterogenität im Diskurs über das Altern hat zudem bisher nur begrenzt dazu geführt, Altern nicht defizitorientiert zu verstehen. Der Fokus bleibt häufig auf Gesundheit oder funktionale Fähigkeiten gerichtet, während vielfältige andere Faktoren, die zu einem guten Altern beitragen (können), vernachlässigt werden. Die Frage, was gutes Altern bedeuten kann, wenn Gesundheit nicht im Fokus steht, eröffnet jedoch alternative Möglichkeiten, Visionen des Alterns jenseits der normativen Elemente von erfolgreichem Altern zu entwickeln. Studien zeigen, dass ältere Menschen verschiedene Aspekte als wichtig für ein gutes Altern erachten. Dazu gehören Beziehungen mit Familie und Freunden, Selbstakzeptanz, Selbstzufriedenheit, soziales Engagement, Selbstentfaltung im späteren Leben, emotionales und spirituelles Wohlbefinden, Humor, Autonomie und auch Naturerlebnisse.[147]

Eine Abgrenzung zu Konzepten, in denen gutes Altern an Gesundheit gebunden wird und damit gesundheitliche Einschränkungen als hemmende Fak-

---

geschlossen werden, S. 117. Das heißt, während das dritte Lebensalter als ein Leben, das in Gesundheit erlebt wird, noch als gut interpretiert wird, erfährt das vierte Lebensalter, das mit Krankheit und Behinderungen verbunden ist, weiterhin Ausgrenzung und (möglicherweise sogar verstärkte) Abwertung.

146 Harnett et al. (2021), S. 14.

147 van Leeuwen et al. (2019). Jones (2022). Reichstadt et al. (2010).

toren identifiziert werden, wird durch ein Heranziehen des Capability-Ansatzes ermöglicht. Durch dessen Ausrichtung kann beispielsweise primär danach gefragt werden, wie aus einer strukturellen Perspektive Möglichkeiten für ein gutes Altern geschaffen oder eingeschränkt werden, während zugleich unterschiedliche Fähigkeiten und Präferenzen berücksichtigt werden. In Kombination mit Erkenntnissen aus intersektionalen Analysen – wie den in dieser Arbeit formulierten Überlegungen – wird hierdurch eine inklusivere Grundlage für die Diskussion darüber geschaffen, was gutes Altern für *alle* bedeuten kann.[148]

Ein derart inklusiverer Ansatz, der individuelle Fähigkeiten und Präferenzen berücksichtigt, spiegelt sich in der Frage wider, wie eine Gesellschaft eine Grundlage für gutes Altern schaffen kann. Wie bereits angedeutet, kann eine Abwertung und infolge die Rangordnung von Personen innerhalb einer Gesellschaft nur dann abgelehnt werden, wenn der Anspruch auf Gleichheit nicht an Faktoren wie (funktionale) Fähigkeiten, Rationalität oder Ähnliches geknüpft ist. Nur so ist Gleichheit ein grundlegendes Prinzip und nicht erst durch einen bestimmten Zustand erreichbar. Hier scheint das eingangs erwähnte Zitat von Simone de Beauvoir passend: »Wie müsste eine Gesellschaft beschaffen sein, damit ein Mensch auch im Alter ein Mensch bleiben kann? Die Antwort ist einfach: er muss schon immer als Mensch behandelt worden sein.«[149]

6.2.2 Bedürfnisorientierte Gesundheitsversorgung älterer Personen

Vorweg ist erneut zu betonen, dass es auch im Zusammenhang einer bedürfnisorientierten Versorgung *die* Älteren als homogene (Patient:innen-)Gruppe nicht gibt. Vielmehr unterscheiden sich ältere Patient:innen mitunter stark, insbesondere hinsichtlich der Ausprägungen an (auch) altersspezifischen physiologischen Gegebenheiten, Veränderungen sowie chronischen Erkrankungen[150] und weiteren intersektionalen Aspekten, wie sozioökonomischem Status, Geschlecht oder lebensbiografischem Hintergrund.[151] Diese Heterogenität umfassend in Behandlungs- beziehungsweise Versorgungsschemata miteinzubeziehen, kann als Grundstein für eine bedürfnisorientierte Versorgung

148 Siehe hierzu auch Gopinath (2018).

149 de Beauvoir (1970/2008), S. 711.

150 Jaul/Barron (2021). Stadelbacher/Schneider (2020).

151 Siehe unter anderem Calasanti/King (2015). Holman/Walker (2021).

im höheren Alter verstanden werden.[152] Die Zuständigkeit liegt dabei primär bei der Geriatrie als medizinischer Fachdisziplin, die sich sowohl mit physischen und psychischen als auch funktionellen und sozialen Aspekten in der medizinischen Versorgung von älteren Personen beschäftigt,[153] wobei entsprechend der Vielschichtigkeit des höheren Alters eine interdisziplinäre Zusammenarbeit besonders wichtig ist.[154] Zusätzlich ist eine intersektionale Auseinandersetzung entscheidend für das Verständnis der unterschiedlichen Rahmenbedingungen älterer Menschen sowie der konkreten Benachteiligungen und damit verbundenen gesundheitlichen Schlechterbehandlungen.[155] Wird folglich eine alterssensible Gesundheitsversorgung in Bezug auf ältere Personen diskutiert, so bedeutet dies nicht per se ein vordefiniertes Behandlungsschema für ein bestimmtes Alter, sondern vielmehr durch spezifisches Wissen auf Bedürfnisse eingehen zu können, die insbesondere im höheren Alter auftreten. Begriffe wie »alterssensibel« oder auch »altersfreundlich« sind jedoch grundsätzlich kritisch zu werten.[156] Zum einen können durch Veränderungen, die in diese Richtungen angestoßen werden, wie durch den schrittweisen Abbau von Barrieren und die Orientierung an individuellen Bedürfnissen, nicht nur ältere Menschen, sondern Patient:innen unterschiedlichen Alters profitieren.[157] Die Begriffe sind demnach nicht präzise und verzerren den

---

152 Siehe hierzu Verweis auf »Transkategoriale Kompetenz« in der Fußnote 76 in Kapitel 6.1.2.

153 Stuck/Masud (2022).

154 Tsukuda (1990).

155 Tobin et al. (2023), S. 34. Siehe auch Holman/Walker (2021).

156 Siehe hierzu auch Erläuterungen im Zusammenhang mit altersfreundlichen Gesundheitsinstitutionen im Kapitel 4.2.2.

157 Siehe hierzu beispielsweise »Towards age-friendly primary health care guidelines« der WHO (2004). Neben vielen anderen Punkten wird darin auf physische Barrieren in Gesundheitsinstitutionen hingewiesen, wodurch ältere Patient:innen oft Schwierigkeiten haben, diese zu erreichen oder sich darin zurechtzufinden. Auch wird angemerkt, dass viele Gesundheitseinrichtungen nicht angemessen auf die Bedürfnisse älterer oder behinderter Menschen ausgerichtet seien. Als Beispiele dafür werden zu kleine Untersuchungsräume oder zu schmale Türen angeführt, wodurch Schwierigkeiten bestünden, Rollstühle und weitere Gehhilfen unterzubringen. Dies führe dazu, dass Ärzt:innen von einer vollständigen Untersuchung absehen müssten WHO (2004), S. 15. Was hier primär in Hinblick auf ältere Menschen angesprochen wird, gilt jedoch gleichermaßen für viele Personen, die entweder vorübergehend oder dauerhaft mit Behinderungen leben. Es trifft aber auch beispielsweise auf jene zu, die mit Kinderwagen solche Einrichtungen besuchen. Grundsätzlich sollte in Gesundheitseinrichtungen Barrierefreiheit als Selbstverständlichkeit betrachtet werden und nicht als eine spezi-

tatsächlichen Nutzen. Zum anderen wird durch solche Termini implizit eine Form der Abgrenzung und Ausgrenzung von älteren Menschen begünstigt,[158] die die Vielfalt und Individualität innerhalb dieser Gruppe vernachlässigt und Stereotype fördert. Altersfreundlich oder alterssensibel implizieren dabei indirekt eine Abweichung von der Norm, was wiederum die Wahrnehmung der Gruppe als nicht der Norm entsprechend verstärken kann. Dies trägt potenziell zur Aufrechterhaltung von Stigmata bei, indem negative Stereotype verstärkt und die soziale Distanz zwischen der stigmatisierten Gruppe und der »Mehrheit« aufrechterhalten bleibt.[159] Gleichzeitig kann die Forderung nach Anpassungen *für* ältere Personen dazu führen, dass das höhere Alter (weiter) problematisiert wird, was das Risiko birgt, das Belastungsnarrativ zu verstärken. Die hier identifizierten Zusammenhänge legen entsprechend nahe, dass der Begriff der bedürfnisorientierten Versorgung (auch und vielleicht speziell für ältere Personen) gegenüber alterssensibler oder altersgerechter Versorgung vorzuziehen ist.

Trotz der absehbaren demografischen Entwicklung und der damit verbundenen Zunahme älterer Patient:innen, bestehen immer noch häufig Barrieren bei der Inanspruchnahme von Gesundheitsleistungen für spezifische, im höheren Alter auftretende Krankheitsbilder und Begleiterscheinungen, wie Multimorbidität oder Gebrechlichkeit.[160] Um dem entgegenzutreten, ist die wissenschaftliche Auseinandersetzung mit diesem Thema, mitsamt Transfer der Erkenntnisse in die Praxis, ein bedeutender Schritt in Richtung Förderung bedürfnisorientierter Gesundheitsversorgung und somit eines gerechten Zugangs zu Gesundheitsleistungen. Die notwendigen Veränderungen erstrecken sich dabei auf unterschiedliche Ebenen, einschließlich struktureller und organisatorischer Umgestaltungen sowie der Anpassung pflegerischer Ansätze, die sich auf Therapieziele ausrichten. Diese Ziele sollen das Erreichen oder Aufrechterhalten der bestmöglichen Lebensqualität unterstützen, wie sie von

---

elle Leistung für eine bestimmte Patient:innengruppe. Vielmehr ist Barrierefreiheit in solchen Einrichtungen als Voraussetzung für Chancengleichheit und einen gerechten Zugang zur Gesundheitsversorgung für alle zu verstehen.

158 Dies wird auch als »Othering« bezeichnet und bezieht sich auf den Prozess, in dem ein Individuum oder eine Gruppe von Menschen anderen Individuen oder Gruppen von Menschen negative Eigenschaften zuschreibt, die sie als das Gegenteil von ihnen kennzeichnen. Siehe hierzu beispielsweise Rohleder (2014), S. 1306.

159 Siehe hierzu van Dyk (2016) oder auch Akbulut/Razum (2022). Siehe auch Brauer (2021).

160 Siehe Tavares et al. (2021); Lübke (2020) oder auch Osterloh (2021).

der jeweiligen betroffenen Person selbst definiert wird.[161] Darüber hinaus tragen ein verbessertes Verständnis von Machtstrukturen, systembedingten Ungleichheiten und Diskriminierung sowie das Erkennen der Herausforderungen, denen bestimmte Subgruppen älterer Erwachsener gegenüberstehen, wie beispielsweise das Altern mit Behinderungen, in ländlichen Gebieten oder mit begrenzten finanziellen Ressourcen – oder eine Kombination dieser Faktoren – zur Gesamtkomplexität der Situation bei.[162]

Am Thema der psychischen Gesundheit älterer Menschen lässt sich die Notwendigkeit eines intersektionalen Ansatzes exemplarisch aufzeigen.[163] Obwohl viele ältere Personen psychische Erkrankungen entwickeln, sind Menschen, die an der Schnittstelle zwischen höherem Alter, Behinderung und psychischen Gesundheitsproblemen stehen, mit Diskriminierung konfrontiert[164] und gehören zu jener Gruppe, die weltweit die höchsten Selbstmordraten aufweist. Ältere Männer sind am stärksten betroffen.[165] Neben Risikofaktoren wie Einsamkeit oder Krankheit tragen auch die Internalisierung altersbezogener Narrative und Vorurteile gegenüber dem höheren Alter erheblich zu dieser Dynamik bei.[166] Forschungsergebnisse zeigen einen klaren Zusammenhang zwischen empfundener Belastung, mangelnder Zugehörigkeit und einem erhöhten Risiko für Suizidgedanken bei älteren Erwachsenen.[167] Gendron et al. Fügen hinzu, dass Suizidgedanken bei älteren Personen eng mit internalisierten Ängsten, Sorgen und Befürchtungen verbunden sind, die zu einer negativen Selbstwahrnehmung führen. Diese Gedanken stehen auch in einem Kontext mit Scham und Stigmata, die Altern und Abhängigkeit umgeben, und können somit als eine Auswirkung von internalisiertem Ageismus verstanden werden.[168] Im Kontrast dazu werden Depressionen bei älteren Menschen von Ärzt:innen häufig als natürliche Reaktion auf eine Krankheit oder auf die mit dem Altern einhergehenden Lebensveränderungen interpretiert und nicht

161 Siehe hierzu beispielsweise van Leeuwen et al. (2019).

162 Siehe Calasanti/King (2015). Tobin et al. (2023). Weßel (2021).

163 Siehe hierzu auch Langmann/Weßel (2023).

164 Rabheru/Gillis (2021). Dieser Artikel ist Teil eines im Oktober 2021 veröffentlichten Special Issue »Combating Ageism, Mentalism and Ableism: It's time for a United Nations Convention on the Human Rights of Older Persons« im Journal *The American Journal of Geriatric Psychiatry*.

165 Vgl. Shah et al. (2016) sowie de Leo (2022).

166 Siehe Jeste et al. (2013) oder auch Kang/Kim (2022). Gendron et al. (2023b).

167 Okan et al. (2023). Hövermann/Messner (2023).

168 Gendron et al. (2023b), S. 3–4.

als etwas, das behandelt werden sollte.[169] Zugleich erhöhen Depressionen das Risiko, Behinderungen im Alter zu entwickeln oder bestehende Behinderungen zu verstärken.[170] Die nach wie vor starke Stigmatisierung psychischer Erkrankungen, verbunden mit ableistischen Vorurteilen, führt dazu, dass sich viele ältere Menschen schämen, wenn sie mit psychischen Gesundheitsproblemen konfrontiert sind.[171] Auch hier zeigen Männer im Vergleich zu Frauen eine stigmatisierendere Haltung, was unter anderem zu mangelnder Bereitschaft, Hilfe in Anspruch zu nehmen, sozialer Isolation und einem erhöhten Suizidrisiko führt.[172] Während Depressionen zu den häufigsten psychischen Erkrankungen im höheren Alter gehören, tragen negative Altersstereotype dazu bei, dass Depressionen in dieser Bevölkerungsgruppe unterdiagnostiziert bleiben,[173] wodurch eine erhebliche Barriere für eine bedürfnisorientierte Versorgung besteht.

Besonders angesichts der mit dem demografischen Wandel einhergehenden anteilsmäßigen Zunahme an älteren Personen, aber auch im Allgemeinen vor dem Hintergrund des Rechts auf Gesundheit und des Ziels einer guten Versorgung von Patient:innen mit komplexeren Gesundheitszuständen, gewinnt die Forderung nach bedürfnisorientierter Versorgung an Dringlichkeit. Ein wesentlicher Aspekt hierbei ist die Notwendigkeit eines ausreichenden geriatrischen Grundwissens, das über den geriatrischen Fachbereich hinausreicht. In der Praxis mangelt es jedoch an einer fundierten geriatrischen Ausbildung,[174] während das Fachgebiet der Altersmedizin unterrepräsentiert und unterfinanziert ist.[175] Dies spiegelt sich wiederum in fehlenden (Weiter-)Bildungsangeboten und einer unzureichenden Alternsforschung wider. So führt unzureichende finanzielle Förderung zu Wissensdefiziten,[176] die eine zentrale Barriere für eine bedarfsgerechte und sichere Versorgung darstellen und gleichzeitig Raum für Vorurteile und eine entsprechende Schlechterbehandlung älterer Patient:innen bieten.[177] Beispielhaft dafür sind

169 Bodner et al. (2018), S. 242.
170 Siehe beispielsweise Barry et al. (2009).
171 Young et al. (2019).
172 Siehe hierzu beispielsweise McKenzie et al. (2022).
173 Siehe hierzu Bodner et al. (2018).
174 Neubart (2018c), S. 1–2. Siehe auch Sir et al. (2021) oder auch Dahlke et al. (2021).
175 Vgl. unter anderem Lübke (2020). Osterloh (2021).
176 Siehe hierzu auch Kapitel 6.1.
177 Vgl. Skirbekk/Nortvedt (2014). Siehe auch Wyman et al. (2018).

inadäquate beziehungsweise fehlende Leit- und Richtlinien. Während bestehende Leit- und Richtlinien auf die Behandlung einzelner Krankheitsbilder fokussieren und primär auf die Behandlung von Patient:innen im mittleren Lebensalter ausgerichtet sind, führt dies bei älteren Personen unter anderem zu therapiebezogenen Unsicherheiten.[178] Werden ältere Personen dennoch dementsprechend versorgt, so finden altersphysiologische Veränderungen oder häufig im höheren Alter bestehende Komorbiditäten nicht hinreichend Berücksichtigung.[179]

Eine zentrale Herausforderung für eine bedürfnisorientierte Versorgung besteht darüber hinaus darin, dass im Bereich der klinischen Forschung ältere Menschen als potenzielle Proband:innen nach wie vor häufig *unbegründet* ausgeschlossen werden.[180] In Konsequenz gibt es erhebliche Wissenslücken in Bezug auf die Nützlichkeit aber auch Sicherheit bestimmter Medikamente. Dies betrifft nicht nur die Einzelanwendung von Medikamenten, sondern auch Polypharmazie und die Behandlung von Patient:innen mit Komorbiditäten. In einem breiten fachbereichsübergreifend angelegten Review wurde gezeigt, dass die Anzahl an Studien, die ältere Teilnehmer:innen *unbegründet* ausschließen, in den letzten Jahren zwar rückläufig war, deren Anteil sich aber dennoch auf 26,9 % der untersuchten randomisierten Kontrollstudien beläuft.[181] Folglich wird gefordert, dass, vergleichbar mit dem »Pediatric Investigation Plan«, auch ein »Geriatric Safety and Investigation Plan« für alle Wirkstoffe verpflichtend erstellt wird.[182] Die Notwendigkeit eines solchen Plans konnte auch in einer weiteren Untersuchung der am häufigsten an Personen über 65 verschriebenen Medikamente belegt werden: Zum einen wird auch hier auf den weitreichenden Mangel an Informationen zur sicheren Einnahme von Medikamenten im höheren Alter verwiesen; zum anderen wird – wenn auf ältere Personen Bezug genommen wird – vorrangig das chronologische Alter herangezogen.[183] Dies ist besonders problematisch, da das chronologische Alter nur bedingt aussagekräftig für den allgemeinen Gesundheitszustand älterer Personen ist. Aufgrund mangelnder wissenschaftlicher Evidenz besteht daher

---

178 Pel-Littel et al. (2021), S. 4.

179 Nationale Akademie der Wissenschaften Leopoldina et al. (2015), S. 23.

180 Thake/Lowry (2017).

181 Ibid.

182 Nationale Akademie der Wissenschaften Leopoldina et al. (2015), S. 23.

183 Gempel-Drey/Drey (2020), S. 332.

das Risiko, dass ältere Menschen nicht bedarfsgerecht versorgt werden, sondern eine schädigende und damit schlechtere Behandlung erfahren als jüngere Personen und so aufgrund ihres Alters diskriminiert werden. Die mangelnde Evidenz und folglich das Risiko der inadäquaten Versorgung erstreckt sich von der medikamentösen Behandlung bis hin zu operativen Methoden,[184] Therapien und Reha-Angeboten sowie dem Einsatz von technischen Möglichkeiten (zum Beispiel Telemedizin).[185] Eine stärkere Konzentration auf Alternsforschung in allen Bereichen stellt somit eine zentrale Determinante für eine sichere und bedürfnisorientierte Versorgung älterer Personen dar.

Die Berücksichtigung individuell gesetzter Gesundheitsziele, die auch bei der Festlegung von Therapiezielen und indizierten Behandlungsschritten zentrale Orientierungspunkte darstellen (sollten), ist eine zentrale Säule jeder bedürfnisorientierten Gesundheitsversorgung. Wie im Kapitel 3.4 erläutert, ist die (aktive) Beteiligung von Patient:innen dabei grundlegend, um deren Autonomie zu wahren beziehungsweise zu stärken. Bei Patient:innen im höheren Alter wird dieser Aspekt jedoch häufiger vernachlässigt, wobei besonders ältere Frauen und multimorbide Patient:innen davon betroffen sind.[186] Viele ältere Patient:innen sind zudem nicht ausreichend über ihre Möglichkeiten zur aktiven Beteiligung an Entscheidungsprozessen und ihren Anspruch darauf informiert.[187] Gesundheitsinstitutionen werden oft als Orte der Macht erlebt, an denen ihre Präferenzen nur begrenzt berücksichtigt werden.[188] Diese Wahrnehmung der betroffenen Personen wird durch Studien belegt, die zeigen, dass Ärzt:innen gegenüber Patient:innen im höheren Alter weniger geduldig und engagiert, auch pessimistischer in Bezug auf Therapieziele sind,[189] oder ihnen weniger Informationen bereitstellen.[190] Darüber hinaus neigen Ärzt:innen aufgrund stereotyper Überzeugungen dazu, gesundheitliche Probleme als normale Aspekte des Alterns zu relativieren,[191] während kognitive Fähigkeiten, insbesondere die Informationsverarbeitung, systema-

---

184 Vgl. unter anderem Di Rosa et al. (2018).

185 Nationale Akademie der Wissenschaften Leopoldina et al. (2015), S. 13.

186 Mondal/Dubey (2020), S. 4–6. Ekdahl et al. (2011), S. 4.

187 Jacobi et al. (2016), S. 390.

188 Ekdahl et al. (2010), S. 235. Siehe hierzu auch Kapitel 6.1.

189 Wyman et al. (2018), S. 13–14. Siehe auch Samra et al. (2015).

190 Joseph-Williams et al. (2014), S. 307.

191 Meisner (2012b). Makris et al. (2015). de São José et al. (2019). Schroyen et al. (2015). Madan et al. (2006). DuMontier et al. (2020).

tisch in Frage gestellt werden.[192] Entsprechend seltener sind Patient:innen mit niedrigerem sozioökonomischem Status, multiplen Komorbiditäten, Sprachbarrieren und negativen Erfahrungen in Gesundheitsinstitutionen dazu bereit, sich am Shared Decision Making-Prozess zu beteiligen.[193] Dass Ärzt:innen ältere Patient:innen mit multiplen Erkrankungen oft als zu komplex und zeitintensiv empfinden, um sie in bestehende klinische Strukturen zu integrieren,[194] problematisiert zudem primär Bedürfnisse der betroffenen Personen, während die benachteiligenden strukturellen Hindernisse in Gesundheitsinstitutionen unbeachtet bleiben. Hierbei wird eine mangelnde Anerkennung von Bedürfnissen, ein mangelnder Respekt vor Patient:innen und eine Missachtung ihrer Erfahrungen als wertvolle epistemische Ressourcen im Behandlungsverlauf verdeutlicht. Dies wird durch die Tatsache untermauert, dass viele ältere Patient:innen sich nicht ausreichend qualifiziert fühlen, um an Behandlungsentscheidungen teilzunehmen,[195] was beispielhaft für erlebte testimoniale Ungerechtigkeit ist.[196] Die daraus ableitbare Notwendigkeit eines Perspektivenwechsels von den betroffenen Personen hin zu den Faktoren, die eine Benachteiligung verursachen, basiert dabei darauf, dass nicht bestimmte Personen nicht in die Einrichtungen des Gesundheitswesens passen, sondern vielmehr strukturelle Bedingungen in diesen diskriminierend für bestimmte Patient:innengruppen sind.

Die unzureichende Einbeziehung der betroffenen Personen kann auf verschiedene Faktoren zurückgeführt werden. Hierzu zählen mangelnde geriatrische Kompetenz des Gesundheitspersonals, defizitäre Sichtweisen sowie die strukturellen Hindernisse in der Betreuung von und Kommunikation mit Patient:innen mit komplexeren Bedürfnissen.[197] Dies sind unter anderem die ungenügende Ausbildung im Hinblick auf Shared Decision Making, Zeitdruck, fehlende ungestörte und vertrauliche Gesprächsmöglichkeiten sowie die Anwesenheit von Angehörigen.[198] Bei komplexen Krankheitsbildern sind zudem in der Regel unterschiedliche Fachrichtungen beteiligt, was einerseits

192 WHO (2021). Young et al. (2019). Carel/Kidd (2014).

193 Waddell et al. (2021).

194 Ekdahl et al. (2012), S. 5–6.

195 Pel-Littel et al. (2021), S. 4–10. Siehe auch Waddell et al. (2021).

196 Siehe hierzu insbesondere Erläuterungen zu Typ 3 testimonialer Ungerechtigkeit im Kapitel 6.1.1.

197 Ekdahl et al. (2012), S. 5.

198 Waddell et al. (2021).

das Risiko einer ineffizienten Kommunikation und Versorgung erhöht[199] und andererseits zu unterschiedlichen Auffassungen über Lebensqualität und Wohlbefinden zwischen den beteiligten Ärzt:innen und den Patient:innen führen kann.[200]

In Hinblick auf die Selbstbestimmung und Anerkennung der jeweiligen Entscheidungskompetenz sowie den Respekt der individuellen Werte und Lebensvorstellungen, die zentrale Grundbausteine für autonomes Entscheiden darstellen, sind diese Forschungsergebnisse kritisch zu bewerten. Für die betroffenen Personen ergeben sich hieraus grundlegende Barrieren für den eigenen Entscheidungsprozess und die Möglichkeit, individuelle Präferenzen sowie Vor- und Nachteile bestimmter Therapieoptionen zu berücksichtigen. Dabei werden Aspekte von interpersonellem Ageismus und testimonialer Ungerechtigkeit sichtbar, die wiederum verdeutlichen, dass sowohl Chancen zur Teilhabe als auch die tatsächlich realisierbare Teilhabe stark von den zur Verfügung gestellten Entscheidungsspielräumen abhängen. Um Entscheidungen tatsächlich partizipativ zu treffen, benötigen Patient:innen (auch oder gerade im höheren Alter) entsprechende Förderung, Zugänge und Macht. Dazu zählen die grundsätzliche Förderung der Selbstbestimmung, die Ermutigung zur aktiven Beteiligung und Reflexion über die jeweiligen Bedürfnisse und Präferenzen, sowie prinzipiell das Einbringen des eigenen Wissens.[201] Während Shared Decision Making ein Instrument zur Förderung der Autonomie darstellt, bestehen insbesondere mit Blick auf ältere Patient:innen in der praktischen Umsetzung noch fundamentale Barrieren. Vor allem paternalistische Ärzt:innen-Patient:innen-Beziehungen und die Asymmetrie in Bezug auf Wissen führen zu Hindernissen für das Selbstbewusstsein (einiger) älterer Erwachsener, ihre Präferenzen mitzuteilen und/oder Fragen zu stellen und damit Informationslücken zu besprechen.[202] Dies wird durch eine weitere Untersuchung nicht nur bestätigt,[203] sondern zeigte sich darin zusätzlich, dass gerade ältere Personen Ärzt:innen verstärkt als Autoritätspersonen wahrnehmen, wodurch Patient:innen zumeist erst im Zuge einer vertrauensbasierten Beziehung aktiv Informationen einholen

199 Siehe hierzu beispielsweise Stewart (2018).

200 Ekdahl et al. (2010), S. 235–236. Gillespie et al. (2018), S. 7. Pel Littel (2021), S. 5.

201 Joseph-Williams et al. (2014), S. 307.

202 Gillespie et al. (2018), S. 10. Siehe hierzu auch Kapitel 6.1.

203 Kolland et al. (2015), S. 55–56.

und bei Unklarheiten nachfragen. Daraus lassen sich wiederum bedeutsame Implikationen für eine bedürfnisorientierte Versorgung, insbesondere mit Blick auf die informierte Zustimmung, ableiten. So scheint es wichtig, Möglichkeiten zu schaffen, zwischen Patient:innen und Ärzt:innen eine paritätische Beziehung herzustellen und damit (wohlwollender) Bevormundung beziehungsweise pathogenen Vulnerabilitäten entgegenzuwirken. Darüber hinaus zeigt sich die Wichtigkeit davon, Informationen – auch außerhalb des direkten Kontakts mit Gesundheitspersonal – für alle Personen, unabhängig des Kenntnisstandes von Einzelnen, gut verständlich zugänglich zu machen. Damit können Abhängigkeiten abgeschwächt, aber auch Selbstbestimmung und Gesundheitskompetenz gefördert und folglich Empowerment speziell in der Sorge um das eigene Wohlbefinden gestärkt werden. Besonders vor dem Hintergrund der weitreichenden Auswirkungen von Ageismus ist damit die Ermutigung älterer Personen, aktiv gesundheitsbezogene Entscheidungen mitzubestimmen und als Expert:innen für die eigene Erkrankung anerkannt zu werden, eine zentrale Voraussetzung für eine diskriminierungsfreie und bedürfnisorientierte Versorgung. Demzufolge ist es nicht nur wichtig, von Seiten des Gesundheitspersonals über die verschiedenen Möglichkeiten der Teilhabe aufzuklären, sondern auch aktiv dazu anzuregen. Während das gewünschte Ausmaß an Beteiligung kontextabhängig und von Patient:in zu Patient:in variieren kann, ist eine entsprechende Unterstützung und Förderung als grundlegende Aufgabe auf Seite der behandelnden Personen zu verstehen.

Ein weiteres bedeutsames Thema für eine bedürfnisorientierte Gesundheitsversorgung ist das weitverbreitete Belastungsnarrativ und die (Selbst-)Wahrnehmung vieler älterer Personen, eine Last für die Gesellschaft und im Speziellen für das Gesundheitssystem zu sein.[204] Dieses Gefühl ist häufig mit unterschiedlichen Erfahrungen verknüpft, wie langen Wartezeiten und darauffolgenden, sehr kurzen Ärzt:innengesprächen,[205] oder auch der Sorge, in den Gesprächen die Zeit der Ärzt:innen zu vergeuden.[206] In Kombination mit dem Befund, dass genauere Erklärungen und ein Beantworten von Fragen von Mediziner:innen oft als zu zeitintensiv wahrgenommen wird,[207] ist auch hierdurch eine bedürfnisorientierte Versorgung gestört. In diesem Sinn

---

204 Zu gesellschaftliche Narrative des höheren Alters siehe Kesby (2017).

205 Kolland et al. (2015), S. 55–56.

206 Hurd et al. (2014), S. 30–34.

207 Ben-Harush et al. (2017), S. 46.

scheint in vielen Kontexten des höheren Alters oder auch in Bezug auf chronische Erkrankungen die Angst, eine Last zu sein oder zu werden, ein zentrales Problem darzustellen. Während gesellschaftliche Altersbilder ältere Personen insbesondere im Kontext der Gesundheitsversorgung häufig aus dem Blickwinkel der Belastung betrachten, tragen zugleich die vielfältigen Formen von Ageismus (auch außerhalb von Gesundheitsinstitutionen) dazu bei, dieses Narrativ zu verstärken.[208] Vor allem im Zusammenhang mit Krankheiten und dem damit in Verbindung stehenden Bedürfnis, Gesundheitsleistungen in Anspruch zu nehmen, ist anzunehmen, dass stark individualistische Vorstellungen von Autonomie und Unabhängigkeit zusätzlich zur Angst, eine Last zu sein, beitragen. Ageismus und eine stark individualistisch geprägte Gesellschaftsstruktur fördern dabei soziale Isolation und Einsamkeit,[209] die auch im höheren Alter bedeutende Themen sind und mit erheblichen gesundheitlichen Konsequenzen einhergehen können. Auch hier kann das Belastungsnarrativ sozialen Rückzug fördern, während verinnerlichte negative Altersbilder das höhere Alter mit einer geringeren gesellschaftlichen Teilhabe in Verbindung bringen. Demnach wird sozialer Rückzug im eigenen höheren Alter gegebenenfalls als »normal« sowie eventuell sogar als »gesollt« verstanden.[210] Niedergelassene Gesundheitsinstitutionen nehmen auch hierbei einen wichtigen Platz ein,[211] um unter anderem Problemlagen dieser Art zu erkennen und entsprechende personenzentrierte Maßnahmen einzuleiten.

Aus den beschriebenen Perspektiven konnten verschiedene Bausteine für eine bedürfnisorientierte und gerechtere Gesundheitsversorgung älterer Menschen erarbeitet und gleichzeitig aktuelle Barrieren aufgezeigt werden. Insbesondere wurde deutlich, dass Wissen in unterschiedlichen Kontexten zwar prinzipiell, aber häufig nicht ausreichend vorhanden ist. Die Sicherstellung einer evidenzbasierten Gesundheitsversorgung ist damit nicht nur zentral für professionelles Handeln auch in der Versorgung älterer Patient:innen, sondern zudem grundlegend für eine individuelle und selbstbestimmte Lebensführung und Wohlbefinden im höheren Alter. Daraus ergibt sich einerseits Forschungsbedarf für eine bedürfnisorientierte Gesundheitsversorgung und andererseits die Notwendigkeit von Transparenz in Bezug auf Prozesse

208 Shiovitz-Ezra et al. (2018).

209 Chang et al. (2020).

210 Shiovitz-Ezra et al. (2018).

211 Donovan/Blazer (2020).

und Angebote für ältere Menschen. Die aktive und kontinuierliche Einbeziehung von Patient:innen in die medizinische Entscheidungsfindung ist zwar die Basis für den Respekt der Selbstbestimmung und die Anerkennung des (Selbst-)Expert:innenstatus der betroffenen Personen, in der Praxis konnten jedoch gerade im Zusammenhang mit älteren Menschen hierzu wesentliche (potenzielle) Barrieren identifiziert werden.

Zusammengefasst sollte sich eine bedürfnisorientierte Versorgung älterer Personen eben an den individuellen Bedürfnissen von (älteren) Personen orientieren. Konkret bedeutet das, einen barrierefreien Zugang zu Wissen und Unterstützung bei der Inanspruchnahme von adäquaten Gesundheitsleistungen sicherzustellen, sowie ein aktives Eingebundensein der betroffenen Personen in Entscheidungsprozesse zu fördern. Damit steht bedürfnisorientierte Versorgung im Kontrast zu Ageismus, indem sie die Bedürfnisse älterer Personen *gleichermaßen*, aber individuell berücksichtigt und sie als aktive Teilnehmer:innen in ihrer Gesundheitsversorgung betrachtet, anstatt sie als passive Empfänger:innen von pauschalen Gesundheitsleistungen zu verstehen. Hervorzuheben ist zudem, dass Barrierefreiheit und damit die Ermöglichung einer bedürfnisorientierten Versorgung nicht als Privileg, sondern als Recht verstanden werden muss. Auch hier ist es wichtig, sozialökonomisch bedingte Unterschiede in Bezug auf Gesundheitschancen auszugleichen und einen gleichberechtigten Zugang zur Gesundheitsversorgung zu gewährleisten.[212]

212 Vgl. Marckmann 2023, S. 183.

7. Diskussion

Ageismus im Kontext von Gesundheit ist ein Phänomen mit weitreichenden und vielfältigen Auswirkungen auf die individuellen Handlungsräume, sowie auf das Selbstvertrauen, Selbstwertgefühl und die Selbstachtung älterer Menschen. Dementsprechend wurden in der vorliegenden Arbeit Theorien, Konzepte und Begrifflichkeiten aus der feministischen Bio- und Medizinethik auf die betreffenden Themen übertragen. Herangezogen wurden Ansätze, die sich theoretisch – analog zu anderen Formen der Benachteiligung – für eine kritische Auseinandersetzung mit Ageismus besonders eignen, aber bisher nur lückenhaft auf diese Art der sozialen Ungerechtigkeit angewandt wurden. Durch diesen Transfer wurde eine kritische Perspektive auf gesellschaftliche Zusammenhänge und strukturelle Faktoren in Bezug auf höheres Alter und Ageismus ermöglicht.

Während in den letzten Jahren die wissenschaftliche Auseinandersetzung mit Altersfeindlichkeit stark zugenommen hat, ist hervorzuheben, dass der Schwerpunkt der durchgeführten Untersuchungen bislang auf kognitiven Aspekten (Stereotype) liegt. Besonders häufig wurde der Zusammenhang von (Selbst-)Wahrnehmung des Alterns und Gesundheit untersucht, wobei mehrere sich gegenseitig beeinflussende Faktoren sichtbar werden: Es bestehen Wechselwirkungen zwischen der eigenen Persönlichkeit und dem individuellen Gesundheitszustand, den Beziehungen, in denen sich eine Person befindet, sowie den gesellschaftlich verbreiteten Altersbildern.[1] Im Gegensatz dazu wurde den affektiven (Vorurteile) und verhaltensbezogenen (Diskriminierung) Dimensionen von Ageismus bislang nur wenig Aufmerksamkeit entgegengebracht. Überraschend ist die geringe Anzahl an Studien zum Themenkomplex Altersdiskriminierung und Gesundheit, zumal es sich hierbei um ein viel diskutiertes Themenfeld handelt und gleichzeitig Daten

1 Wurm et al. (2017).

darauf hindeuten, dass Schlechterbehandlung aufgrund des höheren Lebensalters weiter verbreitet ist als beispielsweise aufgrund des Geschlechts oder ethnischen Hintergrunds.[2]

Durch die im Kapitel *Ageismus in der Gesundheitsversorgung älterer Personen* durchgeführte Untersuchung der empirischen Studienlage werden vielschichtige Aspekte sowie Folgen von Ageismus auf das Wohlbefinden von älteren Menschen unverkennbar. Es kann festgestellt werden, dass Altersfeindlichkeit die Qualität der Gesundheitsversorgung auf vielfältige Weise negativ beeinflusst, situative Vulnerabilitäten verschärft, damit zu pathogenen Vulnerabilitäten führt und Barrieren für eine bedürfnisorientierte Versorgung schafft. Dies wirkt sich nicht nur (potenziell) systematisch negativ auf den Gesundheitszustand älterer Menschen aus, sondern schränkt auch die Autonomie der betroffenen Personen über unterschiedliche Dynamiken ein. Sichtbar werden diese Auswirkungen von Ageismus als soziale Ungerechtigkeit insbesondere durch die Perspektive der relationalen Autonomie, die Raum dafür schafft, zu fokussieren, inwieweit Entscheidungen, die getroffen werden, implizit oder explizit von Ageismus beeinflusst sind, aber auch inwieweit Verwirklichungschancen durch Altersfeindlichkeit geprägt werden. Dabei steht nicht die Quantität der Möglichkeiten im Vordergrund, sondern die Bedeutung dieser Möglichkeiten für die individuelle Lebensgestaltung, vor allem auch im Hinblick auf die soziale Verteilung von Chancen.

Auch wenn ein liberaler Autonomiebegriff oder ein prozedurales Autonomieverständnis – wie häufig im Kontext der Gesundheitsversorgung angewandt – relationale Elemente, wie die Berücksichtigung von Lebensumständen, grundsätzlich einbeziehen können, liegt der Fokus hierbei primär auf konkreten Entscheidungsmomenten und der kognitiven Fähigkeit zur Autonomie. Dies erschwert die Auseinandersetzung damit, inwiefern Ungerechtigkeiten, wie asymmetrische (Macht-)Beziehungen, Möglichkeiten zur Autonomie beeinflussen. Eine relationale Sichtweise ermöglicht jedoch genau dies: Das Gegenüber, sowohl in Form von Strukturen als auch Personen, wird als fundamentaler Part in die Bewertung des jeweiligen Spektrums der Autonomie einbezogen. Somit steht in diesem Zusammenhang nicht die Frage der Autonomie als Urteilsfähigkeit im Mittelpunkt der Auseinandersetzung, sondern als sozialer Status und damit, wie Ageismus sich negativ auf Möglichkeiten der Verwirklichung und des autonomen Handelns auswirkt. Zudem können vor diesem Hintergrund die Implikationen der Dynamiken sozialer

2 Hu et al. (2021).

Ungerechtigkeit auf die Selbstautorisierung, insbesondere im Hinblick auf das Selbstvertrauen und das Selbstwertgefühl der betroffenen Personen, vertieft analysiert werden. Entsprechend dieser Perspektive sind primär die Möglichkeiten der Lebensgestaltung sowie Entscheidungen als komplexe Prozesse Gegenstand der Betrachtung und nicht (nur) die konkreten Entscheidungsmomente selbst. Hierbei wird hervorgehoben, dass Autonomie ohne substanzielle Verwirklichungschancen, das heißt die tatsächliche Möglichkeit zur Umsetzung der Entscheidung, zu einem leeren Begriff wird.

Für die Auseinandersetzung mit dem Thema der vorliegenden Arbeit legt die Analyse der Begriffe Alter und Altern einen Grundstein. Unter Berücksichtigung der verschiedenen Betrachtungsmöglichkeiten des höheren Lebensalters wird im Kapitel *Alter, Altern und Gesundheit* unter anderem die biologische Perspektive und ihre Bedeutung für gesundheitliche Veränderungen im höheren Alter erörtert. Dabei wird auf Forschungsergebnisse Bezug genommen, die zeigen, dass verschiedene Faktoren, wie das Verhalten, aber auch die im Lebensverlauf gegebenen Verhältnisse, den individuellen Alterungsprozess maßgeblich beeinflussen.[3] Damit wird deutlich, dass es sich trotz der mit zunehmendem Alter steigenden Wahrscheinlichkeit gesundheitlicher Einschränkungen und der daraus ableitbaren Assoziation mit Krankheit nicht um einen linearen, sondern um einen vielfältig gestaltbaren und individuellen Prozess handelt. Altern ist somit primär als Begriff für ein kontinuierliches Älterwerden zu verstehen, das universell ist, aber keine vorhersehbare Form annimmt. Ein vorrangig biologischer oder chronologischer Blick auf dieses Thema wird demnach als unzureichend interpretiert, insbesondere eben aufgrund der Komplexität und Vielschichtigkeit des höheren Alters, die (zumindest) auch psychologische, soziale sowie umweltbedingte Faktoren umfasst. Vielmehr wird dafür argumentiert, das höhere Alter als *Doing* und damit als performativen Akt und soziale Praxis zu betrachten. Darin wird eine wertvolle Möglichkeit gesehen, die Konstruktion von altersbedingten Identitäten herauszuarbeiten und eine kritische Auseinandersetzung mit Vorstellungen von Altern und deren Auswirkungen auf den Kontext von Gesundheit durchzuführen. Diese Auffassung steht im Einklang mit früheren Arbeiten, vor allem aus dem Bereich der (Kritischen) Gerontologie und Soziologie.[4]

---

3 WHO (2021).

4 Siehe hierzu unter anderem Schroeter (2021a). Schroeter (2021b). Biggs et al. (2003). Katz (2005). Sammelband Twigg/Martin (2015).

Das Phänomen des Alterns sollte performativ verstanden werden und bedarf einer multidimensionalen Betrachtung. Altern ist nicht als Krankheit zu interpretieren, sondern stellt einen individuellen und multifaktoriellen Prozess dar.

Die im Kapitel *Doing Age – das höhere Alter als performativer Akt* vorliegende Analyse veranschaulicht, dass durch die Gesamtheit des *Doings* Grenzen von substanziellen Möglichkeiten geschaffen werden, mit denen Personen im höheren Alter in der Verwirklichung ihrer Ziele konfrontiert sind. Die Perspektive, dass das höhere Alter nicht einfach ein Zustand ist, den wir erreichen oder besitzen, sondern vielmehr ein kontinuierliches Handeln und eine soziale Konstruktion, eröffnet damit erweiterte Möglichkeiten für das Verständnis des Alterungsprozesses innerhalb der Dynamiken von Ageismus. Es wird deutlich, dass sich dies auf die Art und Weise auswirkt, wie Individuen in Beziehungen agieren und wie ihr Altern von sozialen Normen und Erwartungen beeinflusst wird. Gleichzeitig bestehen Auswirkungen auf Erwartungen an signifikante Optionen, Autonomie und Selbstbestimmung. Beispielhaft ist in diesem Kontext auf adaptive Präferenzen zu verweisen, die mit den Prozessen von Ageismus in Verbindung stehen und aufzeigen, wie Autonomie über die rein formale Freiheit hinaus beeinflusst wird. Das im Zusammenhang mit testimonialer Ungerechtigkeit dargestellte Fallbeispiel veranschaulicht,[5] wie adaptive Präferenzen, die auf internalisierten Altersstereotypen beruhen, den Austausch zwischen älteren Patient:innen und Gesundheitspersonal prägen können. Dies unterstreicht die Notwendigkeit, sich mit Altersstereotypen auseinanderzusetzen und Umgebungen zu fördern, in denen ältere Menschen ihre Anliegen offen und angstfrei (siehe Stereotype Threat) äußern können. Vor diesem Hintergrund ist festzustellen, dass die von Ageismus und Doing Age ableitbaren Benachteiligungen die Entwicklung und Ausübung vieler der für die Selbstbestimmung erforderlichen Fähigkeiten und Kompetenzen einschränken können.

Exemplarisch für Doing Age ist außerdem die Positionierung des höheren Alters zwischen Gesundheit und Krankheit und dessen »auf eine verwirrende Art [...] normaler anormaler Zustand«.[6] Damit eng verbunden ist die Art und Weise, wie wir Altern und altersbedingte Veränderungen wahrnehmen

5 Siehe Kapitel *Testimoniale Ungerechtigkeit im Kontext von Ageismus.*

6 de Beauvoir (1970/2008), S. 366.

und Krankheit im höheren Alter als implizite Norm annehmen. Die Unterscheidung zwischen Gesundheit und Krankheit wird durch den bestehenden Kontext (in beide Richtungen) beeinflusst: Physiologische Gesundheitszustände gewinnen im Alter an Krankheitswert und Krankheiten (also pathologische Gesundheitszustände) werden in Berufung auf das höhere Alter relativiert. Diese Dynamiken manifestieren sich dabei wiederum auf allen Ebenen, wodurch gesundheitliche Anomalien zum einen nicht erkannt, zum anderen nicht adäquat ernstgenommen werden, weil ein Einstellen auf ein *Altsein* stattfindet. Daraus lassen sich aus ethischer Perspektive unterschiedliche Schwierigkeiten in Bezug auf die Einschätzung der Behandlungsnotwendigkeit ableiten: Einerseits orientieren sich Gesundheitsnormen zumeist an physiologischen Zuständen von jüngeren Personen.[7] Ältere Personen werden demnach häufig gleich wie jüngere versorgt, beispielsweise hinsichtlich Medikation. Dies beruht auf mangelndem Wissen und ist eine Barriere für eine bedürfnisorientierte Versorgung. Andererseits fehlen empirische Arbeiten zur Frage, inwieweit sich das Verständnis von Gesundheit mit zunehmendem Alter verändert und damit altersabhängig ist. Indem jedoch auf Gesundheitsbedürfnisse aufgrund des Alters nicht adäquat eingegangen wird, besteht die Gefahr der *diagnostischen Verdrängung* und der damit in Verbindung stehenden unzureichenden Auseinandersetzung mit den tatsächlich möglichen Ursachen von Beschwerden. Zugleich ergibt sich daraus eine potenzielle Herabsetzung der substanziellen Möglichkeiten in Bezug auf Entscheidungsoptionen, aber auch in Bezug auf einen barrierefreien Zugang zu einer bedürfnisorientierten Versorgung. Autonomie erfordert nicht nur die Abwesenheit von Einschränkungen, sondern auch eine gleichberechtigte Teilhabe an gesellschaftlichen Ressourcen. Entsprechend wichtig ist es zu betonen, dass das höhere Lebensalter keine Krankheit ist, sondern dass mit zunehmendem Alter das Risiko für Krankheiten steigt. Diese Unterscheidung ist zentral für die Verhinderung einer pauschalen Verwendung des höheren Alters als Diagnosekriterium, da ohne diese klare Differenzierung die Gefahr besteht, Ageismus indirekt zu fördern und eine bedürfnisorientierte Versorgung zu erschweren.[8]

---

7 Hohmeier (1978), S. 16. Brauer (2021), S. 49.

8 Siehe hierzu die Ausführungen im Zusammenhang mit den Bestrebungen der WHO zur Aufnahme von »old age« als Diagnosekriterium in die ICD-11 im Kapitel *Zwischen Gesundheit und Krankheit: Die Position des höheren Alters.*

Alterserleben und Krankheitserleben sowie deren Verwobenheit beeinflussen die Gesundheitsversorgung – in welchem Umfang ist Forschungsbedarf.

Die verfügbaren Befunde hinsichtlich Ageismus bestätigen damit die Annahme, dass die individuelle, aber auch gruppenspezifische Autonomie auf vielfältige Weise durch altersfeindliche Dynamiken nachteilig beeinflusst wird. Trotz der zahlreichen Studien, die den signifikanten Einfluss sozialer Determinanten auf das Wohlbefinden belegen,[9] bleibt mangels spezifischer wissenschaftlicher Analysen jedoch unklar, inwieweit und in welchem Umfang älteren Menschen aufgrund von Vorurteilen, Voreingenommenheit und damit Ageismus substanzielle Möglichkeiten vorenthalten werden. Damit ist eine wichtige Forschungslücke benannt, deren Bearbeitung auch eine Auseinandersetzung mit der Frage erfordert, inwieweit Altern als Krankheit erlebt wird und inwiefern es zu einer Umdeutung von Krankheitserleben in Alterserleben und vice versa kommt. Beispielhaft für eine solche Umdeutung können eine Verkennung von depressiven Symptomen bei älteren Personen sein, die als Altersmüdigkeit interpretiert und folglich nicht behandelt werden. Auch hier bleibt aber unklar, inwieweit dies Verwirklichungschancen und Autonomie älterer Menschen tatsächlich (negativ) beeinflusst und sich ein derartiges Krankheits- und Alterserleben auf die individuelle Wahrnehmung und Versorgung älterer Menschen auswirkt. Die Empfehlung von weniger intensiven Therapien im Zusammenhang mit einem pessimistischeren Blick auf Therapieziele ist bereits eine (mögliche) konkrete negative Konsequenz. Damit wird aufgezeigt, dass die Versorgungsqualität bei älteren Menschen durch ihre marginalisierte soziale Position von Stereotypen und epistemischer Ungerechtigkeit betroffen ist. Dies legt nahe, dass soziale Normen auch medizinische Urteile über den Gesundheitszustand von Individuen beeinflussen. Zugleich wirken sich medikalisierte Vorstellungen verschiedener Gesundheitszustände auch auf das Verständnis der Menschen von ihrer eigenen Gesundheit oder Krankheit aus.[10] Die fehlende Auseinandersetzung damit ist eine ernsthafte Lücke, die durch weitere Forschungsarbeiten gefüllt werden sollte. Dies sind wichtige Voraussetzungen, um die Versorgungsgerechtigkeit sowie das Recht auf Gesundheit für ältere Menschen zu gewährleisten. Zugleich schafft dies Grundlagen für eine Entstigmatisierung des höheren

9 Siehe hierzu unter anderem Wilder et al. (2021) oder auch Ni et al. (2020).

10 Siehe hierzu beispielsweise Bluhm (2022), S. 333.

Alters und damit für eine Verbesserung der Handlungsräume und der gesundheitlichen Versorgung älterer Menschen. Gesundheitsnormen können erweitert und entsprechend an spezifische Bedürfnisse und Situationen, die insbesondere im höheren Lebensalter auftreten, angepasst werden.

Gängige Konzeptionen des guten Alterns werden dem Phänomen nicht gerecht, implizieren aber normative Ansprüche. Defizitorientierte Stereotype werden gefördert, strukturelle Ungleichheiten vernachlässigt.

Vor dem Hintergrund von Doing Age werden im Kapitel *Erfolgreiches Altern – gesundes Altern – gutes Altern* Konzeptionen des *guten* Alterns und deren Auswirkungen auf die gesellschaftliche sowie individuelle Wahrnehmung und Gestaltung des Alterungsprozesses kritisch reflektiert. Vor allem Succesful Aging und Healthy Aging haben durch ihre breite Bekanntheit den wissenschaftlichen und gesellschaftlichen Diskurs über das höhere Lebensalter geprägt, unter anderem auch welche Faktoren für ein gutes Altern von Bedeutung sind. Dementsprechend wird untersucht, inwiefern diese der Vielfalt und Heterogenität des Alterns gerecht werden, (implizit) von Ageismus geprägt sind und wie sie sich auf die (relationale) Autonomie auswirken.

Das von Rowe und Kahn entwickelte Konzept Successful Aging wird dabei vor dem Hintergrund der bereits seit einigen Jahren geäußerten Kritik erörtert.[11] Obwohl es die Heterogenität von Menschen im höheren Lebensalter betont, wird zugleich durch die Definition der Erfolgsfaktoren implizit ein Altern mit gesundheitlichen Einschränkungen oder Behinderungen problematisiert. Dies hat zur Folge, dass defizitorientierte Narrative in Bezug auf das höhere Alter durch eine solche Argumentation zwar potenziell aufgebrochen werden, gleichzeitig aber eine Dichotomie zwischen erfolgreichem und erfolglosem Altern geschaffen und gefördert wird. Durch die vorliegende Analyse wird deutlich, dass auf Basis dieses Konzepts sowohl explizite als auch implizite normative Ansprüche formuliert werden, die nicht im Einklang mit der Vielfalt an Herausforderungen und Möglichkeiten verschiedener Alterungsprozesse stehen. Ethische Bedenken, die sich aus dieser Auseinandersetzung ergeben, sind damit mit früheren Auseinandersetzungen mit Successful Aging konsistent.[12] Dazu zählt dessen enge Definition, die die subjektive Wahrnehmung

11 Calasanti (2016). Bülow/Söderqvist (2014). Martinson/Berridge (2015).

12 Calasanti/King (2021).

von Erfolg im Alterungsprozess älterer Menschen nicht ausreichend berücksichtigt.[13] Darüber hinaus ist die starke Betonung der Formbarkeit des Alterns auf individueller Ebene und damit der fehlende Fokus auf die strukturellen Bedingungen, in denen Menschen altern, zu kritisieren.[14] Diese Faktoren sind wesentlich, um Ungerechtigkeiten wie Ageismus aufzudecken und zu verstehen, liegen aber weitgehend außerhalb der Kontrolle und damit Verantwortung der einzelnen Person.

Da das Konzept eine wünschenswerte Art des Alterns festlegt und Kriterien für messbare Ergebnisse definiert, wird eine Motivation geschaffen, den eigenen Alternsprozess den propagierten Vorstellungen entsprechend zu gestalten, um den vorherrschenden negativen Altersbildern zu entkommen. Es kommt zu Handlungsempfehlungen, die nahelegen, dass gutes Altern vor allem durch aktives Tun auf individueller Ebene erreicht werden kann und dies indirekt auch gefordert ist.[15] Problematisch ist dies insbesondere, da ein Druck entsteht, sich im höheren Alter auf Gesundheit zu fixieren, während diese aber multifaktoriell beeinflusst wird und somit nur bedingt durch individuelles Handeln verändert werden kann.

Der Fokus dieser Arbeit liegt folglich auf den (auch damit) implizit definierten normativen Implikationen für das Älterwerden, in denen nicht hinreichend berücksichtigt wird, dass individuelle Entscheidungen im sozialen Kontext stattfinden. Dies legt offen, dass die weitreichenden Auswirkungen struktureller Ungleichheiten und die Akkumulation sozialer Faktoren im Laufe des Lebens und deren Einfluss auf die jeweiligen Handlungsmöglichkeiten in derartigen Konzepten unzureichend beachtet werden. Ein Beispiel dafür sind die signifikant negativen Folgen eines niedrigen sozioökonomischen Status auf die Gesundheit und somit den Alterungsprozess[16] oder auch Diskriminierung aufgrund der sozialen Identität, wie Geschlecht, sexueller Ausrichtung oder auch Behinderungen.[17] Hierbei zeigt sich, dass intersektionale Schlechterbehandlung mit einer Vielzahl an negativen Folgen für die Gesundheit einher-

---

13 Dillaway/Byrnes (2009). Calasanti (2016). Bülow/Söderqvist (2014).

14 Siehe unter anderem Crammond/Carey (2017).

15 Wie im Kapitel *Zwischen Gesundheit und Krankheit: Die Position des höheren Alters* im Zusammenhang mit präskriptiven Altersnormen beschrieben, konnte dieser Eindruck beispielsweise in einer aktuellen Untersuchung zu Ageismus und Altersbildern in Deutschland bestätigt werden. Keller/Warner (2022), S. 71.

16 Siehe hierzu beispielsweise Liu/Wang (2022) sowie Lampert/Hoebel (2023).

17 Vlg. Krekula et al. (2018).

geht und zu spezifischen Herausforderungen im Alterungsprozess führt.[18] Die mangelnde Anerkennung davon prägt wiederum die gesellschaftlichen Vorstellungen von gutem Altern und die damit verbundenen Erwartungen gegenüber älteren Personen. Altersnormen, die gutes Altern eng mit Gesundheit verknüpfen, können die Autonomie einschränken, indem sie ältere Menschen mit Erwartungen in Bezug auf ihre Entscheidungen konfrontieren. Gleichzeitig werden hierdurch die individuelle Gesundheit wie auch die Möglichkeiten und Herausforderungen des Alterns maßgeblich beeinflusst. Wird der individuelle Blick auf Entscheidungen und Verhaltensweisen rund um die Diskussion um erfolgreiches Altern nicht gelöst und nicht auf eine relationale Perspektive erweitert, so ist zu erwarten, dass der grundlegende Einfluss struktureller Ungerechtigkeiten und sozialer Determinanten – wie eben auch Ageismus – vernachlässigt bleibt.

Daneben können negative Altersstereotype dazu führen, dass ältere Menschen nicht mit der Gruppe der älteren Menschen in Verbindung gebracht werden möchten, um soziale Anerkennung zu erhalten. Im Umkehrschluss kann der vermeintlich fehlende Erfolg im Altern negative soziale Folgen für die betroffene Personengruppe haben. Dazu zählt eine Stigmatisierung beziehungsweise geringere soziale Anerkennung von Personen, deren Alterungsprozess als nicht erfolgreich bewertet wird. Gleichzeitig sind negative Auswirkungen auf die Selbstwahrnehmung und das Selbstwertgefühl durch die Ablehnung oder mangelnde Anerkennung eines als nicht erfolgreich empfundenen Alternsprozesses denkbar. Diese Effekte werden potenziell verstärkt, wenn strukturelle Ungleichheiten und soziale Determinanten nicht ausreichend berücksichtigt werden. Darüber hinaus können nachteilige politische Maßnahmen, wie Kürzungen von Sozialleistungen oder höhere Selbstbeteiligungen in der Krankenversicherung, die Folge sein. Diese wirken sich wiederum negativ auf die Gesundheitsversorgung und das Wohlbefinden der betroffenen Personen aus und schränken ihre substanziellen Möglichkeiten ein. Damit besteht auch die Gefahr von verstärktem Ageismus, sowohl intrapersonell (weil das vorgegebene Ziel nicht erreicht wird), interpersonell (verschärftes Belastungsnarrativ) als auch strukturell (beispielsweise durch Vernachlässigung struktureller Faktoren in der Förderung und Ermöglichung der Gesundheitsförderung im höheren Alter).

18 Lu et al. (2022). Turan et al. (2019).

Die Verflechtungen von Ageismus und Ableismus sind wesentlich für ein umfassendes und differenziertes Verständnis von Altersfeindlichkeit. Eine inklusive Diskussion über das gute Altern für alle Personen bedarf einer intersektionalen Perspektive.

Durch die vorliegende Untersuchung wird deutlich, dass eine umfassende Betrachtung der ethischen Implikationen von Successful Aging eine Diskussion über dessen Bedeutung für jene Personengruppe erfordert, die nicht als erfolgreich in ihrem Altern verstanden wird. Entsprechend wird im Kapitel *Verflechtungen von Ageismus und Ableismus* aus einer intersektionalen Perspektive der Fokus auf ältere Menschen mit Behinderungen gerichtet und Successful Aging auf ageistische und ableistische Dynamiken hin untersucht. Diese Schwerpunktsetzung basiert auf der Argumentation, dass die Betrachtung der Verflechtungen zwischen Ageismus und Ableismus sowie deren Auswirkungen grundlegend ist, um effektiv gegen Altersfeindlichkeit für *alle* Personen vorzugehen – und das speziell im Gesundheitswesen.[19] Zudem wird betont, dass ein inklusiver Diskurs rund um Fragen des *guten* Alterns in einer sich demografisch verändernden Gesellschaft die Einbeziehung von Ableismus erfordert. Die Notwendigkeit dieser Analyse wird durch den festgestellten bisherigen Mangel an Arbeiten zu dieser Intersektion untermauert, der auf die begrenzte Zusammenarbeit zwischen Gerontologie und Disability Studies zurückgeführt wird.

Diese kritische Auseinandersetzung führt dabei zum Ergebnis, dass die inhärente Problematisierung des Alterns und dessen Medikalisierung mit ableistischen Annahmen in Verbindung steht und Stigmatisierung provoziert. Zugleich wird eine Be- und Abwertung von Lebensqualität erkennbar. Beispielhaft hierfür ist die normative Beurteilung funktionaler Fähigkeiten, aber auch die unter anderem in Konzepten wie Successful Aging transportierte gesellschaftliche Wahrnehmung, dass gesundheitliche Einschränkungen und Behinderungen im höheren Alter als persönliche Verantwortung und als individuelles Versagen (miss-)interpretiert werden. Während das Konzept ursprünglich als neues Paradigma konzipiert wurde, um das Bild des abhängigen und unselbständigen alten Menschen und den damit verbundenen Ageismus zu durchbrechen, wurden damit zugleich implizite ableistische Vorstellungen

19 Daneben ist die Untersuchung weiterer Intersektionen von großer Bedeutung, die aufgrund der Schwerpunktsetzung in dieser Arbeit aber nicht vertieft betrachtet wurden.

von Erfolg und Unabhängigkeit sowie Wohlbefinden geschaffen.[20] Zudem trägt dessen Ausrichtung auf eine liberale und individualistische Auffassung von Autonomie beziehungsweise Unabhängigkeit zur Stigmatisierung gegenüber jenen Personen bei, die gemäß dieser Auslegung als abhängig verstanden werden. Ältere Menschen stehen also grundsätzlich vor der Herausforderung, dass die weitgehende Perspektive auf gutes Leben und damit ebenso auf gutes Altern, wie sie eben auch im Konzept Successful Aging zu finden ist, sich an jungen Menschen ohne Erkrankungen und Behinderungen orientiert. Dabei wird eine gesellschaftliche Norm der Unabhängigkeit erkennbar, die es zu hinterfragen gilt, um Abhängigkeiten im höheren Alter genauso wie im gesamten Lebensverlauf zu entstigmatisieren.[21]

Trotz der zahlreichen Belege für das Disability Paradox,[22] bleibt damit die Vorstellung von Behinderungen weiterhin stark von Vorurteilen und mangelndem Wissen geprägt.[23] Dies schafft eine soziale Hierarchie, in der Personen, die vermehrt Unterstützung benötigen, abgewertet und möglicherweise marginalisiert werden, was sich wiederum auf deren normative Autorität auswirkt. All dies zeigt und fördert nicht nur eine verengte Sichtweise auf Gesundheit, sondern auch die Pathologisierung des Älterwerdens und verdeutlicht die ableistischen Grundzüge des Konzepts. Darüber hinaus vernachlässigt die starke Fokussierung auf physische und kognitive Komponenten von Gesundheit die ebenso wichtigen sozialen und strukturellen Dimensionen von Wohlbefinden und die weitreichenden Auswirkungen von Diskriminierung und Marginalisierung, wie eben Ageismus und Ableismus. Indem die gesellschaftliche Vorstellung stark auf eine derartige Norm des erfolgreichen Alterns ausgerichtet ist, besteht das Risiko, dass Menschen, die diese Norm nicht erfüllen, ausgegrenzt, stigmatisiert und benachteiligt werden. Dies kann Formen annehmen, die von einem Mangel an Unterstützung über nachteilige Ressourcenallokation bis hin zu entsprechenden Hürden für Verwirklichungschancen reichen, welche über altersfeindliche sowie behindertenfeindliche Annahmen legitimiert werden. Mit Blick auf die Autonomie der betroffenen Personen bedeutet dies eine Begrenzung bedeutsamer Optionen für die individuelle Lebensgestaltung, eine mangelnde Anerkennung der Autonomie und eine ungerechte soziale Verteilung von Chancen.

20 Siehe Pack et al. (2019); Goodley et al. (2019), S. 986 sowie Leahy (2023).

21 Siehe hierzu van Dyk (2016).

22 Albrecht/Devlieger (1999). Fellinghauer et al. (2012). van Loon et al. (2023).

23 Siehe hierzu unter anderem Wieseler (2020). Reynolds (2017).

Mit der hier präsentierten kritischen Auseinandersetzung wird deutlich, dass die Frage des guten Alterns nicht isoliert betrachtet werden kann, sondern in einem breiteren sozialen Kontext verstanden werden muss. Die ethische Reflexion veranschaulicht die Notwendigkeit und Bedeutung eines gesellschaftlichen Anspruchs auf Gleichheit, der nicht von bestimmten Merkmalen, wie funktionalen Fähigkeiten, abhängig ist beziehungsweise sein sollte. Folglich ist eine intersektionale Perspektive grundlegend, um Konzepte und Strategien des *guten* Alterns in Bezug zu Inklusion und sozialer Gerechtigkeit zu setzen, da sie direkte und indirekte Auswirkungen auf das entsprechende gesellschaftliche Verständnis von den betreffenden Themen haben. Ein wichtiger Schritt scheint darin zu bestehen, eine inklusivere Sichtweise auf Autonomie und Unabhängigkeit zu fördern, die die Vielfalt menschlicher Lebenssituationen und Bedürfnisse berücksichtigt, anstatt eine normative Vorstellung, die bestimmte Gruppen stigmatisiert oder ausschließt.

Healthy Aging weist trotz personenzentrierter Ausrichtung Leerstellen und implizit negative Annahmen auf. Die Betonung von Gesundheit im Alter trägt implizit dazu bei, defizitorientierte Altersbilder zu verstärken und Ageismus zu fördern.

Die von der WHO entwickelte Strategie Healthy Aging wird als Paradigmenwechsel weg von einer defizitorientierten und ausgrenzenden Sichtweise auf das Altern gehandhabt. Durch die stark personenzentrierte Ausrichtung zielt sie darauf ab, *alle* älteren Personen einzubeziehen. Mit dem Verweis, dass die besondere Bedeutung von gesundem Altern darin liege, für alle Menschen die Möglichkeiten zu schaffen, das zu sein und zu tun, was sie in ihrem Leben schätzen, werden Grundzüge des Capability-Ansatzes sichtbar. Zudem wird im Kontrast zu Successful Aging betont, dass Abwesenheit von Krankheit oder Behinderungen keine Voraussetzung für ein gesundes Altern sei. An dieser Stelle tritt auch der direkte Bezug zur Gesundheitsdefinition der WHO[24] hervor.

Wesentliche Kritik an dieser Strategie ist bislang nicht bekannt. Während die inklusivere Ausrichtung positiv zu werten ist, konzentriert sich die vorliegende Untersuchung auf implizite Annahmen, Grenzen und Leerstellen. Eine solche Leerstelle ist bereits in der bislang fehlenden ethischen Reflexion von

24 WHO (1946).

Healthy Aging zu erkennen. Eine zentrale Kritik bezieht sich zudem auf die begriffliche Auswahl der Bezeichnung von *Healthy* Aging. Es wird argumentiert, dass der Fokus dadurch auf den Gesundheitszustand älterer Menschen gelenkt wird, anstatt das allgemeine Wohlbefinden in den Vordergrund zu stellen, was direkt offener gegenüber potenziellen Beeinträchtigungen wäre. Die gewählte Bezeichnung fördert den medikalisierenden Blick auf das höhere Alter, obwohl gemäß detaillierter Beschreibung der Strategie »gesund« zu altern dezidiert auch mit Krankheiten oder Behinderungen möglich sei. Die Benennung der Strategie trägt so (potenziell) dazu bei, die Assoziation zwischen höherem Alter und gesundheitlichen Defiziten aufrechtzuerhalten und jenes Bild eines Alterns zu stärken, das in Gesundheit und Abwesenheit von Krankheit(en) stattfinden sollte. Dies ist besonders deshalb problematisch, da diese Assoziation sowie die Medikalisierung, wie von Ng et al. untersucht,[25] die Verbreitung von negativen Altersstereotypen und damit Ageismus bestärkt. Auf diese Weise bleibt das Risiko der Förderung präskriptiver Altersnormen und damit des normativen Drucks gegenüber älteren Personen bestehen, sich insbesondere im höheren Alter auf Gesundheit und das Vermeiden von Krankheiten konzentrieren zu müssen. Damit bleiben weniger Möglichkeiten eines guten Alterns nach den individuellen Werten und Vorstellungen; jene Variationen des Alterns, die nicht mit dem proklamierten Ziel vereinbar sind, werden verdrängt. Dies ist auch deshalb problematisch, da die Gesamtheit an Faktoren, die das Leben und entsprechend das höhere Alter prägen, nicht im Fokus stehen sondern (lediglich beziehungsweise speziell) das Individuum.

In der durchgeführten Analyse wird auch die Forderung nach Altersfreundlichkeit und altersspezifischen oder -sensiblen Angeboten hervorgehoben. Obwohl die verfolgten Ziele positiv bewertet werden können, birgt die Betonung des Alters als entscheidender Faktor in diesen Zusammenhängen potenziell problematische Implikationen. Hierzu zählt die Gefahr der Stereotypisierung, Vorverurteilung und Stigmatisierung durch diese Bezeichnung, was wiederum negative Auswirkungen auf die soziale Wahrnehmung des Alterns und die Selbstautorisierung haben kann. Mit Blick auf das weit verbreitete Belastungsnarrativ trägt die fehlende Klarstellung, dass die damit verbundenen Veränderungen *nicht ausschließlich für ältere Personen* von Nutzen sind, zur Stärkung defizitorientierter Altersbilder und zu einer weiteren Problematisierung des höheren Alters bei. Dies wird auch in der Kritik eines Slogans verdeutlicht, der unter anderem von der WHO in Bezug auf Healthy

25 Ng et al. (2015).

Aging verwendet wird, nämlich »adding life to years«. Auch darin zeigen sich (implizit) defizitorientierte Altersbilder sowie ableistische und ageistische Annahmen. Aufbauend auf dieser Auseinandersetzung wird für eine ganzheitliche Perspektive plädiert, die die Inklusion und Zugänglichkeit für Menschen *aller* Altersgruppen und Fähigkeiten in den Fokus rückt. Dies sollte sich auch in der gewählten Terminologie widerspiegeln, beispielsweise durch die Förderung von barrierefreier und bedürfnisorientierter Versorgung.

Die durchgeführte Untersuchung trägt entsprechend dazu bei, ein vertieftes Verständnis für die ethischen Auswirkungen normativer Vorstellungen von Erfolg oder Gesundheit im Alterungsprozess zu entwickeln, die über Konzepte des guten Alterns von externen Instanzen vorgegeben werden. Während dadurch maßgeblich geformt wird, was als positives Altern verstanden wird, leiten sie sich (meist) nicht aus der Perspektive der betroffenen Personen ab. Demzufolge erscheint es sinnvoll, dass die Schwerpunkte dieser Konzeptionen primär (externe) gesellschaftlich veränderbare Faktoren, das heißt soziale Determinanten fokussieren. Liegt die Aufmerksamkeit jedoch vordergründig auf dem individuellen Alterungsprozess, so ist zumindest eine Orientierung an der Heterogenität des Alterns voraussetzend. Um zu verstehen, was gutes, gesundes oder auch erfolgreiches Altern für die betreffende Bevölkerungsgruppe bedeutet, ist es folglich auch von deren Perspektive abhängig zu machen. Dies würden bereits wichtige Schritte in Richtung eines Entgegenwirkens von Ageismus darstellen. Auch wenn selbstgerichtete Altersfeindlichkeit dabei vorerst in den jeweiligen Vorstellungen bestehen bleibt, wäre hierdurch ein Perspektivenwechsel angestoßen.

Eine Neuausrichtung in der Konzeption des guten Alterns ist notwendig. Im ethischen Grundsatz sollte diese inklusiv, relational, individuell, multidimensional, intersektional, interdisziplinär und dynamisch sein.

Vor dem Hintergrund der Vielzahl an negativen Auswirkungen, die durch bestehende Konzeptionen des guten Alterns ausgelöst werden können – wie etwa die beschriebene Pathologisierung des höheren Alters, die Vernachlässigung struktureller Bedingungen oder das Fehlen einer intersektionalen Perspektive – wird die Notwendigkeit einer Neuausrichtung aufgezeigt. Auch wenn vereinzelt bereits relevante Ansätze existieren, kann eine (weitere) Forschungslücke in der systematischen Erarbeitung eines derartigen Konzepts des guten Alterns identifiziert werden.

In dieser Dissertation wird ein ethischer Rahmen für ein Konzept des guten Alterns skizziert. Dafür wird auf bestehender Forschung, wie beispielsweise zu Geroethik und Salutogenese, aufgebaut. Es sticht vor allem die bisherige Vernachlässigung normativer Konzepte in der Gerontologie hervor.[26] Zudem wird für einen Perspektivenwechsel auf den Alterungsprozess plädiert, indem nicht potenzielle Herausforderungen relativiert, sondern Stereotype überwunden und positive Ansätze gefördert werden. Um den medikalisierenden Blick auf das Altern zu überwinden, und den Fokus weg von einer Pathologisierung hin zum Wohlbefinden zu lenken, kann der salutogenetische Ansatz nach Antonovsky herangezogen werden. Über Parallelen zum sozialen Modell von Behinderung wird für einen ähnlichen Ansatz hinsichtlich Altern argumentiert, um Ageismus zu überwinden, gesellschaftliche Barrieren und negative Einstellungen zu identifizieren und abzubauen.

Es lassen sich klare Kriterien für ein umfassendes Konzept des guten Alterns ableiten. Dieses sollte inklusiv, relational, individuell, multi-dimensional, intersektional, interdisziplinär und dynamisch sein. Damit wird ein Konzept des guten Alterns gefordert, das nicht nur auf körperliche Gesundheit abstellt, sondern auch emotionales, soziales und psychologisches Wohlbefinden einschließt. Es sollte vorrangig förderliche strukturelle Gegebenheiten fokussieren, und (individuelle) normative Ansprüche an alternde Personen vermeiden. Die dynamische Gestaltung des Konzepts und der interdisziplinäre Forschungsbedarf zur Heterogenität des Alterns untermauert die Relevanz einer kontinuierlichen Auseinandersetzung mit dem Thema. Insgesamt wird dazu aufgefordert, überkommene Vorstellungen zu überdenken und einen umfassenden, personenzentrierten Ansatz zu verfolgen, der die Vielfalt des Alterns in all seinen Dimensionen berücksichtigt. Strukturelle Barrieren und vordefinierte, defizitorientierte Normen müssen überwunden werden, um ein positives, inklusives und ressourcenorientiertes Altern zu ermöglichen und zu fördern.

Ageismus im Gesundheitswesen wirkt auf allen Ebenen und beeinflusst die Autonomie älterer Personen auf vielfältige Weise.

Insgesamt ist somit festzustellen, dass trotz eines zunehmenden Forschungsinteresses an der Frage des *guten* Alterns und der *guten* Versorgung im höheren

26 Vgl. Ehni et al. (2018).

Alter[27] Ageismus und die damit verbundenen negativen Konsequenzen, insbesondere aus einer ethischen Perspektive, bisher unzureichend erforscht sind. Eine mögliche Erklärung hierfür könnte die Vielfalt dieses Phänomens mit zugleich mangelnder Sensibilisierung dafür sein, obwohl aus wissenschaftlicher Perspektive praktische Ausprägungen, wie beispielsweise Diskriminierung älterer Menschen beim Zugang zu Gesundheitsleistungen und deren negative gesundheitliche Folgen, bereits seit geraumer Zeit aufgezeigt werden.[28]

Um konkret nachzuweisen, dass eine Person bei der Inanspruchnahme von Gesundheitsleistungen schlechter behandelt wurde, muss ein Unterschied in der Behandlung belegt werden. Da Patient:innenpräferenzen oder andere Faktoren wie unter anderem Kosten von Behandlungen methodisch schwer davon zu trennen sind, stellt dies eine Herausforderung dar. Vereinzelte empirische Arbeiten berücksichtigen eine derartige Bereinigung der Daten und belegen damit bereits Andersbehandlungen hinsichtlich des Zugangs zu Behandlungsmöglichkeiten.[29] In einem weiteren Schritt wäre zudem zu erörtern, inwiefern die beobachtete Andersbehandlung als ungerecht und damit als Diskriminierung bewertet werden sollte. Eine derartige Konkretisierung wird bisher nur in sehr wenigen Studien durchgeführt oder als solche kommuniziert.[30]

Dennoch ist dies auch mit Blick auf eine bedürfnisorientierte Gesundheitsversorgung grundlegend. Im Kontext Autonomie – und konkret im Fall von Behandlungsoptionen – kann hier wiederum der Capability-Ansatz aufschlussreich sein. Demnach ist zu unterscheiden, ob Personen im höheren Alter weniger Therapieoptionen zur Verfügung gestellt bekommen, oder ob die Verwirklichungschancen der älteren Personen (beispielsweise dadurch) reduziert sind. Autonomie meint hier nicht nur die Möglichkeit der Auswahl zwischen verschiedenen Therapien, sondern auch die Möglichkeit der effektiven Umsetzung einer Therapie zum Erreichen entsprechender Ziele. Abstrakter können zwei Ebenen differenziert werden: die Möglichkeit einer angemessenen Gesundheitsversorgung zu haben und eine solche tatsächlich zu bekommen.[31] Altersfeindlichkeit kann dabei in konkreten Einzelfällen auf

27 Siehe unter anderem WHO (2021).

28 Wie in der Literaturübersicht von Chang et al. (2020) gezeigt. Hierbei handelt es sich um die bislang größte durchgeführte Metastudie zu den Konsequenzen von Ageismus im Kontext von Gesundheit.

29 Chang et al. (2020), S. 7–8.

30 Salway et al. (2017).

31 Sen (2004), S. 23.

beiden Ebenen wirken. In jedem Fall kommen Gesundheitsinstitutionen und den Personen, die darin arbeiten, zentrale Rollen zu.

Auch auf Patient:innenseite ist es wichtig anzumerken, dass die erwähnte Bereinigung in Bezug auf Patient:innenpräferenzen inter alia angesichts der Komplexität altersfeindlicher Dynamiken nicht hinreichend sein kann. Wie im Zusammenhang mit der intrapersonellen Ebene von Ageismus beschrieben, zeigen empirische Befunde, dass Vorurteile und Stereotype in einem negativen Selbstbild resultieren können, woraus sich ableiten lässt, dass solche Dynamiken zur adaptiven Präferenzbildung beitragen und Barrieren für selbstbestimmte Entscheidungen darstellen. Werden, wie anhand der Stereotype Embodiment Theory[32] gezeigt, Altersstereotype über das Leben hinweg internalisiert und akkumuliert, so beeinflussen diese als Selbststereotype die Präferenzbildung sowie die Selbstautorisierung und in weiterer Folge das Wohlbefinden erheblich. Dies wird durch Untersuchungen bestätigt, die demonstrieren, dass sich vorhandene Selbststereotype sowohl auf die eigene Umwelt und soziale Interaktionen als auch auf Gesundheit und Langlebigkeit auswirken.[33] Damit rücken relationale Aspekte wie soziale Praktiken, Normen und Erwartungen in den Fokus. Zugleich wird die Art und Weise relevant, wie Menschen ihr Älterwerden erleben und ausdrücken, und wie dies von internen und externen Einflüssen geprägt ist. Die Angst, diesen Stereotypen zu entsprechen, wird als Stereotype Threat bezeichnet. Forschungsergebnisse zu diesem Thema in unterschiedlichen Kontexten zeigen, dass es als Reaktion auf diese Angst zu einer Beeinträchtigung der tatsächlichen Leistung kommt.[34] Beispielhaft hierfür sind vermeintlich pathologische Ergebnisse bei kognitiven Tests[35] und damit in Verbindung stehende Fehldiagnosen.[36] Diese Dynamik des internalisierten Ageismus lässt sich wiederum als Doing Age bezeichnen, was sich im negativen Einfluss defizitorientierter Altersbilder auf das Gesundheitsverhalten und die Inanspruchnahme von Gesundheitsleistungen manifestiert.[37] Damit wird eine implizite Anpassung an deskriptive Altersnormen verdeutlicht. Die Perspektive des Doing Age fügt hierbei eine Analyseebene hinzu, wodurch zusätzliche Konsequenzen für die Autonomie

32 Levy (2009).

33 Ibid. Levy et al. (2002).

34 Lamont et al. (2015). Silverman/Cohen (2014). Fresson et al. (2017).

35 Lamont et al. (2015). Armstrong et al. (2017). Fresson et al. (2017).

36 Ben-David et al. (2018).

37 Vgl. unter anderem Levy/Myers (2004) oder auch Wurm (2020).

in Bezug auf Gesundheit abgeleitet werden (können). Mit dem Aufzeigen der Verinnerlichung von Stereotypen und der damit verbundenen Prägung der Selbstwahrnehmung und des Verhaltens wird ein zentraler Faktor identifiziert, der zu gesundheitlichen Ungleichheiten beiträgt. Es wird deutlich, dass Patient:innenpräferenzen stark in die Dynamiken von Ageismus verwoben sind und entsprechend einer vertieften und gesonderten Betrachtung in der Auseinandersetzung und Reduktion von Altersfeindlichkeit bedürfen. Die negativen Auswirkungen von Stereotypen auf das Altern werden jedoch ebenso von außen beeinflusst. Hier kommen vor allem auch implizite Elemente von Altersfeindlichkeit zum Tragen. Unterstützende Maßnahmen können dabei den negativen Auswirkungen von Stereotypen entgegenwirken, während das Fehlen solcher Maßnahmen die Effekte verstärken und die negativen Folgen für die Gesundheit aufrechterhalten kann. Speziell auf Behandlungsseite scheinen in diesem Zusammenhang Vorgänge der medizinischen Entscheidungsfindung von besonderer Relevanz zu sein. Wird somit das breite Spektrum an (möglichen) Auswirkungen von Altersfeindlichkeit und zugleich die Mehrdimensionalität und Komplexität von Ageismus berücksichtigt, so zeigt sich die Schwierigkeit und zugleich Wichtigkeit der Erforschung des Phänomens Ageismus. Insgesamt kann darauf hingewiesen werden, dass Facetten von Altersfeindlichkeit den Untersuchungen zufolge vor allem häufig in der Diagnosestellung sowie in der Durchführung von klinischen Studien sichtbar werden.[38]

Damit verbunden ist die im Kapitel 5.2.2 beschriebene interpersonelle Ebene von Ageismus. Dazu gehören insbesondere die negativen Konsequenzen von altersfeindlicher Sprache, aber auch die Zuschreibung von Inkompetenz, die sich in der Infragestellung von Meinungen und Entscheidungen älterer Menschen zeigt,[39] sowie Versuche der Kontaktvermeidung als Formen von Altersfeindlichkeit. Neben diesen Doings zeigt sich in diesem Kontext epistemische Ungerechtigkeit in der unzureichenden Anerkennung und dem geringen Respekt vor dem Wissen und der Expertise der eigenen Krankheitserfahrungen älterer Menschen. Auch auf institutioneller beziehungsweise struktureller Ebene, siehe hierzu Kapitel 5.2.3, verdeutlichen empirische Befunde die weitreichenden Effekte von Ageismus. Dabei stehen speziell altersfeindliche Dynamiken in Abläufen im Fokus, die zu einer systematischen

38 de São José et al. (2019).

39 Vgl. unter anderem WHO (2021).

Schlechterbehandlung von älteren Personen beitragen.[40] Als ein wesentliches Risiko für Altersfeindlichkeit wird die Frage der altersabhängigen Ressourcenallokation identifiziert, was im Verlauf der Covid-19-Pandemie erneut verdeutlicht wurde. Es zeigt sich ein Einfluss des chronologischen Alters von Patient:innen auf die Behandlungsqualität und -entscheidungen. Unter anderem ist belegt, dass ältere Patient:innen einen verringerten Zugang zu lebenserhaltenden Maßnahmen erhalten als jüngere.[41]

Ein weiterer grundlegender Aspekt von strukturellem Ageismus ist die unzureichende Berücksichtigung älterer Personen in der klinischen Forschung[42] und der damit einhergehende Mangel an Wissen und Möglichkeiten einer evidenzbasierten Gesundheitsversorgung älterer Menschen. Personen im höheren Alter sind in klinischen Studien häufig unterrepräsentiert, obwohl sie medizinische Interventionen und Medikamente am häufigsten in Anspruch nehmen.[43] Besonders brisant wird dies dann, wenn die Erforschung von Krankheiten, die vorwiegend im höheren Alter auftreten, unter unzureichender Berücksichtigung älterer Menschen stattfindet. Daraus ist abzuleiten, dass derart willkürliche Altersobergrenzen vermieden werden sollten, da der Ausschluss von älteren Personen über die begrenzte Generierung und Festigung von Wissen zur guten und bedürfnisorientierten Versorgung auch zu Versorgungsrisiken für diese Personengruppe beiträgt. Es ist notwendig, dass zukünftige Forschung so erfolgt, dass weitere und dezidierte Einblicke in die unterschiedlichen Auswirkungen medizinischer Behandlungen bei Patient:innen im höheren Alter gewonnen werden. Ausschlaggebend dabei ist die Sicherstellung der Repräsentativität der Studienteilnehmer:innen für die Patient:innenpopulation, die infolge die (erforschten) Therapien erhält. Viele Studien, die sich zwar mit dem Ausschluss älterer Menschen von medizinischen Behandlungen beschäftigt haben, bewerten aber nicht gleichzeitig dessen Folgen für den individuellen Gesundheitszustand. Demnach kann davon ausgegangen werden, dass die gesundheitlichen Auswirkungen von Altersfeindlichkeit bisher unterschätzt werden.[44]

Nachdem eine Wurzel von Altersfeindlichkeit in impliziten negativen Stereotypen gegenüber Menschen im höheren Alter zu liegen scheint, treten

40 Chang et al. (2020).

41 Ibid., S. 7–8.

42 Thake/Lowry (2017). Chang et al. (2020).

43 Thake/Lowry (2017). Siehe auch Inouye (2021).

44 Chang et al. (2020).

Barrieren für eine gerechte Gesundheitsversorgung ebenfalls eher implizit als explizit auf. Deshalb würde beispielsweise eine einfache Entfernung von Alterskriterien aus klinischen Richtlinien oder Leitlinien nicht unbedingt umfänglich dazu beitragen, altersfeindliche Praktiken zu beseitigen.[45] Die Erforschung von implizitem Ageismus ist folglich besonders wichtig, da dieser nicht nur als zentrale und weit verbreitete Dimension von Altersfeindlichkeit verstanden wird, sondern auch als entscheidend für ein erfolgreiches Entgegenwirken. Trotz der durch Ageismus hervorgerufenen Risiken für das Wohlbefinden und die Lebensqualität von Personen im höheren Alter wurden bisher nur wenige Arbeiten zur Wirksamkeit von spezifischen Strategien zu dessen Reduktion durchgeführt beziehungsweise veröffentlicht. Im Rahmen einer Literaturübersicht konnte diesbezüglich herausgefunden werden, dass relativ einfache und kostengünstige Interventionen, wie die Sensibilisierung durch Bildung oder die Stärkung intergenerativer Kontakte, dazu führen, dass sich Einstellungen und Bilder gegenüber älteren Personen positiv verändern können. Ein besonders starker Effekt könne durch eine Kombination aus Bildungselementen und generationenübergreifenden Kontakten erzielt werden, wobei dieser allerdings insgesamt bei Frauen, Jugendlichen und jüngeren Erwachsenen stärker zu sein scheint.[46]

Die Gruppe der älteren Personen ist nicht aufgrund von bestimmten Eigenschaften pauschal vulnerabler als andere Personengruppen. Ageismus führt zu einer Vulnerabilisierung älterer Erwachsener.

Zu einem Entgegenwirken durch Sensibilisierung zählt auch eine Auseinandersetzung mit weitverbreiteten Zuschreibungen gegenüber älteren Personen. Wie in Kapitel 5.3 beschrieben, bedarf vor allem der Begriff »Vulnerabilität«, aufgrund seiner häufigen Anwendung auf ältere Personen als pauschale Kategorie sowie seiner synonymen Verwendung mit Gebrechlichkeit, Abhängigkeit oder Autonomieverlust, einer differenzierten Betrachtung. Dabei wird hervorgehoben, dass die Zuschreibung von Vulnerabilität im höheren Alter eng mit der Vorstellung (und Stereotypen) einer herabgesetzten Fähigkeit, informierte Entscheidungen zu treffen oder sich vor Schaden zu schützen, in Verbindung steht. Durch ein relationales Verständnis wird eine Perspektive eingenommen, in der Vulnerabilitäten identifiziert und über Sensibilisierung

45 Clark (2009). de São José et al. (2019).

46 Burnes et al. (2019).

gleichzeitig Autonomie gefördert und situative Vulnerabilität vermindert werden kann.

Es wird untersucht, inwiefern Vulnerabilität und höheres Alter verknüpft werden und was diese weit verbreitete Zuschreibung bedingt. Zudem wird aufbauend auf dem Analyserahmen zu Vulnerabilität argumentiert, dass es unzulässig ist, das höhere Alter per se mit erhöhter inhärenter oder situativer Vulnerabilität gleichzusetzen. Vielmehr ist die Bezeichnung älterer Personen als vulnerable Gruppe eng mit Ageismus verbunden und kann insbesondere im Kontext von Gesundheit mit paternalistischem Wohlwollen einhergehen. Ein Ansatz, der in diesem Kontext als aufschlussreich vorgestellt wird, ist jener des Doing Vulnerability. Es wird als ein Prozess beschrieben, in dem Personen aufgrund ihrer sozialen Identität als vulnerabel konstruiert werden, was negative Auswirkungen auf ihr Wohlbefinden haben kann. Doing Vulnerability als gesellschaftliche Vulnerabilisierung von Personen im höheren Alter wird an dieser Stelle als hilfreich präsentiert, um die soziale Konstruktion von Vulnerabilität zu verstehen und die zugrunde liegenden Stereotype und Annahmen über ältere Erwachsene als soziale Gruppe sichtbar zu machen. Hierbei wird (wiederum) die Bedeutung betont, den Fokus nicht nur auf individuelle Merkmale, die zu Vulnerabilität führen, zu legen, sondern vor allem soziale Strukturen zu betrachten. Das Verständnis von Vulnerabilität in Schichten (layers)[47] erleichtert die Identifikation und das Verstehen der Dynamiken von verstärkenden Faktoren, wie Sprache, Mobilität, Gesundheitskompetenz und Stigmata. Zudem ermöglicht ein solches Denken die gezieltere Prävention und Minderung von Risiken. Dafür ist auch eine intersektionale Perspektive auf die vielschichtigen Vulnerabilitäten von grundlegender Bedeutung. Forschungsbedarf besteht darin, inwiefern ein Heranziehen von Intersektionalität in Verbindung mit Vulnerabilität neue Einblicke bieten kann.

Auch wenn sich viele ältere Erwachsene aufgrund ihres potenziell höheren Bedarfs an medizinischer Versorgung häufiger in situativer Vulnerabilität im Gesundheitskontext befinden, wird darauf aufbauend argumentiert, dass Personen im höheren Alter primär *durch* Ageismus zu einer vulnerablen Gruppe werden. Folglich ist die Vulnerabilität älterer Erwachsener nicht auf bestimmte Eigenschaften der Gruppe zurückzuführen, sondern vielmehr auf interpersonelle sowie strukturelle Gegebenheiten, die von Ageismus beeinflusst sind. Dabei hat die pauschale Kategorisierung älterer Menschen

47 Vgl. Luna (2009).

als vulnerable Gruppe (mitunter negative) Auswirkungen auf das Selbstbild der betroffenen Personen, inklusive der Selbstautorisierung, sowie auf die Gesundheitsversorgung. Bezeichnend sind in diesem Zusammenhang paternalistische Handlungen, die auf der Annahme beruhen, dass Personen im höheren Alter vulnerabel und unfähig sind, rationale Entscheidungen zu treffen. Diese Praktiken können von subtilen, alltäglichen Verhaltensweisen bis hin zu strukturellen Barrieren reichen, die den Zugang von Menschen im höheren Alter zu Ressourcen und Chancen einschränken – und damit wesentliche Aspekte deren Autonomie. Die Vulnerabilität älterer Personen zeigt sich damit vorwiegend als pathogen.

Die Bezeichnung älterer Erwachsener als vulnerabel ist daher nur dann hilfreich, wenn sie genutzt wird, um das Bewusstsein für derartige Phänomene zu schärfen und den negativen Folgen entgegenzutreten. Nachdem die Verwendung des Begriffs Vulnerabilität grundsätzlich das Risiko einer Fehlinterpretation birgt, wird empfohlen, die Begriffe »vulnerabel« und »Vulnerabilität« in pauschalem Bezug auf ältere Personen oder das höhere Alter im Allgemeinen zu vermeiden.[48] Diese differenzierte Betrachtung von Vulnerabilität ist notwendig, um Stereotypen und Vorurteilen gegenüber älteren Menschen entgegenzuwirken. Doing Vulnerability als Perspektive schärft dabei das Bewusstsein für Altersfeindlichkeit in der Gesellschaft und deren negative Auswirkungen.

Wie auch im Kontext Vulnerabilität gezeigt, wird das Erleben des Älterwerdens häufig pathologisiert und damit mit Krankheitserleben verbunden oder gar vermischt. Ein solches in-Beziehung-Setzen birgt das Risiko einer Verharmlosung von gesundheitlichen Defiziten und bestärkt zugleich die Stigmatisierung des höheren Alters. Wie an den Bestrebungen der WHO, »höheres Alter« als Diagnosekriterium im ICD-11 aufzunehmen,[49] aufgezeigt, wird das Risiko einer diagnostischen Verdrängung identifiziert, bei der das höhere Lebensalter als naheliegende Erklärung für gesundheitliche Beschwerden herangezogen wird, ohne dass weitere diagnostische und infolge therapeutische Maßnahmen ergriffen werden. Besonders eindrucksvoll ablesbar wird dies im Rahmen einer Fallbeschreibung über eine verpasste ALS-Diagnose, bei der zunehmende Einschränkungen über Jahre dem hohen Alter der Betroffenen zugeschrieben wurden und dementsprechend auch kei-

48 Langmann (2023).

49 Stambler et al. (2022).

ne Therapie eingeleitet wurde.[50] Durch die Relativierung der Schilderungen der betroffenen Person und ihrer Angehörigen kam es zu therapeutischen Versäumnissen, aber auch zu einer fehlenden Auseinandersetzung mit der Erkrankung, was als starke Belastung wahrgenommen wurde.[51] Neben der diagnostischen Verdrängung wird hier auch (mögliche) epistemische Ungerechtigkeit sichtbar, indem trotz mehrfacher Konsultation verschiedener Ärzt:innen der betroffenen Person nicht angemessen zugehört, ihr nicht geglaubt und die Relevanz ihrer Schilderungen nicht anerkannt wurde. Darüber hinaus werden auch konkrete Versäumnisse im Hinblick auf die medizinische Indikation als konkretes Entscheidungsmoment und die damit verbundene Entscheidungs- und Handlungslegitimation deutlich. Dies führte zu einer erheblichen Verzögerung der Diagnose und Einleitung einer adäquaten Therapie. Wird, wie in diesem Beispiel, der Zugang zu notwendigen Ressourcen verwehrt, handelt es sich um eine Einschränkung von Verwirklichungschancen, während die Abhängigkeit der individuellen Autonomie vom Gegenüber, das heißt in diesem Fall von Gesundheitspersonal, unverkennbar ist. Damit wird auch konkret die Abhängigkeit der Fähigkeit, Entscheidungen über die eigene Gesundheit zu treffen, von der Anerkennung und Unterstützung des Gegenübers sichtbar, das wiederum von gesellschaftlichen Strukturen und Machtverhältnissen beeinflusst ist.

Ältere Personen sind durch Ageismus von epistemischer Ungerechtigkeit betroffen. Der epistemische Status von sowie Wissen über ältere Menschen sind durch Vorurteile und Stereotype negativ beeinflusst – große Wissenslücken zeigen Forschungsbedarf.

Die beschriebene Situation illustriert auf drastische Weise die Problematik der epistemischen Ungerechtigkeit im Gesundheitswesen, die sich auf Dynamiken bezieht, in denen Menschen nicht der Respekt oder die Anerkennung entgegengebracht wird, die ihnen als Wissende zustehen, oder in denen ihr Wissen aufgrund von Voreingenommenheit oder Vorurteilen nicht ernst genommen wird. Dabei führt dies im Kontext Gesundheit unter anderem zu Lücken im Verständnis sowie zu suboptimaler Versorgung. Neben anderen Formen der Marginalisierung nimmt epistemische Ungerechtigkeit folglich auch im

50 ALS als Abkürzung für Amyotrophe Lateralsklerose.
51 Carter (2022).

Zusammenhang mit Ageismus eine zentrale Rolle ein, die bisher unzureichend erforscht ist.

Im Rahmen der Gesundheitsversorgung, in der sich Patient:innen ohnehin bereits vielmals in Momenten situativer Vulnerabilität befinden,[52] besteht damit das Risiko, dass aufgrund epistemischer Ungerechtigkeit pathogene Vulnerabilitäten entstehen. Vorurteile, aber auch ein Mangel an geriatrischem Wissen führen dazu, dass ältere Menschen eine unangemessene medizinische Versorgung erhalten, und nicht jene, die sie benötigen und auf die sie auch ein Recht haben. Auch die medizinische Indikation als zentrales Entscheidungsmoment wird dabei implizit wie auch explizit beeinflusst, wodurch es zu einer Verletzung des Vertrauens von Patient:innen aber auch des Prinzips des Wohltuns kommen kann. Zugleich wird vor dem Hintergrund der vielfältigen Befunde zu Ageismus gegenüber älteren Menschen, die bisher unzureichende Auseinandersetzung mit Bias im Rahmen der medizinischen Indikation als wichtige Forschungslücke identifiziert. Es ist festzustellen, dass insgesamt erhebliche Wissenslücken hinsichtlich der Dynamiken von Ageismus bestehen. Während ein tiefgreifendes Verständnis unerlässlich ist, um diesem Phänomen wirksam zu begegnen, bekommt das höhere Alter oder Ageismus auch in der gegenwärtigen Literatur zum Thema epistemische Ungerechtigkeit jedoch kaum Aufmerksamkeit. Voraussetzend für die Anerkennung der Wichtigkeit gegen Altersfeindlichkeit vorzugehen, ist somit deren Wahrnehmung als soziales Problem. Hierzu zählt auch die Sensibilisierung von Wissenschaft und Entscheidungsträger:innen, was eine Grundlage dafür ist, Ageismus unter anderem als wichtiges Forschungsfeld anzuerkennen und infolge zu untersuchen. Wissen ist dabei auf vielfältige Weise in die Dynamiken des Phänomens verwoben, beispielsweise auch in Form von Wissensasymmetrien. Diese bergen in der Gesundheitsversorgung Risiken, insbesondere gegenüber marginalisierten Gruppen, die in einem Zusammenwirken mit Machtasymmetrien verschiedene Formen der Benachteiligung älterer Menschen auslösen. Potenzielle Folgen reichen von angezweifelter Glaubwürdigkeit gegenüber Personen im höheren Alter bis hin zu einem Mangel an Wissen in Bezug auf mögliche spezifische gesundheitsbezogene Bedürfnisse. Asymmetrische Wissensverteilung im Gesundheitswesen beeinträchtigt damit die Autonomie älterer Menschen, indem sie deren Einbindung in Entscheidungsprozesse erschwert. Mangelndes Wissen auf Patient:innenseite steht speziell in Verbindung mit Einschränkungen hinsichtlich Selbstverwaltung und Selbstautorisierung.

52 Siehe hierzu Kapitel 3.3.

Den unterschiedlichen Befunden zu Ageismus folgend,[53] ist davon auszugehen, dass Personen im höheren Alter häufig ein herabgesetzter epistemischer Status zugesprochen wird (testimoniale Ungerechtigkeit), der von negativen Vorurteilen und Stereotypen geprägt und entsprechend defizitorientiert ist. Dadurch bleibt eine der eigentlich zentralen epistemischen Ressourcen un- oder nicht (hinreichend) anerkannt – nämlich (Selbst-)Expert:in für das eigene Gesundheits- und Krankheitserleben zu sein. Wissen und demgemäß Möglichkeiten für eine bedürfnisorientierte Versorgung bleiben dadurch ungenutzt. Werden Personengruppen derart systematisch von der Produktion und vom Austausch von Wissen ausgeschlossen, ist auch ihre Fähigkeit, fundierte Entscheidungen zu treffen, negativ beeinflusst und damit ihre Autonomie eingeschränkt. Die Selbstbestimmung älterer Menschen wird also durch stereotype Überzeugungen und paternalistische Ärzt:innen-Patient:innen-Beziehungen beeinträchtigt. Dies kann problematische Auswirkungen auf das Selbstbewusstsein und die Selbstautorisierung älterer Erwachsener haben und sie infolge daran hindern, ihre Präferenzen mitzuteilen und aktiv Informationen einzuholen.

Wie auch durch Elderspeak verdeutlicht, unterstreicht dies die Tendenz, dass Personen im höheren Alter als Wissende diskreditiert werden. Negative Altersbilder führen unter anderem dazu, dass (Gesundheits-)Berichte von älteren Personen weniger ernst genommen werden, ihnen weniger zugehört oder nicht direkt mit ihnen gesprochen wird. Auch konnte gezeigt werden, dass ein Mangel an Verständnis für das Phänomen des Alterns dazu beiträgt, dass auf Personen im höheren Alter und das Erleben des Alterns nicht ausreichend eingegangen wird. In diesem Zusammenhang kann zum einen erneut auf das von der WHO vorgesehene Diagnosekriterium »höheres Alter« verwiesen werden, zum anderen auf die bisher verfügbaren Messinstrumente und Forschungsmethoden zur Abbildung von Ageismus, in denen insbesondere implizite und systematische Aspekte weitgehend vernachlässigt werden.[54] Vor dem Hintergrund der Mehrdimensionalität von Ageismus, wie sie im Rahmen der Definition aufgezeigt wurde,[55] wird damit bekräftigt, dass es notwendig ist, Altersfeindlichkeit als komplexes Phänomen zu betrachten und es entsprechend umfassende Maßnahmen zu deren Reduktion benötigt. Zusätzlich fehlt weitgehend auch Sprache, um die betreffenden Phänomene zu erfassen

53 Vgl. unter anderem Ayalon/Tesch-Römer (2017). Chang et al. (2020).

54 Hu et al. (2021), S. 317.

55 Iversen et al. (2009). de São José/Amado (2017).

und Erfahrungen zu teilen. Es bestehen also sprachliche Leerstellen, bei denen zusätzliche Bemühungen erforderlich sind, um sie zu füllen. Werden diese Lücken nicht geschlossen, kann dies dazu beitragen, dass das Phänomen in seiner Ganzheit nicht erfasst wird und Erfahrungen und Perspektiven folglich marginalisiert bleiben (inter alia hermeneutische Ungerechtigkeit). Epistemische Ungerechtigkeit kann demnach als eine Verletzung der Autonomie verstanden werden, die vor allem durch eine relationale Perspektive verstärkt sichtbar wird. Auch in diesem Kontext werden damit der Respekt und die Anerkennung der einzelnen Person sowie deren Autonomie als zentrale Elemente und Voraussetzungen für eine *gute* Versorgung und die Ausübung des Rechts auf Gesundheit (und dessen ethisch problematische Einschränkungen und Gefährdungen) erneut verdeutlicht.

Die Unterstützung eines guten Alterns, wozu auch eine bedürfnisorientierte Versorgung zählt, erfordert die Berücksichtigung der Heterogenität von Lebensweisen und Alterungsprozessen, die interdisziplinäre Zusammenarbeit, intersektionale Betrachtungen sowie den Abbau von Stereotypen und Ageismus. Zur Förderung der Autonomie gehört zudem eine Stärkung von Partizipation und Empowerment beispielsweise durch aktive Einbeziehung in die medizinische Entscheidungsfindung, das Schließen von Wissenslücken, vor allem hinsichtlich struktureller Benachteiligung und deren Dynamiken, sowie eine Minderung asymmetrischer Wissensverteilung im Gesundheitswesen. Insgesamt stellen somit Benachteiligung, Schlechterbehandlung und respektlose Formen des Umgangs zentrale Themen für die Förderung von Autonomie dar. Entsprechend wichtig ist damit auch das Verständnis von Diskriminierung und die Sensibilisierung für soziale Ungleichheiten. Vor allem gesundheitliche Einschränkungen und Krankheiten, die auf sozialen Ursachen basieren (wie in diesem Kontext aufgrund von Altersfeindlichkeit) und nicht verhindert oder ihnen zumindest entgegenwirkt wird, sind gravierende Negativbeispiele für einen Mangel an sozialer Gerechtigkeit innerhalb einer Gesellschaft.[56] Zentrale Elemente davon sind die Gewährleistung eines fairen Zugangs zur Gesundheitsversorgung und die Verringerung sozial bedingter Unterschiede in den Möglichkeiten zur Erreichung von Wohlbefinden.[57] In Hinblick auf Autonomie und Verwirklichungschancen, die Personen in unterschiedlichen Bereichen des Lebens gegenüberstehen, ist es damit

56 Vgl. Sen (2002).

57 Vgl. Marckmann (2023), S. 183.

entscheidend, Ungerechtigkeiten, wie in der vorliegenden Arbeit aufgezeigt, vermehrt Beachtung zu schenken.

8. Fazit

Ageismus ist ein komplexes und weitreichendes Phänomen, das nicht nur auf interpersoneller, sondern auch auf intrapersoneller und struktureller Ebene wirkt und die Lebensqualität älterer Menschen negativ beeinflusst. Obwohl die Forschung in den letzten Jahren, speziell auch durch die verstärkte Sichtbarkeit von Ageismus im Rahmen der Covid-19-Pandemie, zugenommen hat, bestehen immer noch bedeutende Forschungslücken, vor allem hinsichtlich ethischer Fragestellungen. In diesem Forschungskontext wurden Theorien und Konzepte aus dem Bereich der feministischen Bio- und Medizinethik auf das Thema Ageismus übertragen. Diese Theorien eignen sich in besonderer Weise für eine kritische Auseinandersetzung mit Altersfeindlichkeit, wurden aber bisher nur unzureichend auf diese spezifische Form sozialer Benachteiligung angewandt. Durch diesen Transfer wurde eine kritische Perspektive auf gesellschaftliche Zusammenhänge und strukturelle Faktoren im Zusammenhang mit Altern und Ageismus geschaffen. Auf diese Art wird in Hinblick auf die unterschiedlichen Ebenen von Altersfeindlichkeit aufgezeigt, wie sie die Verwirklichungschancen und die Autonomie älterer Menschen beeinflussen können und damit auch mögliche Barrieren für eine optimale Gesundheitsversorgung und ein Altern in Wohlbefinden darstellen. Durch die in dieser Arbeit eingenommene Perspektive der relationalen Autonomie konnte gezeigt werden, dass sowohl selbstgerichteter als auch interpersoneller Ageismus die Selbstbestimmung, Selbstverwaltung und Selbstautorisierung älterer Menschen erheblich beeinträchtigen, indem sie sich negativ auf das Selbstbild, das Gesundheitsverhalten und soziale Interaktionen auswirken. Zusätzlich wird aufgezeigt, dass institutionelle Praktiken in der Gesundheitsversorgung von struktureller Altersfeindlichkeit betroffen sind. Es wird unverkennbar, dass Ageismus nicht nur Entscheidungsmomente, sondern auch die tatsächlichen Möglichkeiten älterer Menschen negativ prägt. Folglich ist es entscheidend, gezielte Maßnahmen auf verschiedenen Ebenen zu ergreifen, um Altersfeindlichkeit zu überwinden. Dies stärkt die Autonomie älterer Menschen und gewährleistet eine respektvolle, bedürfnisorientierte Gesundheitsversorgung.

Die Möglichkeit, nach den eigenen Vorstellungen zu altern, hängt eng mit den bestehenden Verhältnissen, sozialen Normen und Erwartungen zusammen. Entsprechend wird für die Auseinandersetzung mit sozialer Ungerechtigkeit für ein Verständnis von Altern als soziale Praxis beziehungsweise als *Doing* argumentiert. Diese Perspektive ermöglicht eine erweiterte Analyse, Altern innerhalb der Dynamiken von Ageismus zu verstehen und die Herausforderungen, mit denen ältere Menschen bei der Verwirklichung ihrer Ziele konfrontiert sind, besser zu erfassen. Mögliche Widersprüche in der sozialen Konstruktion werden identifiziert, beispielsweise von deskriptiven Stereotypen, wie Altsein ist Kranksein, mit präskriptiven Normen, wie in Gesundheit zu altern. Diese Zusammenhänge verdeutlichen die Verknüpfung des Alterns mit anderen Faktoren, wie Gesundheit und Krankheit. Es wird aufgezeigt, dass das höhere Alter oft fälschlicherweise mit Krankheit gleichgesetzt wird, insbesondere aufgrund defizitorientierter Stereotype, wodurch Krankheit im Alter zu einer impliziten Norm geworden ist. Exemplarisch wird die Debatte um die mögliche Einführung der Diagnosekategorie »höheres Alter« im ICD-11 diskutiert. Dies unterstreicht die Notwendigkeit einer differenzierten Betrachtung von Gesundheit, Krankheit und Ungerechtigkeiten im höheren Alter, aber auch die Vielfalt an Bemühungen, die notwendig ist, um ganzheitlich gegen Ageismus vorzugehen. Hierzu zählt auch die kritische Untersuchung von Vulnerabilität im Kontext höheres Alter. Diesbezüglich wird die pauschale Kategorisierung älterer Menschen als vulnerable Gruppe kritisiert und auch in diesem Zusammenhang für einen relationalen Ansatz plädiert, der soziale Strukturen und damit auch Ageismus berücksichtigt. Die undifferenzierte Zuschreibung von Vulnerabilität und die damit verbundenen Stereotype beeinflussen die Autonomie älterer Menschen, indem sie dazu beitragen, sie als passive Empfänger:innen von Fürsorge zu verstehen, anstatt ihre individuellen Bedürfnisse, Präferenzen und Fähigkeiten aktiv zu berücksichtigen. Folglich wird wiederum das Konzept des *Doings* zur Auseinandersetzung mit sozialen Faktoren eingeführt, die Vulnerabilitäten hervorrufen können. Darüber hinaus wird die These vertreten, dass eine Stärkung der Autonomie in Momenten situativer Vulnerabilität dazu beitragen kann, diese zu verringern oder gar zu beseitigen und damit pathogene Formen zu vermeiden.

Trotz des vielfach nachgewiesenen Einflusses sozialer Determinanten auf das Wohlbefinden älterer Menschen bleibt die Frage nach dem Umfang an substanziellen Einschränkungen durch Ageismus in der wissenschaftlichen Literatur weitgehend unbeantwortet. Hierzu zählt, inwiefern Altersfeindlichkeit zur Entwicklung adaptiver Präferenzen beiträgt, aber auch inwiefern Andersbehandlungen auf Basis des Merkmales des höheren Alters als Diskriminierung zu werten sind. Abgesehen davon besteht eine mangelnde Auseinandersetzung mit der potenziellen Umdeutung von Krankheitserleben in Alterserleben und den negativen Auswirkungen davon auf die Autonomie älterer Personen. Diagnostische Verdrängung, Fehldiagnosen und Therapieentscheidungen, unterstreichen beispielhaft die Notwendigkeit einer klaren Differenzierung zwischen Gesundheit und Krankheit im höheren Alter. Dies zeigt dringenden Forschungsbedarf auf, um Versorgungsgerechtigkeit und das Recht auf Gesundheit für ältere Menschen zu gewährleisten.

Vor diesem Hintergrund werden (negative) Dynamiken von Ageismus im Kontext der epistemischen Ungerechtigkeit analysiert. Dabei wird dieser Themenbereich als ein zentrales und vernachlässigtes Forschungsgebiet im Zusammenhang mit Ageismus identifiziert und eine verstärkte Auseinandersetzung mit epistemischer Ungerechtigkeit im Kontext des höheren Alters gefordert. Die vorliegende Analyse zu testimonialer Ungerechtigkeit verdeutlicht, dass Ageismus dazu beiträgt, dass ältere Menschen in der Interaktion mit dem Gesundheitspersonal auf Barrieren stoßen, ihre gesundheitlichen Bedürfnisse frei und selbstbestimmt zu artikulieren. Folglich wirkt sich dies negativ auf die Selbstautorisierung der betroffenen Personen aus, was wiederum die Qualität der Gesundheitsversorgung beeinträchtigt und ihre Autonomie im Entscheidungsprozess einschränkt. In Bezug auf hermeneutische Ungerechtigkeit wird zudem abgeleitet, dass die Förderung von Autonomie und Versorgungsqualität die Anerkennung individueller Lebensrealitäten, die Stärkung der Partizipation von betroffenen Personen in der Gesundheitsversorgung und die Berücksichtigung narrativer Perspektiven sowie die Wertschätzung des Expert:innenstatus von Patient:innen erfordert. Um das begrenzte Bewusstsein für Ageismus zu überwinden, sollte eine zentrale Maßnahme darin bestehen, die Forschung insbesondere auch aus Lebensspannenperspektive zu intensivieren. Hierzu zählt auch die Entwicklung einer klaren deutschsprachigen Terminologie.

Zudem wird für die Notwendigkeit einer intersektionalen Perspektive argumentiert, um die Heterogenität des Alterns und die Vielfalt der Erfahrungen im höheren Alter angemessen zu berücksichtigen und die komplexen Diskriminierungsmechanismen (besser) zu verstehen. Dabei wird deutlich, dass Konzepte wie Successful Aging und Healthy Aging implizite ableistische

Aspekte beinhalten und folglich Menschen mit Krankheiten und Behinderungen marginalisieren. Eine intersektionale Betrachtung von Ageismus und Ableismus wird als notwendig erachtet, um die vielfältigen Möglichkeiten des Alterns, einschließlich Krankheiten und Behinderungen im höheren Alter, angemessen in Vorstellungen des guten Alterns zu integrieren. Es wird dafür plädiert, die gängige medikalisierende und defizitorientierte Sichtweise auf das höhere Alter zu lösen und stattdessen den Fokus auf das Wohlbefinden in allen Lebensphasen zu legen. Die Vernachlässigung des höheren Alters in intersektionalen Analysen und die bisher mangelnde Anwendung eines intersektionalen Ansatzes in der Alternsforschung beeinträchtigen die Entwicklung und Förderung der Autonomie älterer Menschen aus relationaler Perspektive. Schließlich wird die Bedeutung eines inklusiveren Ansatzes für das Verständnis von gutem Alter hervorgehoben, und die Entwicklung eines relational ausgerichteten dynamischen Konzepts begründet. Als Grundvoraussetzung gilt dabei, Altern nicht als Last, sondern als wertvolle Erfahrung und Prozess zu begreifen. Daneben wird die Notwendigkeit einer bedürfnisorientierten Versorgung, die individuelle Unterschiede und vielschichtige Aspekte des höheren Alters berücksichtigt, gefordert.

Zusammengefasst zeigt die Verbindung von relationaler Autonomie mit Ageismus verschiedene Aspekte auf. Grundsätzlich besteht das Risiko, dass ältere Personen aufgrund vorherrschender Stereotype und Vorurteile weniger als rationale Akteur:innen wahrgenommen werden, was unter anderem zu epistemischer Ungerechtigkeit und medizinischer Bevormundung führen kann. Aufgrund des höheren Alters werden substanzielle Möglichkeiten auf verschiedenen Ebenen negativ beeinflusst. Hierzu zählen die soziale Verteilung von Ressourcen auf der Makroebene oder auch auf der Mikroebene Entscheidungen und Verhalten des Gesundheitspersonals. Barrieren in der Kommunikation und in der Wissensweitergabe führen dazu, dass ältere Personen möglicherweise nicht ausreichend informiert werden, was ihre Fähigkeit zur Entscheidungsfindung beeinträchtigt. Implizite Zwänge wie präskriptive Altersnormen treten durch Ageismus auf und beeinträchtigen die Freiheit der Entscheidungsfindung. Zudem wird Abhängigkeit im höheren Alter häufig pathologisiert, während die Interdependenz, das bedeutet die lebenslange Abhängigkeit voneinander, als conditio humana, die uns vulnerabel macht, vernachlässigt bleibt. Inwiefern sich Abhängigkeiten im höheren Alter von anderen Lebensabschnitten unterscheiden und inwiefern diese von sozialen Dynamiken wie Ageismus beeinflusst sind, stellt einen zentralen Forschungsbedarf dar. Das Verständnis, dass Autonomie nicht nur in der formalen Freiheit besteht, sondern auch von der effektiven Umsetzung beeinflusst wird, lenkt den Fokus auf die realen Verwirklichungschancen älterer Personen. Dabei ist die Unterscheidung zwischen der Möglichkeit einer angemessenen Gesundheitsversorgung und der tatsächlichen Realisierung entscheidend. Insgesamt verdeutlicht diese Arbeit, dass Benachteiligung, Schlechterbehandlung und respektlose Behandlungsformen entscheidende Faktoren für eine bedürfnisorientierte, gerechte Gesundheitsversorgung und die Ausübung des Rechts auf Gesundheit darstellen.

Festzuhalten ist zudem, dass gutes Altern – auch vor dem Hintergrund von Benachteiligungen wie Ageismus – nicht (primär) ein Altern in Gesundheit, sondern ein Altern nach den eigenen Vorstellungen in Verhältnissen ist, die dies zulassen und unterstützen. Eine solche Verschiebung in der Wahrnehmung ist grundlegend, um den Blick auf eine älterwerdende Gesellschaft und ältere Personen zu verändern, das Verständnis und den gegenseitigen Respekt zwischen den Generationen zu fördern und letztlich eine Welt für alle, unabhängig des jeweiligen Alters, zu schaffen. Hierbei sollte nicht verkannt werden, dass damit nicht lediglich etwas *für* ältere Personen getan wird, sondern wir gesammelt von einer Überwindung von Ageismus profitieren – und das nicht nur, weil wir alle selbst Alternde sind.

9. Literaturverzeichnis

Abdi, Sarah; Spann, Alice; Borilovic, Jacinta; de Witte, Luc; Hawley, Mark (2019): Understanding the care and support needs of older people: a scoping review and categorisation using the WHO international classification of functioning, disability and health framework (ICF). In: *BMC Geriatrics* 19 (1), S. 195. DOI: 10.1186/s12877-019-1189-9.

Abrams, Dominic; Swift, Hannah J. (2012): Experiences and expressions of ageism. topline results (UK) from Round 4 of the European Social Survey. London: Centre for Comparative Social Surveys (ESS Country Specific Topline Results Series, 2).

Akbulut, Nurcan; Razum, Oliver (2022): Why Othering should be considered in research on health inequalities: Theoretical perspectives and research needs. In: *SSM – population health* 20, Artikel 101286. DOI: 10.1016/j.ssmph.2022.101286.

Albrecht, Gary L.; Devlieger, Patrick J. (1999): The disability paradox: high quality of life against all odds. In: *Social Science & Medicine* 48 (8), S. 977–988. DOI: 10.1016/S0277-9536(98)00411-0.

Alcoff, Linda; Potter, Elizabeth (Hg.) (1993): Feminist Epistemologies. 1. Aufl. New York: Routledge (Thinking gender).

Al-Faham, Hajer; Davis, Angelique M.; Ernst, Rose (2019): Intersectionality: From Theory to Practice. In: *Annual Review of Law and Social Science* 15 (1), S. 247–265. DOI: 10.1146/annurev-lawsocsci-101518-042942.

Algahtani, Hussein; Bajunaid, Mohammed; Shirah, Bader (2018): Unethical human research in the field of neuroscience: a historical review. In: *Neurological Sciences: Official journal of the Italian Neurological Society and of the Italian Society of Clinical Neurophysiology* 39 (5), S. 829–834. DOI: 10.1007/s10072-018-3245-1.

Allen, Julie Ober (2016): Ageism as a Risk Factor for Chronic Disease. In: *The Gerontologist* 56 (4), S. 610–614. DOI: 10.1093/geront/gnu158.

Amrhein, Ludwig; Brauer, Kai; Falk, Katrin; Grates, Miriam; Heming, Ann-Christin; Kollewe, Carolin et al. (2021): Kritische Gerontologie. Eine Einführung. Hg. v. Kirsten Aner und Klaus R. Schroeter. Stuttgart: Kohlhammer Verlag.

Anderson, Joan M. (1996): Empowering patients: Issues and strategies. In: *Social Science & Medicine* 43 (5), S. 697–705. DOI: 10.1016/0277-9536(96)00153-0.

Anderson, Joel (2013): Autonomy. In: Hugh Lafollette (Hg.): International Encyclopedia of Ethics. Oxford, UK: Blackwell Publishing Ltd, S. 442–458.

Anderson, Joel (2014): Autonomy and Vulnerability Entwined. In: Catriona Mackenzie, Wendy Rogers und Susan Dodds (Hg.): Vulnerability. New Essays in Ethics and Feminist Philosophy. New York: Oxford University Press (Studies in feminist philosophy), S. 134–161.

Aner, Kirsten; Schroeter, Klaus R. (Hg.) (2021): Kritische Gerontologie. Stuttgart: Kohlhammer.

Annas, George J. (2004): The rights of patients. The authoritative ACLU guide to the rights of patients. 3. Aufl. New York: New York University Press (An American Civil Liberties Union handbook, 2004: 1).

Antonovsky, Aaron (1979): Health, Stress and Coping. New Perspectives on Mental and Physical Well-being. San Francisco, CA: Jossey-Bass.

Apóstolo, João; Cooke, Richard; Bobrowicz-Campos, Elzbieta; Santana, Silvina; Marcucci, Maura; Cano, Antonio et al. (2018): Effectiveness of interventions to prevent pre-frailty and frailty progression in older adults: a systematic review. In: *Jbi Database of Systematic Reviews and Implementation Reports* 16 (1), S. 140–232. DOI: 10.11124/JBISRIR-2017-003382.

Armstrong, Bonnie; Gallant, Sara N.; Li, Lingqian; Patel, Khushi; Wong, Brenda I. (2017): Stereotype Threat Effects on Older Adults' Episodic and Working Memory: A Meta-Analysis. In: *The Gerontologist* 57 (suppl_2), S193-S205. DOI: 10.1093/geront/gnx056.

Arras, John D.; Fenton, Elizabeth; Kukla, Rebecca (Hg.) (2018): The Routledge companion to bioethics. London: Routledge (Routledge philosophy companions).

Austin, William G.; Worchel, Stephen (Hg.) (1978): The Social Psychology of Intergroup Relations. Monterey: Brooks/Cole.

Auth, Diana; Leitner, Sigrid (2019): Alter(n): Doing Ageing and Doing Gender. In: Beate Kortendiek, Birgit Riegraf und Katja Sabisch (Hg.): Handbuch Interdisziplinäre Geschlechterforschung, Bd. 65. Wiesbaden: Springer Fachmedien Wiesbaden (Geschlecht und Gesellschaft), S. 1185–1191.

Ayalon, Liat; Chasteen, Alison; Diehl, Manfred; Levy, Becca R.; Neupert, Shevaun D.; Rothermund, Klaus et al. (2021): Aging in Times of the COVID-19 Pandemic: Avoiding Ageism and Fostering Intergenerational Solidarity. In: *The journals of gerontology. Series B, Psychological sciences and social sciences* 76 (2), e49-e52. DOI: 10.1093/geronb/gbaa051.

Ayalon, Liat; Dolberg, Pnina; Mikulionienė, Sarmitė; Perek-Białas, Jolanta; Rapolienė, Gražina; Stypinska, Justyna et al. (2019): A systematic review of existing ageism scales. In: *Ageing Research Reviews* 54, S. 100919. DOI: 10.1016/j.arr.2019.100919.

Ayalon, Liat; Tesch-Römer, Clemens (2017): Taking a closer look at ageism: self- and other-directed ageist attitudes and discrimination. In: *European Journal of Ageing* 14 (1), S. 1–4. DOI: 10.1007/s10433-016-0409-9.

Ayalon, Liat; Tesch-Römer, Clemens (Hg.) (2018): Contemporary Perspectives on Ageism. New York: Springer (International Perspectives on Aging, 19).

Bahro, Marcel; Kämpf, Christian; Strnad, Jindrich (2001): Die Verteilungsgerechtigkeit medizinischer Leistungen. Ein Beitrag zur Rationierungsdebatte aus wirtschaftsethischer Sicht. In: *Ethik in der Medizin* 13 (1–2), S. 45–60. DOI: 10.1007/s004810000103.

Baker, Monya (2015): Over half of psychology studies fail reproducibility test. In: *Nature*. DOI: 10.1038/nature.2015.18248.

Bandeira, Igor D.; Lenine, Enzo (2022): Autonomy, procedural and substantive: a discussion of the ethics of cognitive enhancement. In: *Medicine, Health Care and Philosophy* 25 (4), 729–736. DOI: 10.1007/s11019-022-10110-2.

Banerjee, Debanjan; Mukhopadhyay, Sanchari; Rabheru, Kiran; Ivbijaro, Gabriel; Mendonca Lima, Carlos Augusto de (2021): Not a disease: a global call for action urging revision of the ICD-11 classification of old age. In: *The Lancet Healthy Longevity* 2 (10), e610-e612. DOI: 10.1016/S2666-7568(21)00201-4.

Bargh, John A.; Chen, Mark; Burrows, Lara (1996): Automaticity of social behavior: Direct effects of trait construct and stereotype activation on action. In: *Journal of Personality and Social Psychology* 71 (2), S. 230–244. DOI: 10.1037/0022-3514.71.2.230.

Barnes, Colin (2020): Understanding the social model of disability. In: Nick Watson und Simo Vehmas (Hg.): Routledge handbook of disability studies. 2. Aufl. London, New York: Routledge Taylor & Francis Group (Taylor & Francis eBooks), S. 14–31.

Barry, Lisa C.; Allore, Heather G.; Bruce, Martha L.; Gill, Thomas M. (2009): Longitudinal association between depressive symptoms and disability burden among older persons. In: *The Journals of Gerontology: Series A* 64A (12), S. 1325–1332. DOI: 10.1093/gerona/glp135.

Bartelheimer, Peter; Behrisch, Birgit; Daßler, Henning; Dobslaw, Gudrun; Henke, Jutta; Schäfers, Markus (2020a): Zum Begriffskern von Teilhabe. In: Peter Bartelheimer, Birgit Behrisch, Henning Daßler, Gudrun Dobslaw, Jutta Henke und Markus Schäfers (Hg.): Teilhabe – eine Begriffsbestimmung. Wiesbaden: Springer Fachmedien Wiesbaden, S. 43–48.

Bartelheimer, Peter; Behrisch, Birgit; Daßler, Henning; Dobslaw, Gudrun; Henke, Jutta; Schäfers, Markus (2020b): Konzeptionelle Grundlagen. In: Peter Bartelheimer, Birgit Behrisch, Henning Daßler, Gudrun Dobslaw, Jutta Henke und Markus Schäfers (Hg.): Teilhabe – eine Begriffsbestimmung. Wiesbaden: Springer Fachmedien Wiesbaden, S. 19–41.

Bartelheimer, Peter; Behrisch, Birgit; Daßler, Henning; Dobslaw, Gudrun; Henke, Jutta; Schäfers, Markus (Hg.) (2020): Teilhabe – eine Begriffsbestimmung. Wiesbaden: Springer Fachmedien Wiesbaden.

Beach, Mary Catherine; Saha, Somnath; Park, Jenny; Taylor, Janiece; Drew, Paul; Plank, Eve et al. (2021): Testimonial Injustice: Linguistic Bias in the Medical Records of Black Patients and Women. In: *Journal of general internal medicine* 36 (6), S. 1708–1714. DOI: 10.1007/s11606-021-06682-z.

Beauchamp, Tom L. (2016): Principlism in Bioethics. In: Pedro Serna und José-Antonio Seoane (Hg.): Bioethical Decision Making and Argumentation, Bd. 70. Cham: Springer International Publishing (International Library of Ethics, Law, and the New Medicine), S. 1–16.

Beauchamp, Tom L.; Childress, James F. (1979): Principles of Biomedical Ethics. 1. Aufl. New York: Oxford University Press.

Beauchamp, Tom L.; Childress, James F. (2019): Principles of Biomedical Ethics. 8. Aufl. New York: Oxford University Press.

Beck, Susanne (Hg.) (2017): Krankheit und Recht. Berlin, Heidelberg: Springer (MedR Schriftenreihe Medizinrecht).

Beeger, Britta (2020): Das unterschätzte Risiko. In: *Frankfurter Allgemeine Zeitung*, 02.01.2020. Online verfügbar unter https://www.faz.net/aktuell/wirtschaft/kommentar-der-demographische-wandel-ist-ein-unterschaetztes-risiko-16562343.html, zuletzt geprüft am 19.11.2021.

Ben-David, Boaz; Malkin, Gali; Erel, Hadas (2018): Ageism and Neuropsychological Tests. In: Liat Ayalon und Clemens Tesch-Römer (Hg.): Contemporary Perspectives on Ageism, Bd. 19. New York: Springer (International Perspectives on Aging, 19), S. 277–297.

Ben-Harush, Aya; Shiovitz-Ezra, Sharon; Doron, Israel; Alon, Sara; Leibovitz, Arthur; Golander, Hava et al. (2017): Ageism among physicians, nurses, and social workers: findings from a qualitative study. In: *European Journal of Ageing* 14 (1), S. 39–48. DOI: 10.1007/s10433-016-0389-9.

Bergemann, Lutz (2019): Ethische Probleme im Gesundheitswesen und Konzepte von Vulnerabilität. Chancen für ein menschenrechtliches Empowerment? In: Lutz Bergemann und Andreas Frewer (Hg.): Autonomie und Vulnerabilität in der Medizin: transcript Verlag (Menschenrechte in der Medizin), S. 73–112.

Bergemann, Lutz (2020): Menschenrechte und Fairness in der Versorgung dementer Patient*innen. In: Andreas Frewer, Sabine Klotz, Christoph Herrler und Heiner Bielefeldt (Hg.): Gute Behandlung im Alter? Menschenrechte und Ethik zwischen Ideal und Realität. Bielefeld: transcript Verlag (Menschenrechte in der Medizin, 8), S. 153–173.

Bergemann, Lutz; Frewer, Andreas (Hg.) (2019): Autonomie und Vulnerabilität in der Medizin: transcript Verlag (Menschenrechte in der Medizin).

Bergemann, Lutz; Frewer, Andreas (2019): Menschenrechte und Vulnerabilität in der Medizin. Bedingungen eines patientenorientierten und autonomiefördernden Empowerments. In: Lutz Bergemann und Andreas Frewer (Hg.): Autonomie und Vulnerabilität in der Medizin: transcript Verlag (Menschenrechte in der Medizin), S. 7–20.

Berger, Ron; Bulmash, Ben; Drori, Netanel; Ben-Assuli, Ofir; Herstein, Ram (2020): The patient-physician relationship: an account of the physician's perspective. In: *Israel journal of health policy research* 9 (1), S. 1–16. DOI: 10.1186/s13584-020-00375-4.

Bergman, Yoav S. (2022): Ageism and Psychological Distress in Older Adults: The Moderating Role of Self-Esteem and Body Image. In: *Journal of Applied Gerontology* 41 (3), S. 836–841. DOI: 10.1177/07334648211009658.

Bergman, Yoav S.; Bodner, Ehud (2022): Aging Anxiety in Older Adults. The Role of Self-Esteem and Meaning in Life. In: *GeroPsych* 35 (4), S. 196–201. DOI: 10.1024/1662-9647/a000295.

Berlin, Isaiah (1969/2002): Liberty. Incorporating four essays on liberty. 2 (überarbeitet). Oxford: Oxford University Press.

Berridge, Clara; Hooyman, Nancy (2020): The Consequences of Ageist Language are upon us. In: *Journal of gerontological social work* 63 (6–7), S. 508–512. DOI: 10.1080/01634372.2020.1764688.

Beyer, Ann-Kristin; Wolff, Julia K.; Warner, Lisa M.; Schüz, Benjamin; Wurm, Susanne (2015): The role of physical activity in the relationship between self-perceptions of ageing and self-rated health in older adults. In: *Psychology & health* 30 (6), S. 671–685. DOI: 10.1080/08870446.2015.1014370.

Beyer, Ann-Kristin; Wurm, Susanne; Wolff, Julia K. (2017): Älter werden – Gewinn oder Verlust? Individuelle Altersbilder und Altersdiskriminierung. In: Katharina Mahne, Julia Katharina Wolff, Julia Simonson und Clemens Tesch-Römer (Hg.): Altern im Wandel. Zwei Jahrzehnte Deutscher Alterssurvey (DEAS). Wiesbaden: Springer VS (Open), S. 329–343.

Bickenbach, Jerome; Bigby, Christine; Salvador-Carulla, Luis; Heller, Tamar; Leonardi, Matilde; Leroy, Barbara et al. (2012): The Toronto declaration on bridging knowledge, policy and practice in aging and disability. In: *International journal of integrated care* 12, e205. DOI: 10.5334/ijic.1086.

Bidadanure, Juliana (2018): Discrimination and age. In: Kasper Lippert-Rasmussen (Hg.): The Routledge Handbook of the Ethics of Discrimination. Abingdon, New York: Routledge (Routledge Handbooks in Applied Ethics), S. 243–252.

Bidmon, Sonja; Elshiewy, Ossama; Terlutter, Ralf; Boztug, Yasemin (2020): What Patients Value in Physicians: Analyzing Drivers of Patient Satisfaction Using Physician-Rating Website Data. In: *Journal of medical Internet research* 22 (2), e13830. DOI: 10.2196/13830.

Bielefeldt, Heiner (2009): Zum Innovationspotenzial der UN-Behindertenrechtskonvention. 3 (aktualisiert und erweitert). Berlin: Dt. Inst. für Menschenrechte (Essay/Deutsches Institut für Menschenrechte, 5).

Bielefeldt, Heiner (2016): Der Menschenrechtsansatz im Gesundheitswesen. Einige Grundsatzüberlegungen. In: Andreas Frewer und Heiner Bielefeldt (Hg.): Das Menschenrecht auf Gesundheit. Normative Grundlagen und aktuelle Diskurse. Bielefeld: transcript Verlag (Menschenrechte in der Medizin), S. 19–56.

Bielefeldt, Heiner (2016): Menschenwürde und Autonomie am Lebensende. Perspektiven der internationalen Menschenrechte. In: Caroline Welsh, Christoph Ostgathe, Andreas Frewer und Heiner Bielefeldt (Hg.): Autonomie und Menschenrechte am Lebensende: Grundlagen, Erfahrungen, Reflexionen aus der Praxis: transcript Verlag, S. 45–66.

Bigby, Christine; Putnam, Michelle (2021): Enabling a Good Old Age for People Ageing with Disability. In: Michelle Putnam und Christine Bigby (Hg.): Handbook on Ageing with Disability. 1. Aufl. New York City: Routledge, S. 392–398.

Biggs, Simon; Lowenstein, Ariela; Hendrick, Jon (Hg.) (2003): The Need for Theory: Critical Approaches to Social Gerontology. New York: Baywood Publishing Company.

Bluhm, Robyn (2022): Connecting philosophy of medicine with feminist bioethics. In: Wendy A. Rogers, Jackie L. Scully, Stacy M. Carter, Vikki A. Entwistle und Catherine Mills (Hg.): The Routledge Handbook of Feminist Bioethics. 1. Aufl. New York: Routledge, S. 325–337.

Bodner, Ehud; Palgi, Yuval; Wyman, Mary F. (2018): Ageism in Mental Health Assessment and Treatment of Older Adults. In: Liat Ayalon und Clemens Tesch-Römer (Hg.): Contemporary Perspectives on Ageism, Bd. 19. New York: Springer (International Perspectives on Aging, 19), S. 241–262.

Bogart, Kathleen R.; Dunn, Dana S. (2019): Ableism Special Issue Introduction. In: *Journal of Social Issues* 75 (3), S. 650–664. DOI: 10.1111/josi.12354.

Bowman, Carmen; Lim, Weng Marc (2021): How to Avoid Ageist Language in Aging Research? An Overview and Guidelines. In: *Activities, Adaptation & Aging* 45 (4), S. 269–275. DOI: 10.1080/01924788.2021.1992712.

Bozzaro, Claudia; Boldt, Joachim; Schweda, Mark (2018): Are older people a vulnerable group? Philosophical and bioethical perspectives on ageing and vulnerability. In: *Bioethics* 32 (4), S. 233–239. DOI: 10.1111/bioe.12440.

Bracken-Roche, Dearbhail; Bell, Emily; Macdonald, Mary Ellen; Racine, Eric (2017): The concept of ›vulnerability‹ in research ethics: an in-depth analysis of policies and guidelines. In: *Health research policy and systems* 15, Artikel 8. DOI: 10.1186/s12961-016-0164-6.

Branco, Carla; Ramos, Miguel R.; Hewstone, Miles (2019): The Association of Group-Based Discrimination with Health and Well-Being: A Comparison of Ableism with Other »Isms«. In: *Journal of Social Issues* 75 (3), S. 814–846. DOI: 10.1111/josi.12340.

Brauer, Kai (2021): Alter als Stigma. In: Ludwig Amrhein, Kai Brauer, Katrin Falk, Miriam Grates, Ann-Christin Heming, Carolin Kollewe et al.: Kritische Gerontologie. Eine Einführung. Hg. v. Kirsten Aner und Klaus R. Schroeter. Stuttgart: Kohlhammer Verlag, S. 46–55.

Brauer, Susanne (2009): Age rationing and prudential lifespan account in Norman Daniels' Just health. In: *Journal of medical ethics* 35 (1), S. 27–31. DOI: 10.1136/jme.2008.024398.

Brauer, Susanne; Strub, Jean-Daniel (2016): Autonomie und Beziehung. Bericht zur Tagung vom 7. Juli 2016 des Veranstaltungszyklus »Autonomie in der Medizin«. 11. Aufl. Hg. v. Schweizerische Akademie der Medizinischen Wissenschaften (SAMW). Bern (Swiss Academies Communications, 12).

Bravo-Segal, Stephany; Villar, Feliciano (2020): La representación de los mayores en los medios durante la pandemia COVID-19: ¿hacia un refuerzo del edadismo? In: *Revista espanola de geriatria y gerontologia* 55 (5), S. 266–271. DOI: 10.1016/j.regg.2020.06.002.
Breheny, Mary; Stephens, Christine (2012): Negotiating a moral identity in the context of later life care. In: *Journal of aging studies* 26 (4), S. 438–447. DOI: 10.1016/j.jaging.2012.06.003.
Brison, Susan J. (2000): Relational Autonomy and freedom of expression. In: Catriona Mackenzie und Natalie Stoljar (Hg.): Relational autonomy. Feminist perspectives on automony, agency, and the social self. New York: Oxford University Press, S. 280–299.
Bulck, Jan (Hg.) (2020): The International Encyclopedia of Media Psychology. Hoboken: Wiley.
Bülow, Morten Hillgaard; Söderqvist, Thomas (2014): Successful ageing: a historical overview and critical analysis of a successful concept. In: *Journal of aging studies* 31, S. 139–149. DOI: 10.1016/j.jaging.2014.08.009.
Bundesverfassungsgericht (BVerfG), Aktenzeichen 1541/20. 1–131.
Burnes, David; Sheppard, Christine; Henderson, Charles R.; Wassel, Monica; Cope, Richenda; Barber, Chantal; Pillemer, Karl (2019): Interventions to Reduce Ageism Against Older Adults: A Systematic Review and Meta-Analysis. In: *American journal of public health* 109 (8), e1-e9. DOI: 10.2105/AJPH.2019.305123.
Butler, Judith (1999): Gender Trouble. 2. Aufl. New York: Routledge.
Butler, Judith (2004): Undoing Gender. 1. Aufl. New York: Routledge.
Butler, Robert N. (1969): Age-ism: another form of bigotry. In: *The Gerontologist* 9 (4), S. 243–246. DOI: 10.1093/geront/9.4_part_1.243.
Butler, Robert N. (1980): Ageism: A Foreword. In: *Journal of Social Issues* 36 (2), S. 8–11. DOI: 10.1111/j.1540-4560.1980.tb02018.x.
Cadieux, Jonathan; Chasteen, Alison L.; Packer, Dominic J. (2019): Intergenerational Contact Predicts Attitudes Toward Older Adults Through Inclusion of the Outgroup in the Self. In: *The Journals of Gerontology: Series B* 74 (4), S. 575–584. DOI: 10.1093/geronb/gbx176.
Calasanti, Toni (2003): Theorizing Age Relations. In: Simon Biggs, Ariela Lowenstein und Jon Hendrick (Hg.): The Need for Theory: Critical Approaches to Social Gerontology. New York: Baywood Publishing Company, S. 199–218.
Calasanti, Toni (2016): Combating Ageism: How Successful Is Successful Aging? In: *The Gerontologist* 56 (6), S. 1093–1101. DOI: 10.1093/geront/gnv076.

Calasanti, Toni; King, Neal (2015): Intersectionality and Age. In: Julia Twigg und Wendy Martin (Hg.): Routledge Handbook of Cultural Gerontology. London: Routledge (Routledge international handbooks), S. 193–200.

Calasanti, Toni; King, Neal (2021): Beyond Successful Aging 2.0: Inequalities, Ageism, and the Case for Normalizing Old Ages. In: *The Journals of Gerontology: Series B* 76 (9), S. 1817–1827. DOI: 10.1093/geronb/gbaa037.

Calasanti, Toni; Slevin, Kathleen F.; King, Neal (2006): Ageism and Feminism: From »Et Cetera« to Center. In: *NWSA Journal* (18), S. 13–30. Online verfügbar unter https://www.jstor.org/stable/4317183, zuletzt geprüft am 08.12.2023.

Calasanti, Toni M.; Slevin, Kathleen F. (Hg.) (2006): Age Matters. Realigning Feminist Thinking. 1. Aufl. New York: Routledge.

Calasanti, Toni M.; Slevin, Kathleen F. (2006): Introduction: Age Matters. In: Toni M. Calasanti und Kathleen F. Slevin (Hg.): Age Matters. Realigning Feminist Thinking. 1. Aufl. New York: Routledge, S. 1–18.

Calderon, Esteban; Webb, Christopher; Kosiorek, Heidi E.; Richard J Gray, M. D.; Cronin, Patricia; Anderson, Karen et al. (2019): Are we choosing wisely in elderly females with breast cancer? In: *American journal of surgery* 218 (6), S. 1229–1233. DOI: 10.1016/j.amjsurg.2019.08.004.

Callahan, D. (1994): Setting limits: a response. In: *The Gerontologist* 34 (3), S. 393–398. DOI: 10.1093/geront/34.3.393.

Callahan, Daniel (1987): Setting Limits. Medical Goals in an Ageing Society. New York: Touchstone.

Campbell, Fiona Kumari (2001): Inciting Legal Fictions. ›Disability's‹ date with Ontology and the Ableist Body of Law. In: *Griffith Law Review* 10 (1), S. 42–62. Online verfügbar unter http://hdl.handle.net/10072/3714, zuletzt geprüft am 08.12.2023.

Campbell, Louise (2017): Kant, autonomy and bioethics. In: *Ethics, Medicine and Public Health* 3 (3), S. 381–392. DOI: 10.1016/j.jemep.2017.05.008.

Carel, Havi; Kidd, Ian James (2014): Epistemic injustice in healthcare: a philosophial analysis. In: *Medicine, Health Care and Philosophy* 17 (4), S. 529–540. DOI: 10.1007/s11019-014-9560-2.

Carr, E. Summerson (2003): Rethinking Empowerment Theory Using a Feminist Lens: The Importance of Process. In: *Affilia* 18 (1), S. 8–20. DOI: 10.1177/0886109902239092.

Carter, Chelsey R. (2022): Gaslighting: ALS, anti-Blackness, and medicine. In: *Feminist Anthropology* 3 (2), S. 235–245. DOI: 10.1002/fea2.12107.

Cassel, Christine K.; Riesenberg, Donald E.; Sorensen, Leif B.; Walsh, John R. (Hg.) (1990): Geriatric Medicine. 2. Aufl. New York: Springer New York.

Castro, Eva Marie; van Regenmortel, Tine; Vanhaecht, Kris; Sermeus, Walter; van Hecke, Ann (2016): Patient empowerment, patient participation and patient-centeredness in hospital care: A concept analysis based on a literature review. In: *Patient education and counseling* 99 (12), S. 1923–1939. DOI: 10.1016/j.pec.2016.07.026.

Caverly, Tanner J.; Hayward, Rodney A. (2020): Dealing with the Lack of Time for Detailed Shared Decision-making in Primary Care: Everyday Shared Decision-making. In: *Journal of general internal medicine* 35 (10), S. 3045–3049. DOI: 10.1007/s11606-020-06043-2.

Centre for Ageing Better (2021): Reframing ageing and demographic change. Hg. v. Centre for Ageing Better. Online verfügbar unter https://ageing-better.org.uk/sites/default/files/2021-07/Reframing-ageing-public-perceptions.pdf, zuletzt geprüft am 08.12.2023.

Chang, E-Shien; Kannoth, Sneha; Levy, Samantha; Wang, Shi-Yi; Lee, John E.; Levy, Becca R. (2020): Global reach of ageism on older persons' health: A systematic review. In: *PloS ONE* 15 (1), Artikel e0220857, 1–24. DOI: 10.1371/journal.pone.0220857.

Charon, Rita; DasGupta, Sayantani; Hermann, Nellie; Irvine, Craig; Marcus, Eric R.; Rivera Colsn, Edgar et al. (2016): The Principles and Practice of Narrative Medicine. New York: Oxford University Press.

Childress, James F. (2020): Public Bioethics. Principles and Problems. New York: Oxford University Press.

Childress, James F.; Quante, Michael (2022): Outlook. In: James F. Childress und Michael Quante (Hg.): Thick (Concepts of) Autonomy. Personal Autonomy in Ethics and Bioethics, Bd. 146. Cham: Springer International Publishing (Philosophical Studies Series), S. 189–192.

Childress, James F.; Quante, Michael (Hg.) (2022): Thick (Concepts of) Autonomy. Personal Autonomy in Ethics and Bioethics. Cham: Springer International Publishing (Philosophical Studies Series).

Chonody, Jill M.; Teater, Barbra (2016): Why do I dread looking old?: A test of social identity theory, terror management theory, and the double standard of aging. In: *Journal of women & aging* 28 (2), S. 112–126. DOI: 10.1080/08952841.2014.950533.

Christman, John (2014): Relational Autonomy and the Social Dynamics of Paternalism. In: *Ethical Theory and Moral Practice* 17 (3), S. 369–382. DOI: 10.1007/s10677-013-9449-9.

Christman, John (2022): Autonomy, Respect, and Joint Deliberation. In: James F. Childress und Michael Quante (Hg.): Thick (Concepts of) Autonomy. Personal Autonomy in Ethics and Bioethics, Bd. 146. Cham: Springer International Publishing (Philosophical Studies Series), S. 67–85.

Clark, Angela (2009): Ageism and age discrimination in primary and community health care in the United Kingdom. A review from the literature. Unter Mitarbeit von Ruth Hayes, Kate Jones und Nat Lievesley. London: Centre for Policy on Ageing. Online verfügbar unter www.cpa.org.uk/information/reviews/CPA-ageism_and_age_discrimination_in_primary_and_community_health_care-report.pdf, zuletzt geprüft am 08.12.2023.

Clark, Beth; Preto, Nina (2018): Exploring the concept of vulnerability in health care. In: *CMAJ: Canadian Medical Association Journal* 190 (11), E308-E309. DOI: 10.1503/cmaj.180242.

Cohen, Alan A.; Levasseur, Mélanie; Raina, Parminder; Fried, Linda P.; Fülöp, Tamàs (2020): Is Aging Biology Ageist? In: *The Journals of Gerontology: Series A* 75 (9), S. 1653–1655. DOI: 10.1093/gerona/glz190.

Cohn-Schwartz, Ella; Ayalon, Liat (2021): Societal Views of Older Adults as Vulnerable and a Burden to Society During the COVID-19 Outbreak: Results From an Israeli Nationally Representative Sample. In: *The Journals of Gerontology: Series B* 76 (7), e313-e317. DOI: 10.1093/geronb/gbaa150.

Conrad, Peter; Barker, Kristin K. (2010): The social construction of illness: key insights and policy implications. In: *Journal of Health and Social Behavior* 51 (1 suppl), 67–79. DOI: 10.1177/0022146510383495.

Cooney, Cassandra; Minahan, Jillian; Siedlecki, Karen L. (2021): Do Feelings and Knowledge About Aging Predict Ageism? In: *Journal of Applied Gerontology* 40 (1), S. 28–37. DOI: 10.1177/0733464819897526.

Coudin, Genevieve; Alexopoulos, Theodore (2010): ›Help me! I'm old!‹ How negative aging stereotypes create dependency among older adults. In: *Aging & mental health* 14 (5), S. 516–523. DOI: 10.1080/13607861003713182.

Crammond, Bradley R.; Carey, Gemma (2017): What do we mean by ›structure‹ when we talk about structural influences on the social determinants of health inequalities? In: *Social Theory & Health* 15 (1), S. 84–98. DOI: 10.1057/s41285-016-0020-3.

Crenshaw, Kimberlé (1989): Demarginalizing the Intersection of Race and Sex. A Black Feminist Critique of Antidiscrimination Doctrine, Feminist Theory and Antiracist Politics. In: *University of Chicago Legal Forum* 1989 (1), Artikel 8, S. 139–167, zuletzt geprüft am 08.12.2023.

Crenshaw, Kimberlé (1991): Mapping the Margins: Intersectionality, Identity Politics, and Violence against Women of Color. In: *Stanford Law Review* 43 (6), S. 1241–1299. DOI: 10.2307/1229039.

Cruikshank, Margaret (2013): Learning to Be Old. Gender, Culture, and Aging. 3. Aufl. Lanham: Rowman & Littlefield Publishers.

Dahan-Oliel, Noemi; Gelinas, Isabelle; Mazer, Barbara (2008): Social Participation in the Elderly: What Does the Literature Tell Us? In: *Critical Reviews in Physical and Rehabilitation Medicine* 20 (2), S. 159–176. DOI: 10.1615/CritRevPhysRehabilMed.v20.i2.40.

Dahlke, Sherry; Kalogirou, Maya R.; Swoboda, Nicholas L. (2021): Registered nurses' reflections on their educational preparation to work with older people. In: *International journal of older people nursing* 16 (2), e12363. DOI: 10.1111/opn.12363.

Daniels, Norman (2008): Just Health. Meeting Health Needs Fairly. 1. Aufl. Cambridge: Cambridge University Press.

Dannefer, Dale; Phillipson, Chris (Hg.) (2010): The SAGE handbook of social gerontology. 1. Aufl. Los Angeles: SAGE.

Davis, Kathy (2008): Intersectionality as buzzword. In: *Feminist Theory* 9 (1), S. 67–85. DOI: 10.1177/1464700108086364.

de Beauvoir, Simone (1970/2008): Das Alter. Neuausgabe, 108. – 115. Tsd. Reinbek bei Hamburg: Rowohlt Taschenbuch (rororo, 22749).

de Bruin, Boudewijn (2014): Self-Fulfilling Epistemic Injustice. In: *SSRN Journal*. DOI: 10.2139/ssrn.2588430.

de Leo, Diego (2022): Late-life suicide in an aging world. In: *Nature Aging* 2 (1), S. 7–12. DOI: 10.1038/s43587-021-00160-1.

de São José, José M. S.; Amado, Carla A. F. (2017): On studying ageism in long-term care: a systematic review of the literature. In: *International psychogeriatrics* 29 (3), S. 373–387. DOI: 10.1017/S1041610216001915.

de São José, José M. S.; Amado, Carla A. F.; Ilinca, Stefania; Buttigieg, Sandra C.; Taghizadeh Larsson, Annika (2019): Ageism in Health Care: A Systematic Review of Operational Definitions and Inductive Conceptualizations. In: *The Gerontologist* 59 (2), e98-e108. DOI: 10.1093/geront/gnx020.

Denny, Kerina J.; Waele, Jan J. de; Laupland, Kevin B.; Harris, Patrick N. A.; Lipman, Jeffrey (2020): When not to start antibiotics: avoiding antibiotic overuse in the intensive care unit. In: *Clinical Microbiology and Infection (European Society of Clinical Microbiology and Infectious Diseases)* 26 (1), S. 35–40. DOI: 10.1016/j.cmi.2019.07.007.

Deutsche Interdisziplinäre Vereinigung für Intensiv- und Notfallmedizin (DIVI) (Hg.) (2020): Entscheidungen über die Zuteilung von Ressourcen in der Notfall und der Intensivmedizin im Kontext der COVID-19-Pandemie. Klinisch-ethische Empfehlungen. Online verfügbar unter https://www.aem-online.de/fileadmin/user_upload/COVID-19_Ethik_Empfehlung-v2.pdf, zuletzt geprüft am 26.02.2023.

Deutscher Bundestag (Hg.) (2010): Sechster Bericht zur Lage der älteren Generation in der Bundesrepublik Deutschland – Altersbilder in der Gesellschaft. und Stellungnahme der Bundesregierung. Berlin (Drucksache, 17/3815).

Deutscher Ethikrat (2016): Patientenwohl als ethischer Maßstab für das Krankenhaus. Stellungnahme. Berlin. Online verfügbar unter https://www.ethikrat.org/fileadmin/Publikationen/Stellungnahmen/deutsch/stellungnahme-patientenwohl-als-ethischer-massstab-fuer-das-krankenhaus.pdf, zuletzt geprüft am 10.12.2023.

Deutsches Institut für Menschenrechte (29.09.2021): Gesundheitsversorgung älterer Menschen verbessern. Internationaler Tag der älteren Menschen am 1.10. Sonnenberg, Ute, sonnenberg@institut-fuer-menschenrechte.de. Online verfügbar unter https://www.institut-fuer-menschenrechte.de/aktuelles/detail/gesundheitsversorgung-aelterer-menschen-verbessern, zuletzt geprüft am 19.10.2021.

Di Rosa, Mirko; Chiatti, Carlos; Rimland, Joseph M.; Capasso, Marina; Scandali, Valerio M.; Prospero, Emilia et al. (2018): Ageism and surgical treatment of breast cancer in Italian hospitals. In: *Aging clinical and experimental research* 30 (2), S. 139–144. DOI: 10.1007/s40520-017-0757-0.

Diehl, Elke (Hg.) (2017): Teilhabe für alle?! Lebensrealitäten zwischen Diskriminierung und Partizipation. Bonn: Bundeszentrale für politische Bildung (Schriftenreihe/Bundeszentrale für Politische Bildung, 10155).

Dillaway, Heather E.; Byrnes, Mary (2009): Reconsidering Successful Aging. In: *Journal of Applied Gerontology* 28 (6), S. 702–722. DOI: 10.1177/0733464809333882.

Dobrowolska, Beata; Jędrzejkiewicz, Bernadeta; Pilewska-Kozak, Anna; Zarzycka, Danuta; Ślusarska, Barbara; Deluga, Alina et al. (2019): Age discrimination in healthcare institutions perceived by seniors and students. In: *Nursing ethics* 26 (2), S. 443–459. DOI: 10.1177/0969733017718392.

Dodds, Susan (2000): Choice and control in feminist bioethics. In: Catriona Mackenzie und Natalie Stoljar (Hg.): Relational autonomy. Feminist perspectives on automony, agency, and the social self. New York: Oxford University Press, S. 213–235.

Dodds, Susan (2014): Dependence, Care, and Vulnerability. In: Catriona Mackenzie, Wendy Rogers und Susan Dodds (Hg.): Vulnerability. New Essays in Ethics and Feminist Philosophy. New York: Oxford University Press (Studies in feminist philosophy), S. 181–203.

Domenig, Dagmar (2021): Transkategoriale Kompetenz in der Klinik – eine Zukunftsperspektive. In: Andreas Frewer, Kerstin Franzò und Elisabeth Langmann (Hg.): Die Zukunft von Medizin und Gesundheitswesen. Prognosen – Visionen – Utopien. Würzburg: Königshausen & Neumann (Jahrbuch Ethik in der Klinik (JEK), 14), S. 143–155.

Donizzetti, Anna Rosa (2019): Ageism in an Aging Society: The Role of Knowledge, Anxiety about Aging, and Stereotypes in Young People and Adults. In: *International journal of environmental research and public health* 16 (8). DOI: 10.3390/ijerph16081329.

Donovan, Nancy J.; Blazer, Dan (2020): Social Isolation and Loneliness in Older Adults: Review and Commentary of a National Academies Report. In: *The American Journal of Geriatric Psychiatry* 28 (12), S. 1233–1244. DOI: 10.1016/j.jagp.2020.08.005.

d'Oronzio, Joseph C. (2001): A human right to healthcare access: returning to the origins of the patients' rights movement. In: *Cambridge Quarterly of Healthcare Ethics* 10 (3), S. 285–298. DOI: 10.1017/s0963180101003085.

Dörries, Andrea (2015): Die medizinische Indikation: Begriffsbestimmung und Rahmenbedingungen. In: Andrea Dörries und Volker Lipp (Hg.): Medizinische Indikation. Ärztliche, ethische und rechtliche Perspektiven Grundlagen und Praxis: Kohlhammer Verlag, S. 13–19.

Dörries, Andrea; Lipp, Volker (Hg.) (2015): Medizinische Indikation. Ärztliche, ethische und rechtliche Perspektiven Grundlagen und Praxis: Kohlhammer Verlag.

Dror, Lidal (2022): Is there an epistemic advantage to being oppressed? In: *Noûs* 57 (3), Artikel nous.12424, S. 618–640. DOI: 10.1111/nous.12424.

DuMontier, Clark; Loh, Kah Poh; Bain, Paul A.; Silliman, Rebecca A.; Hshieh, Tammy; Abel, Gregory A. et al. (2020): Defining Undertreatment and Overtreatment in Older Adults With Cancer: A Scoping Literature Review. In: *Journal of Clinical Oncology* 38 (22), S. 2558–2569. DOI: 10.1200/JCO.19.02809.

Ehni, Hans-Jörg (2016): Ageism. In: Henk ten Have (Hg.): Encyclopedia of Global Bioethics, Bd. 51. Cham: Springer International Publishing, S. 71–80.

Ehni, Hans-Jörg; Kadi, Selma; Schermer, Maartje; Venkatapuram, Sridhar (2018): Toward a global geroethics – gerontology and the theory of the good human life. In: *Bioethics* 32 (4), S. 261–268. DOI: 10.1111/bioe.12445.

Ehni, Hans-Jörg; Wahl, Hans-Werner (2020): Six Propositions against Ageism in the COVID-19 Pandemic. In: *Journal of Aging & Social Policy* 32 (4–5), S. 515–525.

Ehni, Hans-Jörg; Wahl, Hans-Werner (2021): Ethik und Alter in der Covid-19-Pandemie. In: Andreas Reis, Martina Schmidhuber und Andreas Frewer (Hg.): Pandemien und Ethik. Entwicklung – Probleme – Lösungen. 1. Aufl. Berlin, Heidelberg: Springer, S. 241–257.

Ekdahl, Anne W.; Andersson, Lars; Friedrichsen, Maria (2010): »They do what they think is the best for me.« Frail elderly patients' preferences for participation in their care during hospitalization. In: *Patient education and counseling* 80 (2), S. 233–240. DOI: 10.1016/j.pec.2009.10.026.

Ekdahl, Anne W.; Andersson, Lars; Wiréhn, Ann-Britt; Friedrichsen, Maria (2011): Are elderly people with co-morbidities involved adequately in medical decision making when hospitalised? A cross-sectional survey. In: *BMC Geriatrics* 11, Artikel 46. DOI: 10.1186/1471-2318-11-46.

Ekdahl, Anne W.; Hellström, Ingrid; Andersson, Lars; Friedrichsen, Maria (2012): Too complex and time-consuming to fit in! Physicians' experiences of elderly patients and their participation in medical decision making: a grounded theory study. In: *BMJ open* 2 (3), S. 1–7. DOI: 10.1136/bmjopen-2012-001063.

Eldh, Ann Catrine; Ekman, Inger; Ehnfors, Margareta (2010): A comparison of the concept of patient participation and patients' descriptions as related to healthcare definitions. In: *International Journal of Nursing Terminologies and Classifications* 21 (1), S. 21–32. DOI: 10.1111/j.1744-618X.2009.01141.x.

Elliott, Jacobi; McNeil, Heather; Ashbourne, Jessica; Huson, Kelsey; Boscart, Veronique; Stolee, Paul (2016): Engaging Older Adults in Health Care Decision-Making: A Realist Synthesis. In: *The patient* 9 (5), S. 383–393. DOI: 10.1007/s40271-016-0168-x.

Emanuel, Ezekiel J.; Emanuel, Linda (1992): Four models of the physician-patient relationship. In: *JAMA: The Journal of the American Medical Association* 267 (16), S. 2221–2226. DOI: 10.1001/jama.267.16.2221.

Emanuel, Ezekiel J.; Persad, Govind; Upshur, Ross; Thome, Beatriz; Parker, Michael; Glickman, Aaron et al. (2020): Fair Allocation of Scarce Medical Resources in the Time of Covid-19. In: *New England Journal of Medicine* 382 (21), S. 2049–2055. DOI: 10.1056/NEJMsb2005114.

Evans, Elizabeth A. (2021): Disability and Intersectionality. In: Elizabeth A. Evans und Éléonore Lépinard (Hg.): Intersectionality in feminist and queer movements. Confronting privileges. First issued in paperback. London, New York: Routledge Taylor & Francis Group (Routledge Advances in Feminist Studies and Intersectionality), S. 143–161.

Evans, Elizabeth A.; Lépinard, Éléonore (Hg.) (2021): Intersectionality in feminist and queer movements. Confronting privileges. First issued in paperback. London, New York: Routledge Taylor & Francis Group (Routledge Advances in Feminist Studies and Intersectionality).

Faissner, Mirjam; Hartmann, Kris Vera; Marcinski-Michel, Isabella; Müller, Regina; Weßel, Merle (2022): Feministische Perspektiven in der deutschsprachigen Medizinethik: eine Bestandsaufnahme und drei Thesen. In: *Ethik in der Medizin* 34 (4), S. 669–686. DOI: 10.1007/s00481-022-00724-8.

Feliu, Jaime; Espinosa, Enrique; Basterretxea, Laura; Paredero, Irene; Llabrés, Elisenda; Jiménez-Munárriz, Beatriz et al. (2021): Undertreatment and overtreatment in older patients treated with chemotherapy. In: *Journal of geriatric oncology* 12 (3), S. 331–387. DOI: 10.1016/j.jgo.2020.10.010.

Fellinghauer, Bernd; Reinhardt, Jan D.; Stucki, Gerold; Bickenbach, Jerome (2012): Explaining the disability paradox: a cross-sectional analysis of the Swiss general population. In: *BMC Public Health* 12, Artikel 655. DOI: 10.1186/1471-2458-12-655.

Fialová, Daniela; Kummer, Ingrid; Držaić, Margita; Leppee, Marcel (2018): Ageism in Medication Use in Older Patients. In: Liat Ayalon und Clemens Tesch-Römer (Hg.): Contemporary Perspectives on Ageism, Bd. 19. New York: Springer (International Perspectives on Aging, 19), S. 213–240.

Finkelstein, Victor (1980): Attitudes and Disabled People: Issues for Discussion. New York: International Exchange of Information in Rehabilitation.

FitzGerald, Chloë; Hurst, Samia (2017): Implicit bias in healthcare professionals: a systematic review. In: *BMC Medical Ethics* 18 (1), S. 19. DOI: 10.1186/s12910-017-0179-8.

Fitzsimmons, P. R.; Blayney, S.; Mina-Corkill, S.; Scott, G. O. (2012): Older participants are frequently excluded from Parkinson's disease research. In: *Parkinsonism & related disorders* 18 (5), S. 585–589. DOI: 10.1016/j.parkreldis.2012.03.003.

Forster, Sophie; Frewer, Andreas (2021): Covid-19-Pandemie und der Schutz Älterer im internationalen Vergleich. Ergebnisse komparativer Forschung aus ethischer Perspektive. In: Andreas Reis, Martina Schmidhuber und Andreas Frewer (Hg.): Pandemien und Ethik. Entwicklung – Probleme – Lösungen. 1. Aufl. Berlin, Heidelberg: Springer, S. 259–290.

Foster, Liam; Walker, Alan (2015): Active and successful aging: a European policy perspective. In: *The Gerontologist* 55 (1), S. 83–90. DOI: 10.1093/geront/gnu028.

Fresson, Megan; Dardenne, Benoit; Geurten, Marie; Meulemans, Thierry (2017): The effect of stereotype threat on older people's clinical cognitive outcomes: investigating the moderating role of dementia worry. In: *The Clinical neuropsychologist* 31 (8), S. 1306–1328. DOI: 10.1080/13854046.2017.1307456.

Frewer, Andreas (2011): Menschenwürde und Humanexperimente. Gefährliche Versuche an Menschen. In: Eric Hilgendorf, Jan C. Joerden, Natalia Petrillo und Felix Thiele (Hg.): Menschenwürde und moderne Medizintechnik. 1. Aufl. Baden-Baden: Nomos (Interdisziplinäre Studien zu Recht und Staat, 50), S. 261–277.

Frewer, Andreas (2016): Das Recht auf Gesundheit in der Praxis. Von der Forschung zur internationalen Therapie. In: Andreas Frewer und Heiner Bielefeldt (Hg.): Das Menschenrecht auf Gesundheit. Normative Grundlagen und aktuelle Diskurse. Bielefeld: transcript Verlag (Menschenrechte in der Medizin), S. 93–124.

Frewer, Andreas (2020): Ältere Menschen in der Sprache der Medizin. Ethische Fragen von Ausgrenzung und Ageism. In: Andreas Frewer, Sabine Klotz, Christoph Herrler und Heiner Bielefeldt (Hg.): Gute Behandlung im Alter? Menschenrechte und Ethik zwischen Ideal und Realität. Bielefeld: transcript Verlag (Menschenrechte in der Medizin, 8), S. 67–94.

Frewer, Andreas; Bielefeldt, Heiner (Hg.) (2016): Das Menschenrecht auf Gesundheit. Normative Grundlagen und aktuelle Diskurse. Bielefeld: transcript Verlag (Menschenrechte in der Medizin).

Frewer, Andreas; Franzò, Kerstin; Langmann, Elisabeth (Hg.) (2021): Die Zukunft von Medizin und Gesundheitswesen. Prognosen – Visionen – Utopien. Würzburg: Königshausen & Neumann (Jahrbuch Ethik in der Klinik (JEK), 14).

Frewer, Andreas; Klotz, Sabine; Herrler, Christoph; Bielefeldt, Heiner (Hg.) (2020): Gute Behandlung im Alter? Menschenrechte und Ethik zwischen

Ideal und Realität. Bielefeld: transcript Verlag (Menschenrechte in der Medizin, 8).

Frewer, Andreas; Klotz, Sabine; Herrler, Christoph; Bielefeldt, Heiner (Hg.) (2021): Senioren zwischen Selbst- und Fremdbestimmung. Interdisziplinäre Studien zu hohem Alter und Lebensende. Würzburg: Königshausen & Neumann (Menschenrechte und Ethik in der Medizin für Ältere, 3).

transcript Verlag.

Fricker, Miranda (2007): Epistemic Injustice. Power and the Ethics of Knowing. Oxford: Oxford University Press.

Friedman, Marilyn (2000): Autonomy, Social Disruption, and Women. In: Catriona Mackenzie und Natalie Stoljar (Hg.): Relational autonomy. Feminist perspectives on automony, agency, and the social self. New York: Oxford University Press, S. 35–51.

Friedman, Marilyn (2003): Autonomy, Gender, Politics. Oxford: Oxford University Press (Studies in feminist philosophy, 2).

Friedman, Susan M.; Mulhausen, Paul; Cleveland, Maryjo L.; Coll, Patrick P.; Daniel, Kathryn M.; Hayward, Arthur D. et al. (2019): Healthy Aging: American Geriatrics Society White Paper Executive Summary. In: *Journal of the American Geriatrics Society* 67 (1), S. 17–20. DOI: 10.1111/jgs.15644.

Fuchs, Michael (Hg.) (2021): Handbuch Alter und Altern. Anthropologie – Kultur – Ethik. 1. Aufl. Stuttgart: J.B. Metzler.

Fuchs, Michael (2021): Was ist Altern? In: Michael Fuchs (Hg.): Handbuch Alter und Altern. Anthropologie – Kultur – Ethik. 1. Aufl. Stuttgart: J.B. Metzler, S. 3–11.

Gallagher, Siun; Little, John Miles; Hooker, Claire (2021): Testimonial injustice: discounting women's voices in health care priority setting. In: *Journal of medical ethics* 47 (11), S. 744–747. DOI: 10.1136/medethics-2019-105984.

Ganguli-Mitra, Agomoni (2022): Power and feminist bioethics. In: Wendy A. Rogers, Jackie L. Scully, Stacy M. Carter, Vikki A. Entwistle und Catherine Mills (Hg.): The Routledge Handbook of Feminist Bioethics. 1. Aufl. New York: Routledge, S. 58–70.

Gao, Ya-dong; Ding, Mei; Dong, Xiang; Zhang, Jin-jin; Kursat Azkur, Ahmet; Azkur, Dilek et al. (2021): Risk factors for severe and critically ill COVID-19 patients: A review. In: *Allergy* 76 (2), S. 428–455. DOI: 10.1111/all.14657.

Garry, Ann; Khader, Serene J.; Stone, Alison (Hg.) (2017): The Routledge Companion to Feminist Philosophy. London, New York: Routledge Taylor & Francis Group (Routledge philosophy companions).

Gathron, Erika (2019): Vulnerability in Health Care: A Concept Analysis. In: *Creative nursing* 25 (4), S. 284–291. DOI: 10.1891/1078-4535.25.4.284.

Gebremariam, Kebadu Mekonnen; Sadana, Ritu (2022): Ageing and justice in health. In: Sridhar Venkatapuram und Alex Broadbent (Hg.): The Routledge Handbook of Philosophy of Public Health. London, New York: Routledge Taylor & Francis Group (Routledge Handbooks in Applied Ethics), S. 376–392.

Gempel-Drey, Gabriele; Drey, Michael (2020): Arzneimittel für geriatrische Patienten in Deutschland : Aktueller Stand der regulatorischen Anforderungen und klinische Realität. In: *Zeitschrift für Gerontologie und Geriatrie* 53 (4), S. 327–333. DOI: 10.1007/s00391-019-01550-2.

Gendron, Tracey; Camp, Alyssa; Amateau, Gigi; Iwanaga, Kanako (2023b): Internalized ageism as a risk factor for suicidal ideation in later life. In: *Aging & mental health*, S. 1–5. DOI: 10.1080/13607863.2023.2271870.

Gendron, Tracey; Camp, Alyssa; Amateau, Gigi; Mullen, Mia; Jacobs, Kirsten; Inker, Jenny; Marrs, Sarah (2023a): The next critical turn for ageism research: The intersections of ageism and ableism. In: *The Gerontologist*, Artikel gnad062. DOI: 10.1093/geront/gnad062.

Gendron, Tracey; Inker, Jennifer K.; Andricosky, Rachel; Zanjani, Faika (2020): Development of the Relational Ageism Scale: Confirmatory Test on Survey Data. In: *International journal of aging & human development* 90 (3), S. 281–296. DOI: 10.1177/0091415019836956.

Generali Deutschland AG (2017): Das Lebensgefühl der älteren Generation. In: Generali Deutschland AG (Hg.): Generali Altersstudie 2017. Wie ältere Menschen in Deutschland denken und leben. Berlin: Springer, S. 9–39.

Generali Deutschland AG (Hg.) (2017): Generali Altersstudie 2017. Wie ältere Menschen in Deutschland denken und leben. Berlin: Springer.

Gibbons, Hailee M. (2016): Compulsory Youthfulness: Intersections of Ableism and Ageism in »Successful Aging« Discourses. In: *Review of Disability Studies: An International Journal* 12 (2&3), S. 1–19. Online verfügbar unter https://www.rdsjournal.org/index.php/journal/article/view/574, zuletzt geprüft am 10.12.2023.

Gillespie, Robyn J.; Harrison, Lindsey; Mullan, Judy (2018): Deprescribing medications for older adults in the primary care context: A mixed studies review. In: *Health science reports* 1 (7), Artikel e45. DOI: 10.1002/hsr2.45.

Gilligan, Carol (1977): In a Different Voice: Women's Conceptions of Self and of Morality. In: *Harvard Educational Review* 47 (4), S. 481–517. DOI: 10.17763/haer.47.4.g6167429416hg5l0.

Gilson, Erinn (2014): The Ethics of Vulnerability. 1. Aufl. New York: Routledge.

Gómez-Vírseda, Carlos; Maeseneer, Yves de; Gastmans, Chris (2019): Relational autonomy: what does it mean and how is it used in end-of-life care? A systematic review of argument-based ethics literature. In: *BMC Medical Ethics* 20 (1), Artikel 76. DOI: 10.1186/s12910-019-0417-3.

Goodley, Dan; Lawthom, Rebecca; Liddiard, Kirsty; Runswick-Cole, Katherine (2019): Provocations for Critical Disability Studies. In: *Disability & Society* 34 (6), S. 972–997. DOI: 10.1080/09687599.2019.1566889.

Gopinath, Manik (2018): Thinking about Later Life: Insights from the Capability Approach. In: *Ageing international* 43 (2), S. 254–264. DOI: 10.1007/s12126-018-9323-0.

Grundnig, Julia S.; Steiner-Hofbauer, Verena; Drexler, Viktoria; Holzinger, Anita (2022): You are exactly my type! The traits of a good doctor: a factor analysis study on public's perspectives. In: *BMC Health Services Research* 22 (1), Artikel 886. DOI: 10.1186/s12913-022-08273-y.

Gu, Danan; Dupre, Matthew E. (Hg.) (2021): Encyclopedia of Gerontology and Population Aging. 1. Aufl. Cham: Springer International Publishing; Imprint Springer (Springer eBook Collection).

Guppy, Joseph H.; Widlund, Hedda; Munro, Ross; Price, Jim (2023): Incivility in healthcare: the impact of poor communication. In: *BMJ leader*. DOI: 10.1136/leader-2022-000717.

Gutmann, Thomas (2022): Is »Autonomy Talk« Misleading? In: James F. Childress und Michael Quante (Hg.): Thick (Concepts of) Autonomy. Personal Autonomy in Ethics and Bioethics, Bd. 146. Cham: Springer International Publishing (Philosophical Studies Series), S. 117–133.

Haarig, Frederik; Schade, Hanna (2019): Demenz und Depression. Symptome erkennen – individuell begleiten. 1. Auflage. Hannover: Vincentz (Altenpflege).

Hack, Caroline; Herrler, Christoph (2020): Teilhabe im Pflege- und Gesundheitswesen – menschenrechtliche Fundierung und ethische Aspekte bei der Realisierung. In: Annette Riedel und Sonja Lehmeyer (Hg.): Ethik im Gesundheitswesen, Bd. 38. Berlin, Heidelberg: Springer Berlin Heidelberg (Springer Reference Pflege – Therapie – Gesundheit), S. 1–17.

Halaweh, Hadeel; Dahlin-Ivanoff, Synneve; Svantesson, Ulla; Willén, Carin (2018): Perspectives of Older Adults on Aging Well: A Focus Group Study. In: *Journal of aging research* 2018, Artikel 9858252. DOI: 10.1155/2018/9858252.

Hank, Karsten; Schulz-Nieswandt, Frank; Wagner, Michael; Zank, Susanne (Hg.) (2019): Alternsforschung. Handbuch für Wissenschaft und Praxis. 1. Aufl. Baden-Baden: Nomos.

Harding, Sandra G. (1993): Rethinking Standpoint Epistemology. What is Strong Objectivity. In: Linda Alcoff und Elizabeth Potter (Hg.): Feminist Epistemologies. 1. Aufl. New York: Routledge (Thinking gender), S. 49–82.

Harding, Sandra G. (Hg.) (2004): The feminist standpoint theory reader. Intellectual and political controversies. New York: Routledge.

Harnett, Tove; Taghizadeh Larsson, Annika; Jönson, Håkan (2021): Rethinking the Concept of Successful Ageing: A Disability Studies Approach. In: Michelle Putnam und Christine Bigby (Hg.): Handbook on Ageing with Disability. 1. Aufl. New York City: Routledge, S. 14–22.

Harris, John (1985): The Value of life. An Introduction to Medical Ethics. London, Boston: Routledge & Kegan Paul.

Harwood, Jake (2020): Social Identity Theory. In: Jan Bulck (Hg.): The International Encyclopedia of Media Psychology. Hoboken: Wiley, S. 1–7.

Hekmat-Panah, Javad (2019): The »Elderly« in Medicine: Ethical Issues Surrounding This Outdated and Discriminatory Term. In: *INQUIRY: The Journal of Health Care Organization, Provision, and Financing* 56, 46958019856975. DOI: 10.1177/0046958019856975.

Hilgendorf, Eric; Joerden, Jan C.; Petrillo, Natalia; Thiele, Felix (Hg.) (2011): Menschenwürde und moderne Medizintechnik. 1. Aufl. Baden-Baden: Nomos (Interdisziplinäre Studien zu Recht und Staat, 50).

Hill Collins, Patricia (2015): Intersectionality's Definitional Dilemmas. In: *Annu. Rev. Sociol.* 41 (1), S. 1–20. DOI: 10.1146/annurev-soc-073014-112142.

Hill Collins, Patricia (2022): Black Feminist Thought, 30th Anniversary Edition. New York: Routledge.

Hill Collins, Patricia; Bilge, Sirma (2016): Intersectionality. Cambridge, UK, Malden, MA: Polity Press.Hohmeier, Jürgen (1978): Alter als Stigma. In: Jürgen Hohmeier und Hans-Joachim Pohl (Hg.): Alter als Stigma oder Wie man alt gemacht wird. 1. Aufl. Frankfurt a.M.: Suhrkamp (Suhrkamp-Taschenbuch, 468), S. 10–30.

Hohmeier, Jürgen; Pohl, Hans-Joachim (Hg.) (1978): Alter als Stigma oder Wie man alt gemacht wird. 1. Aufl. Frankfurt a.M.: Suhrkamp (Suhrkamp-Taschenbuch, 468).

Holman, Daniel; Walker, Alan (2021): Understanding unequal ageing: towards a synthesis of intersectionality and life course analyses. In: *European Journal of Ageing* 18 (2), S. 239–255. DOI: 10.1007/s10433-020-00582-7.

Holtemöller, Oliver; Kooths, Stefan; Michelsen, Claus; Schmidt, Torsten; Wollmershäuser, Timo (2021): Gemeinschaftsdiagnose: Pandemie verzögert Aufschwung — Demografie bremst Wachstum. In: *Wirtschaftsdienst* 101 (5), S. 353–357. DOI: 10.1007/s10273-021-2915-4.

Homan, Patricia; Brown, Tyson H.; King, Brittany (2021): Structural Intersectionality as a New Direction for Health Disparities Research. In: *Journal of Health and Social Behavior* 62 (3), S. 350–370. DOI: 10.1177/00221465211032947.

hooks, bell (2004): the will to change. men, masculinity, and love. 1. Washington Square Press trade paperback. New York: Washington Square Press.

hooks, bell (2022): Männer, Männlichkeit und Liebe. Der Wille zur Veränderung. München: Elisabeth Sandmann.

Höppner, Grit; Wanka, Anna (2021): un/doing age: Multiperspektivität als Potential einer intersektionalen Betrachtung von Differenz- und Ungleichheitsverhältnissen. In: *Zeitschrift für Soziologie* 50 (1), S. 42–57. DOI: 10.1515/zfsoz-2021-0005.

Hövermann, Andreas; Messner, Steven F. (2023): Explaining when older persons are perceived as a burden: A cross-national analysis of ageism. In: *International Journal of Comparative Sociology* 64 (1), S. 3–21. DOI: 10.1177/00207152221102841.

Hu, Rita Xiaochen; Luo, Mengsha; Zhang, Anao; Li, Lydia W. (2021): Associations of Ageism and Health: A Systematic Review of Quantitative Observational Studies. In: *Research on aging* 43 (7–8), S. 311–322. DOI: 10.1177/0164027520980130.

Huang, Li; Li, Oliver Zhen; Wang, Baiqiang; Zhang, Zilong (2022): Individualism and the fight against COVID-19. In: *Humanities and Social Sciences Communications* 9 (1), Artikel 120. DOI: 10.1057/s41599-022-01124-5.

Huber, Machteld; Knottnerus, J. André; Green, Lawrence; van der Horst, Henriëtte; Jadad, Alejandro R.; Kromhout, Daan et al. (2011): How should we define health? In: *BMJ* 343 (7817), Artikel d4163. DOI: 10.1136/bmj.d4163.

Hult, Anna; Lundgren, Ewa; Fröjd, Camilla; Lindam, Anna; Jangland, Eva (2023): Patient complaints about communication in cancer care settings: Hidden between the lines. In: *Patient education and counseling* 114 (September 2023), Artikel 107838. DOI: 10.1016/j.pec.2023.107838.

Huth, Martin (2019): Empowerment, soziale Bewegungen und das Recht auf Gesundheit. Blickwechsel von der Autonomie zur Partizipation. In: Lutz Bergemann und Andreas Frewer (Hg.): Autonomie und Vulnerabilität in der Medizin: transcript Verlag (Menschenrechte in der Medizin), S. 39–72.

Inouye, Sharon K. (2021): Creating an anti-ageist healthcare system to improve care for our current and future selves. In: *Nature Aging* 1 (2), S. 150–152. DOI: 10.1038/s43587-020-00004-4.

Iversen, Thomas Nicolaj; Larsen, Lars; Solem, Per Erik (2009): A conceptual analysis of Ageism. In: *Nordic Psychology* 61 (3), S. 4–22. DOI: 10.1027/1901-2276.61.3.4.

Jackson, Sarah E.; Hackett, Ruth A.; Steptoe, Andrew (2019): Associations between age discrimination and health and wellbeing: cross-sectional and prospective analysis of the English Longitudinal Study of Ageing. In: *The Lancet Public Health* 4 (4), e200-e208. DOI: 10.1016/S2468-2667(19)30035-0.

Jaul, Efraim; Barron, Jeremy (2021): Characterizing the Heterogeneity of Aging: A Vision for a Staging System for Aging. In: *Frontiers in public health* 9, Artikel 513557. DOI: 10.3389/fpubh.2021.513557.

Jennings, Bruce (2007): Autonomy. In: Bonnie Steinbock (Hg.): The Oxford Handbook of Bioethics. Oxford: Oxford University Press (Oxford handbooks in philosophy), S. 72–89.

Jeste, Dilip V.; Savla, Gauri N.; Thompson, Wesley K.; Vahia, Ipsit V.; Glorioso, Danielle K.; Martin, A'verria Sirkin et al. (2013): Association Between Older Age and More Successful Aging: Critical Role of Resilience and Depression. In: *The American journal of psychiatry* 170 (2), S. 188–196. DOI: 10.1176/appi.ajp.2012.12030386.

Jones, Rebecca L. (2022): Imagining feminist old age: Moving beyond ›successful‹ ageing? In: *Journal of aging studies* 63, Artikel 100950. DOI: 10.1016/j.jaging.2021.100950.

Jönson, Håkan; Taghizadeh Larsson, Annika (2021): Ableism and Ageism. In: Danan Gu und Matthew E. Dupre (Hg.): Encyclopedia of Gerontology and Population Aging. 1. Aufl. Cham: Springer International Publishing; Imprint Springer (Springer eBook Collection), S. 4–9.

Joseph-Williams, Natalie; Elwyn, Glyn; Edwards, Adrian (2014): Knowledge is not power for patients: a systematic review and thematic synthesis of patient-reported barriers and facilitators to shared decision making. In: *Patient education and counseling* 94 (3), S. 291–309. DOI: 10.1016/j.pec.2013.10.031.

Kadi, Selma; Ehni, Hans-Jörg (2024): Gesundheit als höchstes Gut? Schlagworte des guten Alterns in subjektiven Perspektiven. In: Larissa Pfaller und Mark Schweda (Hg.): »Successful Aging«? Wiesbaden: Springer Fachmedien Wiesbaden (Altern & Gesellschaft), S. 91–104.

Kang, Hyun; Kim, Hansol (2022): Ageism and Psychological Well-Being Among Older Adults: A Systematic Review. In: *Gerontology & geriatric medicine* 8, 23337214221087023. DOI: 10.1177/23337214221087023.

Katz, Stephen (2005): Cultural aging. Life course, lifestyle, and senior worlds. Peterborough, Orchard Park: Broadview Press.

Katz, Stephen; Calasanti, Toni (2015): Critical perspectives on successful aging: does it »appeal more than it illuminates«? In: *The Gerontologist* 55 (1), S. 26–33. DOI: 10.1093/geront/gnu027.

Kelley-Moore, Jessica (2010): Disability and Ageing: The Social Construction of Causality. In: Dale Dannefer und Chris Phillipson (Hg.): The SAGE handbook of social gerontology. 1. Aufl. Los Angeles: SAGE, S. 96–110.

Kelley-Moore, Jessica A.; Schumacher, John G.; Kahana, Eva; Kahana, Boaz (2006): When do older adults become »disabled«? Social and health antecedents of perceived disability in a panel study of the oldest old. In: *Journal of Health and Social Behavior* 47 (2), S. 126–141. DOI: 10.1177/002214650604700203.

Kesby, Alison (2017): Narratives of Aging and the Human Rights of Older Persons. In: *Hum Rights Rev* 18 (4), S. 371–393. DOI: 10.1007/s12142-017-0470-6.

Kessler, Eva-Marie; Warner, Lisa Maria (2022): Age ismus. Altersbilder und Altersdiskriminierung in Deutschland. Hg. v. Antidiskriminierungsstelle des Bundes. Online verfügbar unter https://www.antidiskriminierungsstelle.de/SharedDocs/downloads/DE/publikationen/Expertisen/altersbilder_lang.pdf?__blob=publicationFile&v=4, zuletzt geprüft am 01.02.2023.

Khader, Serene J. (2011): Adaptive preferences and women's empowerment. Oxford: Oxford University Press (Studies in feminist philosophy).

Khaitan, Tarunabh (2018): Indirekt Discrimination. In: Kasper Lippert-Rasmussen (Hg.): The Routledge Handbook of the Ethics of Discrimination. Abingdon, New York: Routledge (Routledge Handbooks in Applied Ethics), S. 30–41.

Kidd, Ian James; Carel, Havi (2017): Epistemic Injustice and Illness. In: *Journal of applied philosophy* 34 (2), S. 172–190. DOI: 10.1111/japp.12172.

Kim, Eric S.; Moored, Kyle D.; Giasson, Hannah L.; Smith, Jacqui (2014): Satisfaction with aging and use of preventive health services. In: *Preventive medicine* 69, S. 176–180. DOI: 10.1016/j.ypmed.2014.09.008.

King, Ann; Hoppe, Ruth B. (2013): »Best practice« for patient-centered communication: a narrative review. In: *Journal of graduate medical education* 5 (3), S. 385–393. DOI: 10.4300/JGME-D-13-00072.1.

Klotz, Lars-Oliver; Simm, Andreas (2013): Biologie des Alterns. In: Andrea von Hülsen-Esch, Miriam Seidler und Christian Tagsold (Hg.): Methoden der Alter(n)sforschung. Disziplinäre Positionen und transdisziplinäre Perspektiven: transcript Verlag (Alter(n)skulturen, v.1), S. 83–107.

Köbberling, Johannes (2017): Economic Pressure in Hospitals. In: *Deutsches Ärzteblatt International* 114 (47), S. 795–796. DOI: 10.3238/arztebl.2017.0795.

Kolland, Franz; Gallistl, Vera; Parisot, Viktoria (Hg.) (2021): Kulturgerontologie. Wiesbaden: Springer Fachmedien Wiesbaden (Altern & Gesellschaft).

Kolland, Franz; Wanka, Anna; Fassl, Anna; Heinrich, Marlene; Zgud, Justyna (2015): Bedürfnisse älterer Personen in der Gesundheitsversorgung. Endbericht. Hauptverband der Österreichischen Sozialversicherungsträger; Institut für Soziologie, Universität Wien. Wien. Online verfügbar unter https://www.sozialversicherung.at/cdscontent/load?contentid=10008.714954&version=1456468623, zuletzt geprüft am 10.12.2023.

Kornadt, Anna E.; Kessler, Eva-Marie; Wurm, Susanne; Bowen, Catherine E.; Gabrian, Martina; Klusmann, Verena (2020): Views on ageing: a lifespan perspective. In: *European Journal of Ageing* 17 (4), S. 387–401. DOI: 10.1007/s10433-019-00535-9.

Kortendiek, Beate; Riegraf, Birgit; Sabisch, Katja (Hg.) (2019): Handbuch Interdisziplinäre Geschlechterforschung. Wiesbaden: Springer Fachmedien Wiesbaden (Geschlecht und Gesellschaft).

Krekula, Clary; Nikander, Pirjo; Wilińska, Monika (2018): Multiple Marginalizations Based on Age: Gendered Ageism and Beyond. In: Liat Ayalon und Clemens Tesch-Römer (Hg.): Contemporary Perspectives on Ageism, Bd. 19. New York: Springer (International Perspectives on Aging, 19), S. 33–50.

Krennerich, Michael (2016): Das Menschenrecht auf Gesundheit. Grundzüge eines komplexen Rechts. In: Andreas Frewer und Heiner Bielefeldt (Hg.): Das Menschenrecht auf Gesundheit. Normative Grundlagen und aktuelle Diskurse. Bielefeld: transcript Verlag (Menschenrechte in der Medizin), S. 57–92.

Kruse, Andreas (2017): Lebensphase hohes Alter: Verletzlichkeit und Reife. Berlin, Heidelberg: Springer Berlin Heidelberg.

Kruse, Andreas; Generali Deutschland AG (2017): Einleitung: Das Alter im Schnittpunkt von Chancen, Einschnitten und Aufgaben: Selbst- und mitverantwortliches Leben älterer Menschen. In: Generali Deutschland AG (Hg.): Generali Altersstudie 2017. Wie ältere Menschen in Deutschland denken und leben. Berlin: Springer, S. 1–8.

Kurkowski, Sandra; Heckel, Maria; Pfaller, Larissa; Peters, Joachim; Bazata, Jeremias; Schildmann, Eva; Ostgathe, Christoph (2022): Possible age-related differences in healthcare professionals' perspectives on younger and older patients' autonomy and decision-making in the context of sedation in specialised palliative care: exploratory secondary qualitative content and linguistic conversation analysis of interviews with healthcare professionals. In: *BMC Palliative Care* 21 (1), Artikel 71. DOI: 10.1186/s12904-022-00963-y.

Kusumastuti, Sasmita; Derks, Marloes G.M.; Tellier, Siri; Di Nucci, Ezio; Lund, Rikke; Mortensen, Erik Lykke; Westendorp, Rudi G.J. (2016): Successful ageing: A study of the literature using citation network analysis. In: *Maturitas* 93, S. 4–12. DOI: 10.1016/j.maturitas.2016.04.010.

Lafollette, Hugh (Hg.) (2013): International Encyclopedia of Ethics. Oxford, UK: Blackwell Publishing Ltd.

Lagacé, Martine; Doucet, Amélie; Dangoisse, Pascale; Bergeron, Caroline D. (2021): The »Vulnerability« Discourse in Times of Covid-19: Between Abandonment and Protection of Canadian Francophone Older Adults. In: *Frontiers in public health* 9, Artikel 662231. DOI: 10.3389/fpubh.2021.662231.

Lamont, Ruth A.; Swift, Hannah J.; Abrams, Dominic (2015): A review and meta-analysis of age-based stereotype threat: negative stereotypes, not facts, do the damage. In: *Psychology and aging* 30 (1), S. 180–193. DOI: 10.1037/a0038586.

Lampert, Thomas; Hoebel, Jens (2023): Soziale Ungleichheit und Gesundheit. In: Matthias Richter und Klaus Hurrelmann (Hg.): Soziologie von Gesundheit und Krankheit. Wiesbaden: Springer Fachmedien Wiesbaden, S. 155–171.

Langmann, Elisabeth (2021): Gesundheitsversorgung Älterer unter Ressourcenknappheit. Public Health als übersehenes Potenzial in der Rationierungsdebatte. In: Andreas Frewer, Sabine Klotz, Christoph Herrler und Heiner Bielefeldt (Hg.): Senioren zwischen Selbst- und Fremdbestimmung. Interdisziplinäre Studien zu hohem Alter und Lebensende. Würzburg: Königshausen & Neumann (Menschenrechte und Ethik in der Medizin für Ältere, 3), S. 123–144.

Langmann, Elisabeth (2023): Vulnerability, ageism, and health: is it helpful to label older adults as a vulnerable group in health care? In: *Medicine, Health Care and Philosophy* 26, S. 133–142. DOI: 10.1007/s11019-022-10129-5.

Langmann, Elisabeth; Weßel, Merle (2023): Leaving no one behind: successful ageing at the intersection of ageism and ableism. In: *Philosophy, Ethics, and Humanities in Medicine* 18, Artikel 22. DOI: 10.1186/s13010-023-00150-8.

Laurie, Graeme; Dove, Edward; Ganguli-Mitra, Agomoni; McMillan, Catriona; Postan, Emily; Sethi, Nayha; Sorbie, Annie (Hg.) (2021): The Cambridge Handbook of Health Research Regulation: Cambridge University Press (Cambridge Law Handbooks).

Laz, Cheryl (1998): Act Your Age. In: *Sociological Forum* 13 (1), S. 85–113. DOI: 10.1023/A:1022160015408.

Leahy, Ann (2023): Disability Identity in Older Age? – Exploring Social Processes that Influence Disability Identification with Ageing. In: *Disability Studies Quarterly* 42 (3–4). DOI: 10.18061/dsq.v42i3-4.7780.

Lenk, Christian; Duttge, Gunnar; Fangerau, Heiner (Hg.) (2014): Handbuch Ethik und Recht der Forschung am Menschen. Berlin, Heidelberg: Springer Berlin Heidelberg.

Leonardi, Fabio (2018): The Definition of Health: Towards New Perspectives. In: *International journal of health services: planning, administration, evaluation* 48 (4), S. 735–748. DOI: 10.1177/0020731418782653.

Lev, Sagit; Wurm, Susanne; Ayalon, Liat (2018): Origins of Ageism at the Individual Level. In: Liat Ayalon und Clemens Tesch-Römer (Hg.): Contemporary Perspectives on Ageism, Bd. 19. New York: Springer (International Perspectives on Aging, 19), S. 51–72.

Levasseur, Mélanie; Lussier-Therrien, Marika; Biron, Marie Lee; Dubois, Marie-France; Boissy, Patrick; Naud, Daniel et al. (2022): Scoping study of definitions and instruments measuring vulnerability in older adults. In: *Journal of the American Geriatrics Society* 70 (1), S. 269–280. DOI: 10.1111/jgs.17451.

Levasseur, Mélanie; Richard, Lucie; Gauvin, Lise; Raymond, Emilie (2010): Inventory and analysis of definitions of social participation found in the aging literature: Proposed taxonomy of social activities. In: *Social Science & Medicine* 71 (12), S. 2141–2149. DOI: 10.1016/j.socscimed.2010.09.041.

Levine, Martin (Hg.) (2009): The Elderly. Legal and Ethical Issues in Healthcare Policy. London: Routledge (International library of medicine, ethics, and law).

Levinson, Wendy; Kallewaard, Marjon; Bhatia, R. Sacha; Wolfson, Daniel; Shortt, Sam; Kerr, Eve A. (2015): ›Choosing Wisely‹: a growing international campaign. In: *BMJ quality & safety* 24 (2), S. 167–174. DOI: 10.1136/bmjqs-2014-003821.

Levy, Becca (2009): Stereotype Embodiment. In: *Current Directions in Psychological Science* 18 (6), S. 332–336. DOI: 10.1111/j.1467-8721.2009.01662.x.

Levy, Becca R. (2003): Mind matters: cognitive and physical effects of aging self-stereotypes. In: *The journals of gerontology. Series B, Psychological sciences and social sciences* 58 (4), 203–211. DOI: 10.1093/geronb/58.4.P203.

Levy, Becca R.; Banaji, Mahzarin R. (2002): Implicit ageism. In: Todd D. Nelson (Hg.): Ageism. Stereotyping and Prejudice against Older Persons. 1. Aufl. Cambridge: The MIT Press, S. 49–75.

Levy, Becca R.; Chang, E-Shien; Lowe, Sarah R.; Provolo, Natalia; Slade, Martin D. (2022): Impact of Media-Based Negative and Positive Age Stereotypes on Older Individuals' Mental Health. In: *The journals of gerontology. Series B, Psychological sciences and social sciences* 77 (4), e70-e75. DOI: 10.1093/geronb/gbab085.

Levy, Becca R.; Myers, Lindsey M. (2004): Preventive health behaviors influenced by self-perceptions of aging. In: *Preventive medicine* 39 (3), S. 625–629. DOI: 10.1016/j.ypmed.2004.02.029.

Levy, Becca R.; Slade, Martin D. (2023): Role of Positive Age Beliefs in Recovery From Mild Cognitive Impairment Among Older Persons. In: *JAMA network open* 6 (4), Artikel e237707. DOI: 10.1001/jamanetworkopen.2023.7707.

Levy, Becca R.; Slade, Martin D.; Chang, E-Shien; Kannoth, Sneha; Wang, Shi-Yi (2020): Ageism Amplifies Cost and Prevalence of Health Conditions. In: *The Gerontologist* 60 (1), S. 174–181. DOI: 10.1093/geront/gny131.

Levy, Becca R.; Slade, Martin D.; Kunkel, Suzanne R.; Kasl, Stanislav V. (2002): Longevity increased by positive self-perceptions of aging. In: *Journal of Personality and Social Psychology* 83 (2), S. 261–270. DOI: 10.1037//0022-3514.83.2.261.

Levy, Becca R.; Slade, Martin D.; Lampert, Rachel (2019): Idealization of youthfulness predicts worse recovery among older individuals. In: *Psychology and aging* 34 (2), S. 202–207. DOI: 10.1037/pag0000330.

Levy, Becca R.; Slade, Martin D.; Murphy, Terrence E.; Gill, Thomas M. (2012): Association between positive age stereotypes and recovery from disability in older persons. In: *JAMA* 308 (19), S. 1972–1973. DOI: 10.1001/jama.2012.14541.

Lindemann, Hilde (2019): An invitation to feminist ethics. 2. Aufl. New York: Oxford University Press.

Lipp, Volker (2015): Die medizinische Indikation – ein »Kernstück ärztlicher Legitimation«? In: *Medizinrecht* 33 (11), S. 762–766. DOI: 10.1007/s00350-015-4126-8.

Lippert-Rasmussen, Kasper (Hg.) (2018): The Routledge Handbook of the Ethics of Discrimination. Abingdon, New York: Routledge (Routledge Handbooks in Applied Ethics).

Liu, Huan; Wang, Meng (2022): Socioeconomic status and ADL disability of the older adults: Cumulative health effects, social outcomes and impact mechanisms. In: *PloS ONE* 17 (2), Artikel e0262808. DOI: 10.1371/journal.pone.0262808.

Lloyd-Sherlock, Peter G.; Ebrahim, Shah; McKee, Martin; Prince, Martin J. (2016): Institutional ageism in global health policy. In: *BMJ (Clinical research ed.)* 354, 1–3. DOI: 10.1136/bmj.i4514.

Lu, Peiyi; Kong, Dexia; Shelley, Mack; Davitt, Joan K. (2022): Intersectional Discrimination Attributions and Health Outcomes Among American Older Adults: A Latent Class Analysis. In: *International journal of aging & human development* 95 (3), S. 267–285. DOI: 10.1177/00914150211066560.

Lübke, Norbert (2020): Geriatrisch-rehabilitative Versorgung in Deutschland. Umsetzung und Entwicklungsbedarfe. In: *Die Rehabilitation* 59 (6), S. 376–389. DOI: 10.1055/a-1115-8602.

Luna, Florencia (2009): Elucidating the concept of vulnerability: Layers not labels. In: *International Journal of Feminist Approaches to Bioethics* 2 (1), S. 121–139. DOI: 10.3138/ijfab.2.1.121.

Luna, Florencia (2014): ›Vulnerability‹, an Interesting Concept for Public Health: The Case of Older Persons. In: *Public Health Ethics* 7 (2), S. 180–194. DOI: 10.1093/phe/phu012.

Luna, Florencia (2015): Rubens, Corsets and Taxonomies: A Response to Meek Lange, Rogers and Dodds. In: *Bioethics* 29 (6), S. 448–450. DOI: 10.1111/bioe.12109.

Luna, Florencia (2019): Revisiting Vulnerability: Its Development and Impact. In: Eduardo Rivera-López und Martin Hevia (Hg.): Controversies in Latin American Bioethics, Bd. 79. Cham: Springer International Publishing (International Library of Ethics, Law, and the New Medicine), S. 67–81.

Luna, Florencia (2022): Vulnerability and feminist bioethics. In: Wendy A. Rogers, Jackie L. Scully, Stacy M. Carter, Vikki A. Entwistle und Catherine Mills (Hg.): The Routledge Handbook of Feminist Bioethics. 1. Aufl. New York: Routledge, S. 96–109.

Mackenzie, Catriona (2008): Relational Autonomy, Normative Authority and Perfectionism. In: *Journal of Social Philosophy* 39 (4), S. 512–533. DOI: 10.1111/j.1467-9833.2008.00440.x.

Mackenzie, Catriona (2014a): Three Dimensions of Autonomy. In: Andrea Veltman und Mark Piper (Hg.): Autonomy, Oppression, and Gender. New York: Oxford University Press, S. 15–41.

Mackenzie, Catriona (2014b): The Importance of Relational Autonomy and Capabilities for an Ethics of Vulnerability. In: Catriona Mackenzie, Wendy Rogers und Susan Dodds (Hg.): Vulnerability. New Essays in Ethics and Feminist Philosophy. New York: Oxford University Press (Studies in feminist philosophy), S. 33–59.

Mackenzie, Catriona (2015): Respronding to the Agency Dilemma. Autonomy, Adaptive Preferences, and Internalized Oppression. In: Marina Oshana (Hg.): Personal autonomy and social oppression. Philosophical perspectives. 1. Aufl. New York: Routledge Taylor & Francis Group (Routledge studies in contemporary philosophy, 65), S. 48–67.

Mackenzie, Catriona (2017): Feminist conceptions of autonomy. In: Ann Garry, Serene J. Khader und Alison Stone (Hg.): The Routledge Companion to Feminist Philosophy. London, New York: Routledge Taylor & Francis Group (Routledge philosophy companions), S. 515–527.

Mackenzie, Catriona (2018): Autonomy. In: John D. Arras, Elizabeth Fenton und Rebecca Kukla (Hg.): The Routledge companion to bioethics. London: Routledge (Routledge philosophy companions), S. 277–290.

Mackenzie, Catriona (2019): Feminist innovation in philosophy: Relational autonomy and social justice. In: *Women's Studies International Forum* 72, S. 144–151. DOI: 10.1016/j.wsif.2018.05.003.

Mackenzie, Catriona; Rogers, Wendy; Dodds, Susan (2014): Introduction: What is Vulnerability and Why Does it Matter for Moral Theory? In: Catriona Mackenzie, Wendy Rogers und Susan Dodds (Hg.): Vulnerability. New Essays in Ethics and Feminist Philosophy. New York: Oxford University Press (Studies in feminist philosophy), S. 1–30.

Mackenzie, Catriona; Rogers, Wendy; Dodds, Susan (Hg.) (2014): Vulnerability. New Essays in Ethics and Feminist Philosophy. New York: Oxford University Press (Studies in feminist philosophy).

Mackenzie, Catriona; Stoljar, Natalie (2000): Introduction. Autonomy Refigured. In: Catriona Mackenzie und Natalie Stoljar (Hg.): Relational autonomy. Feminist perspectives on automomy, agency, and the social self. New York: Oxford University Press, S. 3–33.

Mackenzie, Catriona; Stoljar, Natalie (Hg.) (2000): Relational autonomy. Feminist perspectives on automomy, agency, and the social self. New York: Oxford University Press. Online verfügbar unter https://search.ebscohost.com/login.aspx?direct=true&scope=site&db=nlebk&db=nlabk&AN=283105.

Madan, Atul K.; Cooper, Laura; Gratzer, Allison; Beech, Derrick J. (2006): Ageism in breast cancer surgical options by medical students. In: *Tennessee medicine* 99 (5), 37–41.

Maddox, George L. (Hg.) (1995): The Encyclopedia of Aging. A Comprehensive Resource in Gerontology and Geriatrics. University of Michigan. 2. Aufl.: Springer.

Mahler, Claudia (2013): Menschenrechte. Keine Frage des Alters? Hg. v. Deutsches Institut für Menschenrechte. Berlin. Online verfügbar unter https://www.institut-fuer-menschenrechte.de/publikationen/detail/menschenrechte-keine-frage-des-alters-1, zuletzt geprüft am 11.12.2023.

Mahne, Katharina; Wolff, Julia K.; Simonson, Julia; Tesch-Römer, Clemens (2017): Altern im Wandel: Zwei Jahrzehnte Deutscher Alterssurvey. In: Katharina Mahne, Julia Katharina Wolff, Julia Simonson und Clemens Tesch-Römer (Hg.): Altern im Wandel. Zwei Jahrzehnte Deutscher Alterssurvey (DEAS). Wiesbaden: Springer VS (Open), S. 11–28.

Mahne, Katharina; Wolff, Julia Katharina; Simonson, Julia; Tesch-Römer, Clemens (Hg.) (2017): Altern im Wandel. Zwei Jahrzehnte Deutscher Alterssurvey (DEAS). Wiesbaden: Springer VS (Open).

Makris, Una E.; Higashi, Robin T.; Marks, Emily G.; Fraenkel, Liana; Sale, Joanna E. M.; Gill, Thomas M.; Reid, M. Carrington (2015): Ageism, negative attitudes, and competing co-morbidities – why older adults may not seek care for restricting back pain: a qualitative study. In: *BMC Geriatrics* 15, Artikel 39. DOI: 10.1186/s12877-015-0042-z.

Marckmann, Georg (2023): Gerechtigkeit und Gesundheit. In: Matthias Richter und Klaus Hurrelmann (Hg.): Soziologie von Gesundheit und Krankheit. Wiesbaden: Springer Fachmedien Wiesbaden, S. 173–186.

Markopoulos, Christos; van de Water, Willemien (2012): Older patients with breast cancer: is there bias in the treatment they receive? In: *Therapeutic advances in medical oncology* 4 (6), S. 321–327. DOI: 10.1177/1758834012455684.

Marques, Sibila; Mariano, João; Mendonça, Joana; Tavernier, Wouter de; Hess, Moritz; Naegele, Laura et al. (2020): Determinants of Ageism against Older Adults: A Systematic Review. In: *International journal of environmental research and public health* 17 (7), Artikel 2560. DOI: 10.3390/ijerph17072560.

Martin, Ashley E.; North, Michael S. (2021): Equality for (almost) all: Egalitarian advocacy predicts lower endorsement of sexism and racism, but not ageism. In: *Journal of Personality and Social Psychology*, S. 373–399. DOI: 10.1037/pspi0000262.

Martinson, Marty; Berridge, Clara (2015): Successful Aging and Its Discontents: A Systematic Review of the Social Gerontology Literature. In: *The Gerontologist* 55 (1), S. 58–69. DOI: 10.1093/geront/gnu037.

Marway, Herjeet; Widdows, Heather (2015): Philosophical feminist bioethics: past, present, and future. In: *Cambridge Quarterly of Healthcare Ethics* 24 (2), S. 165–174. DOI: 10.1017/S0963180114000474.

Mason, Rebecca (2011): Two Kinds of Unknowing. In: *Hypatia* 26 (2), S. 294–307. DOI: 10.1111/j.1527-2001.2011.01175.x.

Maxfield, Molly; Peckham, Allie; Guest, M. Aaron; Pituch, Keenan A. (2021): Age-Based Healthcare Stereotype Threat during the COVID-19 Pandemic. In: *Journal of gerontological social work* 64 (6), S. 571–584. DOI: 10.1080/01634372.2021.1904080.

McAllister, Marion; Dunn, Graham; Payne, Katherine; Davies, Linda; Todd, Chris (2012): Patient empowerment: the need to consider it as a measurable patient-reported outcome for chronic conditions. In: *BMC Health Services Research* 12, S. 1–8. DOI: 10.1186/1472-6963-12-157.

McGrath, Colleen; Laliberte Rudman, Debbie; Polgar, Jan; Spafford, Marlee M.; Trentham, Barry (2016): Negotiating ›positive‹ aging in the presence of age-related vision loss (ARVL): The shaping and perpetuation of disability. In: *Journal of aging studies* 39, S. 1–10. DOI: 10.1016/j.jaging.2016.08.002.

McKenzie, Sarah K.; Oliffe, John L.; Black, Alice; Collings, Sunny (2022): Men's Experiences of Mental Illness Stigma Across the Lifespan: A Scoping Review. In: *American journal of men's health* 16 (1). DOI: 10.1177/15579883221074789.

McLeod, Carolyn; Sherwin, Susan (2000): Relational Autonomy, Sel-Trust, and Health Care for Patients Who Are Oppressed. In: Catriona Mackenzie und Natalie Stoljar (Hg.): Relational autonomy. Feminist perspectives on automony, agency, and the social self. New York: Oxford University Press, S. 259–279.

Meisner, Brad A. (2012a): A meta-analysis of positive and negative age stereotype priming effects on behavior among older adults. In: *The journals of gerontology. Series B, Psychological sciences and social sciences* 67 (1), S. 13–17. DOI: 10.1093/geronb/gbr062.

Meisner, Brad A. (2012b): Physicians' attitudes toward aging, the aged, and the provision of geriatric care: a systematic narrative review. In: *Critical Public Health* 22 (1), S. 61–72. DOI: 10.1080/09581596.2010.539592.

Mergen, Merve; Akpınar, Aslıhan (2021): Vulnerability: An integrative bioethics review and a proposed taxonomy. In: *Nursing ethics* 28 (5), S. 750–765. DOI: 10.1177/0969733020976180.

Mihm, Andreas (2009): Deutschland 2050 – alt, krank, teuer. In: *Frankfurter Allgemeine Zeitung*, 26.08.2009. Online verfügbar unter https://www.faz.net/aktuell/wirtschaft/wirtschaftspolitik/morbiditaetsprognose-2050-deutschland-2050-alt-krank-teuer-1577021.html, zuletzt geprüft am 19.11.2021.

Mill, John Stuart (1859/2020): Über die Freiheit. 2, durchgesehen und bibliographisch ergänzt. Hg. v. Bernd Gräfrath. Ditzingen, Altusried-Krugzell: Reclam; Kösel GmbH & Co. KG (Reclams Universal-Bibliothek, 3491).

Mitchell, Polly (2018): Adaptive Preferences, Adapted Preferences. In: *Mind* 127 (508), S. 1003–1025. DOI: 10.1093/mind/fzy020.

Mittelmark, Maurice B. (2022): Salutogenesis From Its Origins to the Present. In: Maurice B. Mittelmark, Georg F. Bauer, Lenneke Vaandrager, Jürgen M. Pelikan, Shifra Sagy, Monica Eriksson et al. (Hg.): The Handbook of Salutogenesis. 2. Aufl. Cham: Springer, S. 3–4.

Mittelmark, Maurice B.; Bauer, Georg F.; Vaandrager, Lenneke; Pelikan, Jürgen M.; Sagy, Shifra; Eriksson, Monica et al. (Hg.) (2022): The Handbook of Salutogenesis. 2. Aufl. Cham: Springer.

Molina-Mula, Jesús; Gallo-Estrada, Julia (2020): Impact of Nurse-Patient Relationship on Quality of Care and Patient Autonomy in Decision-Making. In: *International journal of environmental research and public health* 17 (3), Artikel 835. DOI: 10.3390/ijerph17030835.

Monahan, Caitlin; Macdonald, Jamie; Lytle, Ashley; Apriceno, MaryBeth; Levy, Sheri R. (2020): COVID-19 and ageism: How positive and negative responses impact older adults and society. In: *The American psychologist* 75 (7), S. 887–896. DOI: 10.1037/amp0000699.

Mondal, Bidisha; Dubey, Jay Dev (2020): Gender discrimination in health-care expenditure: An analysis across the age-groups with special focus on the elderly. In: *Social Science & Medicine* 258, Artikel 113089. DOI: 10.1016/j.socscimed.2020.113089.

Morrow-Howell, Nancy; Kunkel, Suzanne; Gendron, Tracey; Jarrott, Shannon E.; Andreoletti, Carrie (2023): Anti-Ageism for Gerontologists. In: *Journal of Aging & Social Policy*, S. 1–11. DOI: 10.1080/08959420.2023.2194816.

Myrczik, Janina; Bowen, Catherine; Franke, Annette; Täuber, Leonie; Kessler, Eva-Marie (2022): (In)visible and (Un)heard? Older Adults as Guests on

COVID-Related Political Talk Shows in Germany. In: *Innovation in aging* 6 (2), Artikel igac009. DOI: 10.1093/geroni/igac009.

Nagar, Richa; Raju, Saraswati (2003): Women, NGOs and the Contradictions of Empowerment and Disempowerment: A Conversation. In: *Antipode* 35 (1), S. 1–13. DOI: 10.1111/1467-8330.00298.

Nakamura, Julia S.; Hong, Joanna H.; Smith, Jacqui; Chopik, William J.; Chen, Ying; VanderWeele, Tyler J.; Kim, Eric S. (2022): Associations Between Satisfaction With Aging and Health and Well-being Outcomes Among Older US Adults. In: *JAMA network open* 5 (2), Artikel e2147797. DOI: 10.1001/jamanetworkopen.2021.47797.

Nari, Fatima; Jang, Bich Na; Kim, Selin; Jeong, Wonjeong; Jang, Sung-In; Park, Eun-Cheol (2021): Association between successful aging transitions and depressive symptoms among older Korean adults: findings from the Korean longitudinal study of aging (2006–2018). In: *BMC Geriatrics* 21 (1), S. 352. DOI: 10.1186/s12877-021-02250-6.

Nationale Akademie der Wissenschaften Leopoldina; acatech – Deutsche Akademie der Technikwissenschaften; Union der Deutschen Akademien der Wissenschaften (Hg.): Medizinische Versorgung im Alter. Welche Evidenz brauchen wir? Stellungnahme. 1. Aufl. Deutsche Akademie der Technikwissenschaften; Deutsche Akademie der Naturforscher Leopoldina; Union der Deutschen Akademien der Wissenschaften. Halle (Saale) (Schriftenreihe zur wissenschaftsbasierten Politikberatung). Online verfügbar unter https://www.acatech.de/publikation/medizinische-versorgung-im-alter-welche-evidenz-brauchen-wir/, zuletzt geprüft am 12.12.2023.

Neal, Daisy; Morgan, Jenna L.; Kenny, Ross; Ormerod, Thomas; Reed, Malcolm W. (2022): Is there evidence of age bias in breast cancer health care professionals' treatment of older patients? In: *European journal of surgical oncology* 48 (12), S. 2401–2407. DOI: 10.1016/j.ejso.2022.07.003.

Nelson, Todd D. (Hg.) (2002): Ageism. Stereotyping and Prejudice against Older Persons. 1. Aufl. Cambridge: The MIT Press.

Neubart, Rainer (2018a): Physiologisches Altern und Krankheit. In: Rainer Neubart (Hg.): Repetitorium Geriatrie. Geriatrische Grundversorgung – Zusatz-Weiterbildung Geriatrie – Schwerpunktbezeichnung Geriatrie. 2. Aufl. Berlin, Heidelberg: Springer (SpringerLink Bücher), S. 3–8.

Neubart, Rainer (2018b): Der geriatrische Patient. In: Rainer Neubart (Hg.): Repetitorium Geriatrie. Geriatrische Grundversorgung – Zusatz-Weiterbildung Geriatrie – Schwerpunktbezeichnung Geriatrie. 2. Aufl. Berlin, Heidelberg: Springer (SpringerLink Bücher), S. 9–15.

Neubart, Rainer (Hg.) (2018b): Repetitorium Geriatrie. Geriatrische Grundversorgung – Zusatz-Weiterbildung Geriatrie – Schwerpunktbezeichnung Geriatrie. 2. Aufl. Berlin, Heidelberg: Springer (SpringerLink Bücher).

Neubart, Rainer (2018c): Geriatrie als wichtiger Baustein der modernen Medizin. In: Rainer Neubart (Hg.): Repetitorium Geriatrie. Geriatrische Grundversorgung – Zusatz-Weiterbildung Geriatrie – Schwerpunktbezeichnung Geriatrie. 2. Aufl. Berlin, Heidelberg: Springer (SpringerLink Bücher), S. 1–2.

Ng, Reuben; Allore, Heather G.; Trentalange, Mark; Monin, Joan K.; Levy, Becca R. (2015): Increasing negativity of age stereotypes across 200 years: evidence from a database of 400 million words. In: *PloS ONE* 10 (2), 1–6. DOI: 10.1371/journal.pone.0117086.

Ng, Reuben; Chow, Ting Yu Joanne; Yang, Wenshu (2021a): Culture Linked to Increasing Ageism During COVID-19: Evidence From a 10-Billion-Word Corpus Across 20 Countries. In: *The journals of gerontology. Series B* 76 (9), S. 1808–1816. DOI: 10.1093/geronb/gbab057.

Ng, Reuben; Indran, Nicole; Liu, Luyao (2022): Ageism on Twitter during the COVID-19 pandemic. In: *Journal of Social Issues*. DOI: 10.1111/josi.12535.

Ng, Reuben; Lim-Soh, Jeremy W. (2021b): Ageism Linked to Culture, Not Demographics: Evidence From an 8-Billion-Word Corpus Across 20 Countries. In: *The journals of gerontology. Series B* 76 (9), S. 1791–1798. DOI: 10.1093/geronb/gbaa181.

Ni, Michael Y.; Yao, Xiaoxin I.; Cheung, Felix; Wu, Joseph T.; Schooling, C. Mary; Pang, Herbert; Leung, Gabriel M. (2020): Determinants of physical, mental and social well-being: a longitudinal environment-wide association study. In: *International journal of epidemiology* 49 (2), S. 380–389. DOI: 10.1093/ije/dyz238.

Nuessel, Frank H. (1982): The Language of Ageism. In: *The Gerontologist* 22 (3), S. 273–276. DOI: 10.1093/geront/22.3.273.

Nuffield Council on Bioethics (2007): Public health. Ethical issues. Cambridge: Cambridge Publishers.

Nussbaum, Martha C. (1995): Emotions and Women's Capabilities. In: Martha C. Nussbaum und Jonathan Glover (Hg.): Women, Culture, and Development. A Study of Human Capabilities. 1. Aufl. Oxford: Oxford University Press, S. 360–395.

Nussbaum, Martha C. (2000): Women and Human Development: The Capabilities Approach. New York: Cambridge University Press (The John Robert Seeley Lectures).

Nussbaum, Martha C. (2013): Creating Capabilities. The Human Development Approach. First paperback ed. Cambridge, MA, London: The Belknap Press of Harvard University Press.

Nussbaum, Martha C. (2013): The Fragility of Goodness. Luck and Ethics in Greek Tragedy and Philosophy. 2. Aufl.: Cambridge University Press.

Nussbaum, Martha C.; Glover, Jonathan (Hg.) (1995): Women, Culture, and Development. A Study of Human Capabilities. 1. Aufl. Oxford: Oxford University Press.

Nussbaum, Martha C.; Sen, Amartya (Hg.) (2009): The quality of life. UNU-WIDER Studies in Development Economics. World Institute for Development Economics Research. Reprinted. Oxford: Clarendon Press (Studies in development economics).

OECD (2021): Health at a Glance 2021. OECD Indicators. Paris: OECD Publishing.

OECD (2023): Health at a Glance 2023. OECD Indicators. Paris: OECD Publishing.

OECD; European Union (2020): Health at a glance Europe 2020. State of Health in the EU Cycle. Paris: OECD Publishing (Health at a glance, 2020).

Officer, Alana (2022): The Healthy Ageing 50: Leaders transforming the world to be a better place to grow older. Hg. v. Weltgesundheitsorganisation. Online verfügbar unter https://www.who.int/news-room/commentaries/detail/the-healthy-ageing-50--leaders-transforming-the-world-to-be-a-better-place-to-grow-older, zuletzt geprüft am 05.12.2023.

Officer, Alana; Thiyagarajan, Jotheeswaran A.; Schneiders, Mira L.; Nash, Paul; de La Fuente-Núñez, Vânia (2020): Ageism, Healthy Life Expectancy and Population Ageing: How Are They Related? In: *International journal of environmental research and public health* 17 (9), Artikel 3159. DOI: 10.3390/ijerph17093159.

OHCHR; WHO (2008b): A Human Rights-Based Approach to Health. Hg. v. Office of the United Nations und World Health Organisation. Genf. Online verfügbar unter https://www.ohchr.org/sites/default/files/Documents/Issues/ESCR/Health/HRBA_HealthInformationSheet.pdf, zuletzt geprüft am 06.12.2022.

OHCHR; WHO (2008a): The Right to Health. Fact Sheet No. 31. Hg. v. Office of the United Nations und World Health Organisation. Genf. Online verfügbar unter https://www.ohchr.org/sites/default/files/Documents/Publications/Factsheet31.pdf, zuletzt geprüft am 07.12.2022.

Okan, Ceylan; Bilson, Lily; Zhong, David; Weidemann, Gabrielle; Bailey, Phoebe E. (2023): Validating the interpersonal theory of suicide among older adultspre- and peri-COVID-19 pandemic. In: *Aging & mental health* 27 (8), S. 1552–1558. DOI: 10.1080/13607863.2022.2116402.

Oksala, Johanna (2017): Feminism and Power. In: Ann Garry, Serene J. Khader und Alison Stone (Hg.): The Routledge Companion to Feminist Philosophy. London, New York: Routledge Taylor & Francis Group (Routledge philosophy companions), S. 678–688.

Oliver, Michael (1996): Understanding disability. From theory to practice. 1. Aufl. Houndmills: McMillan.

Oshana, Marina (2003): How much schould we value autonomy? In: *Social Philosophy and Policy* 20 (2), S. 99–126. DOI: 10.1017/S0265052503202041.

Oshana, Marina (2013): Relational Autonomy. In: Hugh Lafollette (Hg.): International Encyclopedia of Ethics. Oxford, UK: Blackwell Publishing Ltd, S. 1–13.

Oshana, Marina (Hg.) (2015): Personal autonomy and social oppression. Philosophical perspectives. 1. Aufl. New York: Routledge Taylor & Francis Group (Routledge studies in contemporary philosophy, 65).

Osterloh, Falk (2021): Geriatrische Versorgung: Der Bedarf wird steigen. In: *Deutsches Ärzteblatt* 118 (40), A1800–A1804. Online verfügbar unter https://www.aerzteblatt.de/archiv/221425/Geriatrische-Versorgung-Der-Bedarf-wird-steigen, zuletzt geprüft am 13.12.2023.

Overall, Christine (2016): How Old Is Old? Changing Conceptions of Old Age. In: Geoffrey Scarre (Hg.): The Palgrave Handbook of the Philosophy of Aging. 1. Aufl. London: Palgrave Macmillan UK, S. 13–30.

Overall, Christine (2022): Is Ageing Good? In: C. S. Wareham (Hg.): The Cambridge Handbook of the Ethics of Ageing: Cambridge University Press, S. 66–78.

Pack, Rachael; Hand, Carri; Rudman, Debbie L.; Huot, Suzanne (2019): Governing the ageing body: explicating the negotiation of ›positive‹ ageing in daily life. In: *Ageing and Society* 39 (9), S. 2085–2108. DOI: 10.1017/S0144686X18000442.

Palmore, Erdman B. (1977): Facts on Aging: A Short Quiz. In: *The Gerontologist* 17 (4), S. 315–320. DOI: 10.1093/geront/17.4.315.

Palmore, Erdman B. (1981): The Facts on Aging Quiz: Part Two. In: *The Gerontologist* 21 (4), S. 431–437. DOI: 10.1093/geront/21.4.431.

Palmore, Erdman B. (1995): Successful aging. Criticisms. In: George L. Maddox (Hg.): The Encyclopedia of Aging. A Comprehensive Resource in Gerontology and Geriatrics. 2. Aufl.: Springer, S. 914–915.

Palmore, Erdman B. (2001): The ageism survey: first findings. In: *The Gerontologist* 41 (5), S. 572–575. DOI: 10.1093/geront/41.5.572.

Paula Couto, Maria C. P. de; Huang, Tingting; Rothermund, Klaus (2022): Age Specificity in Explicit and Implicit Endorsement of Prescriptive Age Stereotypes. In: *Frontiers in psychology* 13, Artikel 820739. DOI: 10.3389/fpsyg.2022.820739.

Pel-Littel, Ruth E.; Snaterse, Marjolein; Teppich, Nelly Marela; Buurman, Bianca M.; van Etten-Jamaludin, Faridi S.; van Weert, Julia C. M. et al. (2021): Barriers and facilitators for shared decision making in older patients with multiple chronic conditions: a systematic review. In: *BMC Geriatrics* 21 (1), Artikel 112. DOI: 10.1186/s12877-021-02050-y.

Peña-Guzmán, David M.; Reynolds, Joel M. (2019): The Harm of Ableism: Medical Error and Epistemic Injustice. In: *Kennedy Institute of Ethics journal* 29 (3), S. 205–242. DOI: 10.1353/ken.2019.0023.

Petropulos, Kostas (2011): Die Alterslast sollen andere tragen. In: *Die Zeit*, 14.06.2011. Online verfügbar unter https://www.zeit.de/gesellschaft/zeitgeschehen/2011-06/demografie-gesundheit-krankenkasse, zuletzt geprüft am 19.11.2021.

Pfaller, Larissa; Schweda, Mark (Hg.) (2024): »Successful Aging«? Wiesbaden: Springer Fachmedien Wiesbaden (Altern & Gesellschaft).

Pham, Michel T. (2007): Emotion and Rationality: A Critical Review and Interpretation of Empirical Evidence. In: *Review of General Psychology* 11 (2), S. 155–178. DOI: 10.1037/1089-2680.11.2.155.

Poewe, Werner; Seppi, Klaus; Tanner, Caroline M.; Halliday, Glenda M.; Brundin, Patrik; Volkmann, Jens et al. (2017): Parkinson disease. In: *Nature Reviews Disease Primers* 3, Artikel 17013. DOI: 10.1038/nrdp.2017.13.

Prendki, Virginie; Tau, Noam; Avni, Tomer; Falcone, Marco; Huttner, Angela; Kaiser, Laurent et al. (2020): A systematic review assessing the under-representation of elderly adults in COVID-19 trials. In: *BMC Geriatrics* 20 (1), S. 538. DOI: 10.1186/s12877-020-01954-5.

Previtali, Federica; Allen, Laura D.; Varlamova, Maria (2020): Not Only Virus Spread: The Diffusion of Ageism during the Outbreak of COVID-19. In: *Journal of Aging & Social Policy* 32 (4–5), S. 506–514. DOI: 10.1080/08959420.2020.1772002.

Prince, Martin J.; Wu, Fan; Guo, Yanfei; Gutierrez Robledo, Luis M.; O'Donnell, Martin; Sullivan, Richard; Yusuf, Salim (2015): The burden of disease in older people and implications for health policy and practice. In: *The Lancet* 385 (9967), S. 549–562. DOI: 10.1016/S0140-6736(14)61347-7.

Pritchard-Jones, Laura (2017): Ageism and Autonomy in Health Care: Explorations Through a Relational Lens. In: *Health care analysis* 25 (1), S. 72–89. DOI: 10.1007/s10728-014-0288-1.

Protière, Christel; Viens, Patrice; Rousseau, Frédérique; Moatti, Jean Paul (2010): Prescribers' attitudes toward elderly breast cancer patients. Discrimination or empathy? In: *Critical reviews in oncology/hematology* 75 (2), S. 138–150. DOI: 10.1016/j.critrevonc.2009.09.007.

Pruchno, Rachel A.; Wilson-Genderson, Maureen; Rose, Miriam; Cartwright, Francine (2010): Successful aging: early influences and contemporary characteristics. In: *The Gerontologist* 50 (6), S. 821–833. DOI: 10.1093/geront/gnq041.

Puddifoot, Katherine (2018): Epistemic discrimination. In: Kasper Lippert-Rasmussen (Hg.): The Routledge Handbook of the Ethics of Discrimination. Abingdon, New York: Routledge (Routledge Handbooks in Applied Ethics), S. 54–67.

Putnam, Michelle; Bigby, Christine (Hg.) (2021): Handbook on Ageing with Disability. 1. Aufl. New York City: Routledge.

Rababa, Mohammad; Hammouri, Ammar M.; Hweidi, Issa M.; Ellis, Julie L. (2020): Association of nurses' level of knowledge and attitudes to ageism toward older adults: Cross-sectional study. In: *Nursing & Health Sciences* 22 (3), S. 593–601. DOI: 10.1111/nhs.12701.

Rabheru, Kiran; Byles, Julie E.; Kalache, Alexandre (2022): How »old age« was withdrawn as a diagnosis from ICD-11. In: *The Lancet Healthy Longevity* 3 (7), e457-e459. DOI: 10.1016/S2666-7568(22)00102-7.

Rabheru, Kiran; Gillis, Margaret (2021): Navigating the Perfect Storm of Ageism, Mentalism, and Ableism: A Prevention Model. In: *The American Journal of Geriatric Psychiatry* 29 (10), S. 1058–1061. DOI: 10.1016/j.jagp.2021.06.018.

Raspe, Heiner (2015): Die medizinische Indikation und ihre Regulierung in Zeiten der evidenzbasierten Medizin. In: Andrea Dörries und Volker Lipp (Hg.): Medizinische Indikation. Ärztliche, ethische und rechtliche Perspektiven Grundlagen und Praxis: Kohlhammer Verlag, S. 127–156.

Rauprich, Oliver; Steger, Florian (Hg.) (2005): Prinzipienethik in der Biomedizin. Moralphilosophie und medizinische Praxis. Frankfurt a.M.: Campus Verlag (Kultur der Medizin, 14).

Reader, Tom W.; Gillespie, Alex; Roberts, Jane (2014): Patient complaints in healthcare systems: a systematic review and coding taxonomy. In: *BMJ quality & safety* 23 (8), S. 678–689. DOI: 10.1136/bmjqs-2013-002437.

Reichstadt, Jennifer; Sengupta, Geetika; Depp, Colin A.; Palinkas, Lawrence A.; Jeste, Dilip V. (2010): Older adults' perspectives on successful aging: qualitative interviews. In: *The American Journal of Geriatric Psychiatry* 18 (7), S. 567–575. DOI: 10.1097/jgp.0b013e3181e040bb.

Reis, Andreas; Schmidhuber, Martina; Frewer, Andreas (Hg.) (2021): Pandemien und Ethik. Entwicklung – Probleme – Lösungen. 1. Aufl. Berlin, Heidelberg: Springer.

Reynolds, Joel M. (2017): »I'd rather be dead than disabled«—the ableist conflation and the meanings of disability. In: *Review of Communication* 17 (3), S. 149–163. DOI: 10.1080/15358593.2017.1331255.

Reznek, Lawrie (1987): The nature of disease. 1. Aufl. London, New York: Routledge (Routledge Library Editions: Health, Disease and Society).

Richter, Matthias; Hurrelmann, Klaus (Hg.) (2023): Soziologie von Gesundheit und Krankheit. Wiesbaden: Springer Fachmedien Wiesbaden.

Riedel, Annette; Lehmeyer, Sonja (Hg.) (2020): Ethik im Gesundheitswesen. Berlin, Heidelberg: Springer Berlin Heidelberg (Springer Reference Pflege – Therapie – Gesundheit).

Risjord, Mark (2009): Nursing Knowledge. Science, Practice, and Philosophy. Chichester: Wiley-Blackwell.

Rivenbark, Joshua G.; Ichou, Mathieu (2020): Discrimination in healthcare as a barrier to care: experiences of socially disadvantaged populations in France from a nationally representative survey. In: *BMC Public Health* 20 (1), Artikel 31. DOI: 10.1186/s12889-019-8124-z.

Rivera-López, Eduardo; Hevia, Martin (Hg.) (2019): Controversies in Latin American Bioethics. Cham: Springer International Publishing (International Library of Ethics, Law, and the New Medicine).

Robeyns, Ingrid (2017): Wellbeing, Freedom and Social Justice. The Capability Approach Re-Examined. Cambridge, UK: Open Book Publishers.

Rockwood, Kenneth; Song, Xiaowei; MacKnight, Chris; Bergman, Howard; Hogan, David B.; McDowell, Ian; Mitnitski, Arnold (2005): A global clinical measure of fitness and frailty in elderly people. In: *CMAJ (Canadian Medical Association Journal)* 173 (5), S. 489–495. DOI: 10.1503/cmaj.050051.

Rogers, Stephanie E.; Scully, Jackie Leach; Carter, Stacy M.; Entwistle, Vikki A.; Mills, Catherine (2022): Introduction. In: Wendy A. Rogers, Jackie L. Scully, Stacy M. Carter, Vikki A. Entwistle und Catherine Mills (Hg.): The Routledge Handbook of Feminist Bioethics. 1. Aufl. New York: Routledge, S. 1–12.

Rogers, Stephanie E.; Thrasher, Angela D.; Miao, Yinghui; Boscardin, W. John; Smith, Alexander K. (2015): Discrimination in Healthcare Settings is Associated with Disability in Older Adults: Health and Retirement Study, 2008–2012. In: *Journal of general internal medicine* 30 (10), S. 1413–1420. DOI: 10.1007/s11606-015-3233-6.

Rogers, Wendy (2017): Feminist Bioethics. In: Ann Garry, Serene J. Khader und Alison Stone (Hg.): The Routledge Companion to Feminist Philosophy. London, New York: Routledge Taylor & Francis Group (Routledge philosophy companions), S. 579–591.

Rogers, Wendy (2021): Vulnerability. In: Graeme Laurie, Edward Dove, Agomoni Ganguli-Mitra, Catriona McMillan, Emily Postan, Nayha Sethi und Annie Sorbie (Hg.): The Cambridge Handbook of Health Research Regulation: Cambridge University Press (Cambridge Law Handbooks), S. 17–25.

Rogers, Wendy; Mackenzie, Catriona; Dodds, Susan (2012): Why bioethics needs a concept of vulnerability. In: *IJFAB: International Journal of Feminist Approaches to Bioethics* 5 (2), S. 11–38. DOI: 10.3138/ijfab.5.2.11.

Rogers, Wendy A.; Scully, Jackie L.; Carter, Stacy M.; Entwistle, Vikki A.; Mills, Catherine (Hg.) (2022): The Routledge Handbook of Feminist Bioethics. 1. Aufl. New York: Routledge.

Rohleder, Poul (2014): Othering. In: Thomas Teo (Hg.): Encyclopedia of Critical Psychology. 1. Aufl. New York, NY: Springer, S. 1306–1308.

Romero Starke, Karla; Reissig, David; Petereit-Haack, Gabriela; Schmauder, Stefanie; Nienhaus, Albert; Seidler, Andreas (2021): The isolated effect of age on the risk of COVID-19 severe outcomes: a systematic review with meta-analysis. In: *BMJ global health* 6 (12), Artikel e006434. DOI: 10.1136/bmjgh-2021-006434.

Rosenberg, Karen (2023): Medical Jargon May Lead to Confusion Among Patients. In: *The American journal of nursing* 123 (3), Artikel 61. DOI: 10.1097/01.naj.0000921824.12151.35.

Rowe, John W.; Kahn, Robert L. (1987): Human Aging: Usual and Successful. In: *Science* 237 (4811), S. 143–149. DOI: 10.1126/science.3299702.

Rowe, John W.; Kahn, Robert L. (1997): Successful aging. In: *The Gerontologist* 37 (4), S. 433–440. DOI: 10.1093/geront/37.4.433.

Rowe, John W.; Kahn, Robert L. (2015): Successful Aging 2.0: Conceptual Expansions for the 21st Century. In: *The journals of gerontology. Series B* 70 (4), S. 593–596. DOI: 10.1093/geronb/gbv025.

Rudnicka, Ewa; Napierała, Paulina; Podfigurna, Agnieszka; Męczekalski, Błażej; Smolarczyk, Roman; Grymowicz, Monika (2020): The World Health Organization (WHO) approach to healthy ageing. In: *Maturitas* 139, S. 6–11. DOI: 10.1016/j.maturitas.2020.05.018.

Rychtaříková, Jitka (2019): Perception of population ageing and age discrimination across EU countries. In: *POPECON* 3 (4), S. 1–29. DOI: 10.3897/popecon.3.e49760.

Saad, Toni C. (2018): The history of autonomy in medicine from antiquity to principlism. In: *Medicine, health care, and philosophy* 21 (1), S. 125–137. DOI: 10.1007/s11019-017-9781-2.

Sadana, Ritu; Blas, Erik; Budhwani, Suman; Koller, Theadora; Paraje, Guillermo (2016): Healthy Ageing: Raising Awareness of Inequalities, Determinants, and What Could Be Done to Improve Health Equity. In: *The Gerontologist* 56 (Suppl_2), S178-193. DOI: 10.1093/geront/gnw034.

Salway, Sarah M.; Payne, Nick; Rimmer, Melanie; Buckner, Stefanie; Jordan, Hannah; Adams, Jean et al. (2017): Identifying inequitable healthcare in older people: systematic review of current research practice. In: *International journal for equity in health* 16 (1), Artikel 123. DOI: 10.1186/s12939-017-0605-z.

Samra, Rajvinder; Griffiths, Amanda; Cox, Tom; Conroy, Simon; Gordon, Adam; Gladman, John R. F. (2015): Medical students' and doctors' attitudes towards older patients and their care in hospital settings: a conceptualisation. In: *Age and ageing* 44 (5), S. 776–783. DOI: 10.1093/ageing/afv082.

Sanchini, Virginia; Sala, Roberta; Gastmans, Chris (2022): The concept of vulnerability in aged care: a systematic review of argument-based ethics literature. In: *BMC Medical Ethics* 23 (1), Artikel 84. DOI: 10.1186/s12910-022-00819-3.

Sandberg, Linn; Marshall, Barbara (2017): Queering Aging Futures. In: *Societies* 7 (3), Artikel 21. DOI: 10.3390/soc7030021.

Sanders, Ariëtte R. J.; van Weeghel, Inge; Vogelaar, Maartje; Verheul, William; Pieters, Ron H. M.; Wit, Niek J. de; Bensing, Jozien M. (2013): Effects of improved patient participation in primary care on health-related outcomes:

a systematic review. In: *Family practice* 30 (4), S. 365–378. DOI: 10.1093/fampra/cmt014.

Sayag, Maayan; Kavé, Gitit (2022): The effects of social comparisons on subjective age and self-rated health. In: *Ageing and Society* 42 (9), S. 2140–2153. DOI: 10.1017/S0144686X20002056.

Scarre, Geoffrey (Hg.) (2016): The Palgrave Handbook of the Philosophy of Aging. 1. Aufl. London: Palgrave Macmillan UK.

Schemmel, Christian (2021): Relational Autonomy, Equality, and Self-Respect. In: Natalie Stoljar und Kristin Voigt (Hg.): Autonomy and Equality. 1. Aufl. New York: Routledge, S. 103–124.

Schlenzka, Nathalie (2017): Diskriminierung als Teilhabehindernis – Erkenntnisse der Studie »Diskriminierungserfahrungen in Deutschland«. In: Elke Diehl (Hg.): Teilhabe für alle?! Lebensrealitäten zwischen Diskriminierung und Partizipation. Bonn: Bundeszentrale für politische Bildung (Schriftenreihe/Bundeszentrale für Politische Bildung, 10155), 256–284.

Schmidhuber, Martina (2016): Ambivalenzen der Medikalisierung. Ein Plädoyer für das Ernstnehmen der subjektiven Perspektive im Umgang mit Gesundheit und Krankheit. In: Andreas Frewer und Heiner Bielefeldt (Hg.): Das Menschenrecht auf Gesundheit. Normative Grundlagen und aktuelle Diskurse. Bielefeld: transcript Verlag (Menschenrechte in der Medizin), 195–213.

Schmidt, Ulf; Frewer, Andreas; Sprumont, Dominique (Hg.) (2020): Ethical research. The Declaration of Helsinki, and the past, present, and future of human experimentation. New York, NY: Oxford University Press.

Schöne-Seifert, Bettina; Friedrich, Daniel R.; Harney, Anke; Huster, Stefan; Raspe, Heiner (2018): »Medizinische Notwendigkeit«: Herausforderungen eines unscharfen Begriffs. In: *Ethik in der Medizin* 30 (4), S. 325–341. DOI: 10.1007/s00481-018-0497-5.

Schramme, Thomas (Hg.) (op. 2012): Krankheitstheorien. Berlin: Suhrkamp (Suhrkamp-Taschenbuch Wissenschaft, 2011).

Schramme, Thomas (2017): Gesundheit und Krankheit in der philosophischen Diskussion. In: Susanne Beck (Hg.): Krankheit und Recht. Berlin, Heidelberg: Springer (MedR Schriftenreihe Medizinrecht), S. 3–24.

Schramme, Thomas (2022): Determining Oneself and Determining One's Self. In: James F. Childress und Michael Quante (Hg.): Thick (Concepts of) Autonomy. Personal Autonomy in Ethics and Bioethics, Bd. 146. Cham: Springer International Publishing (Philosophical Studies Series), S. 33–52.

Schramme, Thomas (2023): Health as Complete Well-Being: The WHO Definition and Beyond. In: *Public Health Ethics*, Artikel phad017. DOI: 10.1093/phe/phad017.

Schroeter, Klaus R. (2021b): Zur Hinführung: Doing Age im Fokus von Agency, Corporeality und Embodiment: Eine Heuristik zur sozialen Konstruktion des Alter(n)s. In: Franz Kolland, Vera Gallistl und Viktoria Parisot (Hg.): Kulturgerontologie. Wiesbaden: Springer Fachmedien Wiesbaden (Altern & Gesellschaft), S. 25–57.

Schroeter, Klaus R. (2021a): Zur historischen Entwicklung der Kritischen Gerontologie. In: Kirsten Aner und Klaus R. Schroeter (Hg.): Kritische Gerontologie. Stuttgart: Kohlhammer, S. 17–34.

Schroyen, Sarah; Adam, Stéphane; Jerusalem, Guy; Missotten, Pierre (2015): Ageism and its clinical impact in oncogeriatry: state of knowledge and therapeutic leads. In: *Clinical interventions in aging* 10, S. 117–125. DOI: 10.2147/CIA.S70942.

Schwartz, Friedrich Wilhelm; Walter, Ulla (2012): Altsein-Kranksein? In: Friedrich Wilhelm Schwartz, Ulla Walter, Johannes Siegrist, Petra Kolip, Reiner Leidl, Marie-Luise Dierks et al. (Hg.): Public Health. Gesundheit und Gesundheitswesen. 3. Aufl. München: Urban & Fischer; Elsevier, S. 167–185.

Schwartz, Friedrich Wilhelm; Walter, Ulla; Siegrist, Johannes; Kolip, Petra; Leidl, Reiner; Dierks, Marie-Luise et al. (Hg.) (2012): Public Health. Gesundheit und Gesundheitswesen. 3. Aufl. München: Urban & Fischer; Elsevier.

Schweda, Mark; Coors, Michael; Mitzkat, Anika; Pfaller, Larissa; Rüegger, Heinz; Schmidhuber, Martina et al. (2018): Ethische Aspekte des Alter(n)s im Kontext von Medizin und Gesundheitsversorgung: Problemaufriss und Forschungsperspektiven. In: *Ethik in der Medizin* 30 (1), S. 5–20. DOI: 10.1007/s00481-017-0456-6.

Scully, Jackie Leach (2014): Disability and Vulnerability: On Bodies, Dependence, and Power. In: Catriona Mackenzie, Wendy Rogers und Susan Dodds (Hg.): Vulnerability. New Essays in Ethics and Feminist Philosophy. New York: Oxford University Press (Studies in feminist philosophy), S. 204–221.

Scully, Jackie Leach (2018): From »She Would Say That, Wouldn't She?« to »Does She Take Sugar?« Epistemic Injustice and Disability. In: *IJFAB: International Journal of Feminist Approaches to Bioethics* 11 (1), S. 106–124. DOI: 10.3138/ijfab.11.1.106.

Sen, Amartya (1992): Inequality Reexamined. Oxford: Oxford University Press (Russell Sage Foundation Books).

Sen, Amartya (1999): Development as Freedom. Oxford: Oxford University Press.

Sen, Amartya (2002): Why health equity? In: *Health economics* 11 (8), S. 659–666. DOI: 10.1002/hec.762.

Sen, Amartya (2009b): Capability and Well-Being. In: Martha C. Nussbaum und Amartya Sen (Hg.): The quality of life. UNU-WIDER Studies in Development Economics. Reprinted. Oxford: Clarendon Press (Studies in development economics), S. 30–53.

Sen, Amartya (2009a): The Idea of Justice. Cambridge, MA: Harvard University Press.

Serna, Pedro; Seoane, José-Antonio (Hg.) (2016): Bioethical Decision Making and Argumentation. Cham: Springer International Publishing (International Library of Ethics, Law, and the New Medicine).

Shah, Ajit; Bhat, Ravi; Zarate-Escudero, Sofia; DeLeo, Diego; Erlangsen, Annette (2016): Suicide rates in five-year age-bands after the age of 60 years: the international landscape. In: *Aging & mental health* 20 (2), S. 131–138. DOI: 10.1080/13607863.2015.1055552.

Shaw, Clarissa A.; Gordon, Jean K. (2021): Understanding Elderspeak: An Evolutionary Concept Analysis. In: *Innovation in aging* 5 (3), Artikel igab023. DOI: 10.1093/geroni/igab023.

Shiovitz-Ezra, Sharon; Shemesh, Jonathan; McDonnell/Naughton, Mary (2018): Pathways from Ageism to Loneliness. In: Liat Ayalon und Clemens Tesch-Römer (Hg.): Contemporary Perspectives on Ageism, Bd. 19. New York: Springer (International Perspectives on Aging, 19), S. 131–147.

Shlisky, Julie; Bloom, David E.; Beaudreault, Amy R.; Tucker, Katherine L.; Keller, Heather H.; Freund-Levi, Yvonne et al. (2017): Nutritional Considerations for Healthy Aging and Reduction in Age-Related Chronic Disease12. In: *Advances in Nutrition* 8 (1), S. 17–26. DOI: 10.3945/an.116.013474.

Silverman, Arielle M.; Cohen, Geoffrey L. (2014): Stereotypes as stumbling-blocks: how coping with stereotype threat affects life outcomes for people with physical disabilities. In: *Personality & social psychology bulletin* 40 (10), S. 1330–1340. DOI: 10.1177/0146167214542800.

Singh, Mini; Shipman, Alexa R. (2022): Embracing medical education research: gaps, needs and opportunities. In: *Clinical and experimental dermatology* 47 (12), S. 2077–2080. DOI: 10.1111/ced.15399.

Sir, Özcan; Hesselink, Gijs; Schoon, Yvonne; Olde Rikkert, Marcel G. M. (2021): Dutch emergency physicians insufficiently educated in geriatric emergency medicine: results of a nationwide survey. In: *Age and ageing* 50 (6), S. 1997–2003. DOI: 10.1093/ageing/afab175.

Skirbekk, Helge; Nortvedt, Per (2014): Inadequate treatment for elderly patients: professional norms and tight budgets could cause »ageism« in hospitals. In: *Health care analysis : HCA : journal of health philosophy and policy* 22 (2), S. 192–201. DOI: 10.1007/s10728-012-0207-2.

Slavin, Masha J.; Rajan, Mangala; Kern, Lisa M. (2020): Internal medicine residents identify gaps in medical education on outpatient referrals. In: *BMC Medical Education* 20 (1), S. 243. DOI: 10.1186/s12909-020-02177-3.

Spuling, Svenja M.; Wurm, Susanne; Wolff, Julia K.; Wünsche, Jenna (2017): Heißt krank zu sein sich auch krank zu fühlen? Subjektive Gesundheit und ihr Zusammenhang mit anderen Gesundheitsdimensionen. In: Katharina Mahne, Julia Katharina Wolff, Julia Simonson und Clemens Tesch-Römer (Hg.): Altern im Wandel. Zwei Jahrzehnte Deutscher Alterssurvey (DEAS). Wiesbaden: Springer VS (Open), S. 157–170.

Stadelbacher, Stephanie; Schneider, Werner (2020): Einleitung: Lebenswirklichkeiten des Alter(n)s – Vielfalt, Heterogenität, Ungleichheit. In: Stephanie Stadelbacher und Werner Schneider (Hg.): Lebenswirklichkeiten des Alter(n)s, Bd. 46. Wiesbaden: Springer Fachmedien Wiesbaden, S. 1–24.

Stadelbacher, Stephanie; Schneider, Werner (Hg.) (2020): Lebenswirklichkeiten des Alter(n)s. Wiesbaden: Springer Fachmedien Wiesbaden.

Stambler, Ilia; Alekseev, Aleksey; Matveyev, Yuri; Khaltourina, Daria (2022): Advanced pathological ageing should be represented in the ICD. In: *The lancet. Healthy longevity* 3 (1), e11. DOI: 10.1016/S2666-7568(21)00305-6.

Statistisches Bundesamt (2021): Öffentliche Sozialleistungen. Lebenslagen der behinderten Menschen, Ergebnis des Mikrozensus 2019. Hg. v. Statistisches Bundesamt (Destatis) (5122123199004).

Steinbock, Bonnie (Hg.) (2007): The Oxford Handbook of Bioethics. Oxford: Oxford University Press (Oxford handbooks in philosophy).

Steinfath, Holmer (2016): Das Wechselspiel von Autonomie und Vertrauen – eine philosophische Einführung. In: Holmer Steinfath und Claudia Wiesemann (Hg.): Autonomie und Vertrauen. Wiesbaden: Springer Fachmedien Wiesbaden, S. 11–68.

Steinfath, Holmer; Wiesemann, Claudia (Hg.) (2016): Autonomie und Vertrauen. Wiesbaden: Springer Fachmedien Wiesbaden.

Stewart, Michael A. (2018): Stuck in the middle: the impact of collaborative interprofessional communication on patient expectations. In: *Shoulder & elbow* 10 (1), S. 66–72. DOI: 10.1177/1758573217735325.

Stiggelbout, A. M.; Pieterse, A. H.; de Haes, Johanna C. J. M. (2015): Shared decision making: Concepts, evidence, and practice. In: *Patient education and counseling* 98 (10), S. 1172–1179. DOI: 10.1016/j.pec.2015.06.022.

Stoljar, Natalie; Mackenzie, Catriona (2022): Relational autonomy in feminist bioethics. In: Wendy A. Rogers, Jackie L. Scully, Stacy M. Carter, Vikki A. Entwistle und Catherine Mills (Hg.): The Routledge Handbook of Feminist Bioethics. 1. Aufl. New York: Routledge, S. 71–83.

Stoljar, Natalie; Voigt, Kristin (Hg.) (2021): Autonomy and Equality. 1. Aufl. New York: Routledge.

Storlie, Timothy A. (2015): Person-centered communication with older adults. The professional provider's guide. London, UK: Academic Press.

Stuck, Andreas E.; Masud, Tahir (2022): Health care for older adults in Europe: how has it evolved and what are the challenges? In: *Age and ageing* 51 (12), Artikel afac287. DOI: 10.1093/ageing/afac287.

Stypińska, Justyna; Nikander, Pirjo (2018): Ageism and Age Discrimination in the Labour Market: A Macrostructural Perspective. In: Liat Ayalon und Clemens Tesch-Römer (Hg.): Contemporary Perspectives on Ageism, Bd. 19. New York: Springer (International Perspectives on Aging, 19), S. 91–108.

Sullivan, Mark D. (2017): The Patient as Agent of Health and Health Care. Autonomy in Patient-Centered Care for Chronic Conditions. New York: Oxford University Press.

Sun, Jennifer K.; Kim, Eric S.; Smith, Jacqui (2017): Positive Self-Perceptions of Aging and Lower Rate of Overnight Hospitalization in the US Population Over Age 50. In: *Psychosomatic medicine* 79 (1), S. 81–90. DOI: 10.1097/PSY.0000000000000364.

Sun, Jennifer K.; Smith, Jacqui (2017): Self-Perceptions of Aging and Perceived Barriers to Care: Reasons for Health Care Delay. In: *The Gerontologist* 57 (suppl_2), S216-S226. DOI: 10.1093/geront/gnx014.

Swift, Hannah J.; Abrams, Dominic; Lamont, Ruth A.; Drury, Lisbeth (2017): The Risks of Ageism Model: How Ageism and Negative Attitudes toward Age Can Be a Barrier to Active Aging. In: *Social Issues and Policy Review* 11 (1), S. 195–231. DOI: 10.1111/sipr.12031.

Swift, Hannah J.; Abrams, Dominic; Marques, Sibila; Vauclair, Christin-Melanie; Bratt, Christopher; Lima, Maria-Luisa (2018): Agisem in the European Region: Finding from the European Social Survey. In: Liat Ayalon und Clemens Tesch-Römer (Hg.): Contemporary Perspectives on Ageism, Bd. 19. New York: Springer (International Perspectives on Aging, 19), S. 441–459.

Swift, Hannah J.; Chasteen, Alison L. (2021): Ageism in the time of COVID-19. In: *Group processes & intergroup relations : GPIR* 24 (2), S. 246–252. DOI: 10.1177/1368430220983452.

Taghizadeh Larsson, Annika; Jönson, Håkan (2018): Ageism and the Rights of Older People. In: Liat Ayalon und Clemens Tesch-Römer (Hg.): Contemporary Perspectives on Ageism, Bd. 19. New York: Springer (International Perspectives on Aging, 19), S. 369–382.

Tajfel, Henri; Turner, John (1978): An intergrative theory of intergroup conflict. In: William G. Austin und Stephen Worchel (Hg.): The Social Psychology of Intergroup Relations. Monterey: Brooks/Cole, S. 33–47.

Tavares, Jéssica; Santinha, Gonçalo; Rocha, Nelson P. (2021): Age-Friendly Health Care: A Systematic Review. In: *Healthcare (Basel, Switzerland)* 9 (1). DOI: 10.3390/healthcare9010083.

Teater, Barbra; Chonody, Jill M. (2020): How Do Older Adults Define Successful Aging? A Scoping Review. In: *International journal of aging & human development* 91 (4), S. 599–625. DOI: 10.1177/0091415019871207.

ten Have, Henk (Hg.) (2016): Encyclopedia of Global Bioethics. Cham: Springer International Publishing.

ten Have, Henk (2016): Vulnerability. Challenging Bioethics. London, New York: Routledge.

Teo, Thomas (Hg.) (2014): Encyclopedia of Critical Psychology. 1. Aufl. New York, NY: Springer.

Tesch-Römer, Clemens (2019): Theorien der sozial- und verhaltenswissenschaftlichen Alternsforschung. In: Karsten Hank, Frank Schulz-Nieswandt, Michael Wagner und Susanne Zank (Hg.): Alternsforschung. Handbuch für Wissenschaft und Praxis. 1. Aufl. Baden-Baden: Nomos, S. 49–82.

Thake, Miriam; Lowry, Andrew (2017): A systematic review of trends in the selective exclusion of older participant from randomised clinical trials. In: *Archives of gerontology and geriatrics* 72, S. 99–102. DOI: 10.1016/j.archger.2017.05.017.

Thomsen, Frej Klem (2018): Direct discrimination. In: Kasper Lippert-Rasmussen (Hg.): The Routledge Handbook of the Ethics of Discrimination. Abingdon, New York: Routledge (Routledge Handbooks in Applied Ethics), S. 19–29.

Timmermans, Stefan; Haas, Steven (2008): Towards a sociology of disease. In: *Sociology of health & illness* 30 (5), S. 659–676. DOI: 10.1111/j.1467-9566.2008.01097.x.

Tobin, Thomas; Gutiérrez, Ángela; Farmer, Heather R.; Erving, Christy L. Hargrove, Taylor W. (2023): Intersectional Approaches to Minority Aging Research. In: *Current epidemiology reports* 10 (1), S. 33–43. DOI: 10.1007/s40471-022-00317-5.

Tsukuda, Ruth Ann (1990): Interdisciplinary Collaboration: Teamwork in Geriatrics. In: Christine K. Cassel, Donald E. Riesenberg, Leif B. Sorensen und John R. Walsh (Hg.): Geriatric Medicine. 2. Aufl. New York: Springer New York, S. 668–675.

Turan, Janet M.; Elafros, Melissa A.; Logie, Carmen H.; Banik, Swagata; Turan, Bulent; Crockett, Kaylee B. et al. (2019): Challenges and opportunities in examining and addressing intersectional stigma and health. In: *BMC Medicine* 17 (1), Artikel 7. DOI: 10.1186/s12916-018-1246-9.

Turner, Bryan S. (1995): Medical Power and Social Knowledge. London: SAGE Publications.

Turner, Bryan S. (2006): Vulnerability and Human Rights. University Park, USA: Penn State University Press (Essays on Human Rights, 1).

Twigg, Julia; Martin, Wendy (Hg.) (2015): Routledge Handbook of Cultural Gerontology. London: Routledge (Routledge international handbooks).

UN (1948): Resolution 217 A (III) der Generalversammlung vom 10. Dezember 1948. Allgemeine Erklärung der Menschenrechte. Vereinte Nationen. Online verfügbar unter www.un.org/depts/german/menschenrechte/aemr.pdf, zuletzt geprüft am 06.12.2022.

UN (1966): International Covenant on Economic Social and Cultural Rights? Adopted and opened for signature, ratification and accession by General Assembly resolution 2200A (XXI). Vereinte Nationen. Online verfügbar unter https://www.ohchr.org/en/instruments-mechanisms/instruments/international-covenant-economic-social-and-cultural-rights, zuletzt geprüft am 16.02.2023.

UN (2000): Allgemeine Bemerkung Nr. 14: Das Recht auf ein Höchstmaß an Gesundheit (Artikel 12). Zweiundzwanzigste Sitzung (2000), E/C.12/2000/4. UN-Ausschuss für wirschaftliche, soziale und kulturelle Rechte. Vereinte Nationen.

UN (2002): Political Declaration and Madrid International Plan of Action on Ageing. Second World Assembly on Ageing, Madrid, Spain. 8–12 April 2002. New York: United Nations. Online verfügbar unter https:

//www.un.org/esa/socdev/documents/ageing/MIPAA/political-declaration-en.pdf, zuletzt geprüft am 15.12.2023.

UN (2020): United Nations Decade of Healthy Ageing (2021–2030). resolution/adopted by the General Assembly. Vereinte Nationen. New York (A/RES/75/131). Online verfügbar unter https://digitallibrary.un.org/record/3895802?ln=en, zuletzt geprüft am 15.12.2023.

UN (2021): Pandemic exposes ageism and age discrimination in society, says UN expert. International Day of Older Persons, 1 October 2021. Genf. Mahler, Claudia. Online verfügbar unter https://www.ohchr.org/en/press-releases/2021/09/pandemic-exposes-ageism-and-age-discrimination-society-says-un-expert, zuletzt geprüft am 20.11.2023.

UNECE (2021): Guidelines for Mainstreaming Ageing. ECE/WG.1/37. Hg. v. Vereinte Nationen. UNITED NATIONS ECONOMIC COMMISSION FOR EUROPE. Genf. Online verfügbar unter https://unece.org/sites/default/files/2021-03/ECE-WG.1-37_Guidelines_for-Mainstreaming_Ageing_1.pdf, zuletzt geprüft am 15.12.2023.

van den Heuvel, Wim J. A.; van Santvoort, Marc M. (2011): Experienced discrimination amongst European old citizens. In: *Eur J Ageing* 8 (4), S. 291–299. DOI: 10.1007/s10433-011-0206-4.

van Dyk, Silke (2016): The othering of old age: Insights from Postcolonial Studies. In: *Journal of aging studies* 39, S. 109–120. DOI: 10.1016/j.jaging.2016.06.005.

van Leeuwen, Karen M.; van Loon, Miriam S.; van Nes, Fenna A.; Bosmans, Judith E.; de Vet, Henrica C. W.; Ket, Johannes C. F. et al. (2019): What does quality of life mean to older adults? A thematic synthesis. In: *PloS ONE* 14 (3), e0213263. DOI: 10.1371/journal.pone.0213263.

van Loon, Anouk M.; Depla, Marja F. I. A.; Hertogh, Cees M. P. M.; Huisman, Martijn; Kok, Almar A. L. (2023): The Disability Paradox? Trajectories of Well-Being in Older Adults With Functional Decline. In: *Journal of aging and health* 35 (1–2), S. 125–137. DOI: 10.1177/08982643221108660.

Vasunilashorn, Sarinnapha; Steinman, Bernard A.; Liebig, Phoebe S.; Pynoos, Jon (2012): Aging in place: evolution of a research topic whose time has come. In: *Journal of aging research* 2012, Artikel 120952. DOI: 10.1155/2012/120952.

Veltman, Andrea; Piper, Mark (Hg.) (2014): Autonomy, Oppression, and Gender. New York: Oxford University Press.

Venkatapuram, Sridhar; Amuthavalli Thiyagarajan, Jotheeswaran (2023): The Capability Approach and the WHO healthy ageing framework (for the UN

Decade of Healthy Ageing). In: *Age and ageing* 52 (Suppl 4), iv6-iv9. DOI: 10.1093/ageing/afad126.

Venkatapuram, Sridhar; Broadbent, Alex (Hg.) (2022): The Routledge Handbook of Philosophy of Public Health. London, New York: Routledge Taylor & Francis Group (Routledge Handbooks in Applied Ethics).

Vergano, Marco; Bertolini, Guido; Giannini, Alberto; Gristina, Giuseppe R.; Livigni, Sergio; Mistraletti, Giovanni et al. (2020): Clinical ethics recommendations for the allocation of intensive care treatments in exceptional, resource-limited circumstances: the Italian perspective during the COVID-19 epidemic. In: *Critical care (London, England)* 24 (1), S. 165. DOI: 10.1186/s13054-020-02891-w.

Victor, Elizabeth; Luna, Florencia; Guidry-Grimes, Laura; Reiheld, Alison (2022): Vulnerability in practice: Peeling back the layers, avoiding triggers, and preventing cascading effects. In: *Bioethics* 36 (5), S. 587–596. DOI: 10.1111/bioe.13023.

von Hülsen-Esch, Andrea; Seidler, Miriam; Tagsold, Christian (Hg.) (2013): Methoden der Alter(n)sforschung. Disziplinäre Positionen und transdisziplinäre Perspektiven: transcript Verlag (Alter(n)skulturen, v.1).

Waddell, Alex; Lennox, Alyse; Spassova, Gerri; Bragge, Peter (2021): Barriers and facilitators to shared decision-making in hospitals from policy to practice: a systematic review. In: *Implementation science : IS* 16 (1), Artikel 74. DOI: 10.1186/s13012-021-01142-y.

Wanzer, Melissa Bekelja; Booth-Butterfield, Melanie; Gruber, Kelly (2004): Perceptions of health care providers' communication: relationships between patient-centered communication and satisfaction. In: *Health communication* 16 (3), S. 363–383. DOI: 10.1207/S15327027HC1603_6.

Wardrope, Alistair (2015): Medicalization and epistemic injustice. In: *Med Health Care and Philos* 18 (3), S. 341–352. DOI: 10.1007/s11019-014-9608-3.

Wareham, C. S. (Hg.) (2022): The Cambridge Handbook of the Ethics of Ageing: Cambridge University Press.

Watson, Nick; Vehmas, Simo (Hg.) (2020): Routledge handbook of disability studies. 2. Aufl. London, New York: Routledge Taylor & Francis Group (Taylor & Francis eBooks).

Welsh, Caroline; Ostgathe, Christoph; Frewer, Andreas; Bielefeldt, Heiner (Hg.) (2016): Autonomie und Menschenrechte am Lebensende: Grundlagen, Erfahrungen, Reflexionen aus der Praxis: transcript Verlag.

Weßel, Merle (2021): Feminist approach to geriatric care: comprehensive geriatric assessment, diversity and intersectionality. In: *Medicine, health care, and philosophy* 25 (1), S. 87–97. DOI: 10.1007/s11019-021-10052-1.

Weßel, Merle; Schweda, Mark (2023): Recognizing the Diverse Faces of Later Life: Old Age as a Category of Intersectional Analysis in Medical Ethics. In: *The Journal of medicine and philosophy* 48 (1), S. 21–32. DOI: 10.1093/jmp/jhac038.

Weßel, Merle; Stange, Lena; Ellerich-Groppe, Niklas; Pfaller, Larissa; Schweda, Mark (2024): ›Zwischen Idealisierung und Schreckensszenarien‹ – Zu einer empirisch informierten ethischen Reflexion erfolgreichen Alterns. In: Larissa Pfaller und Mark Schweda (Hg.): »Successful Aging«? Wiesbaden: Springer Fachmedien Wiesbaden (Altern & Gesellschaft), S. 105–120.

West, Candandace; Zimmerman, Don. H. (1987): Doing Gender. In: *Gender & Society* 1 (2), S. 125–151. DOI: 10.1177/0891243287001002002.

WHO: UN Decade of Healthy Ageing: Plan of Action. 2021–2030. Weltgesundheitsorganisation. Online verfügbar unter https://cdn.who.int/media/docs/default-source/decade-of-healthy-ageing/decade-proposal-final-apr2020-en.pdf, zuletzt geprüft am 02.09.2021.

WHO (1946): Constitution of the World Health Organization. Weltgesundheitsorganisation; Vereinte Nationen. New York. Online verfügbar unter https://treaties.un.org/doc/Treaties/1948/04/19480407%2010-51%20PM/Ch_IX_01p.pdf, zuletzt geprüft am 15.12.2023.

WHO (1978): Declaration of Alma-Ata. Weltgesundheitsorganisation. Online verfügbar unter https://cdn.who.int/media/docs/default-source/documents/almaata-declaration-en.pdf?sfvrsn=7b3c2167_2, zuletzt geprüft am 01.12.2022.

WHO (2001): International Classification of Functioning, Disability and Health. Weltgesundheitsorganisation. Genf (WHA54.21). Online verfügbar unter https://www.who.int/classifications/international-classification-of-functioning-disability-and-health, zuletzt geprüft am 15.12.2023.

WHO (2002): Active Aging. A Policy Framework. Weltgesundheitsorganisation. Genf (WHO/NMH/NPH/02.8). Online verfügbar unter http://apps.who.int/iris/bitstream/handle/10665/67215/WHO_NMH_NPH_02.8.pdf;jsessionid=585CD1C08CE35B898197F790C2F8DAA2?sequence=1, zuletzt geprüft am 14.10.2021.

WHO (2004): Active Ageing: Towards age-friendly primary health care. Weltgesundheitsorganisation. Genf (Active ageing series). Online verfügbar unter https://www.emro.who.int/images/stories/elderly/documents/towards_age_freindly_phc.pdf?ua=1, zuletzt geprüft am 15.12.2023.

WHO (2011): World Report on Disability. Genf.

WHO (2012): World Health Day 2012: Adding life to years. Manila. Bhushan, Anjana. Online verfügbar unter https://www.who.int/westernpacific/news/item/04-04-2012-world-health-day-2012-adding-life-to-years, zuletzt geprüft am 05.12.2023.

WHO (2015b): Ensuring a human rights-based approach for people living with dementia. Weltgesundheitsorganisation (WHO/MSD/MER/15.4). Online verfügbar unter https://www.ohchr.org/sites/default/files/Documents/Issues/OlderPersons/Dementia/ThematicBrief.pdf, zuletzt geprüft am 15.12.2023.

WHO (2015a): World report on ageing and health. Weltgesundheitsorganisation. Genf.

WHO (2017): Global Strategy and Action Plan on Ageing and Health. Weltgesundheitsorganisation. Genf. Online verfügbar unter https://iris.who.int/bitstream/handle/10665/329960/9789241513500-eng.pdf?sequence=1, zuletzt geprüft am 15.12.2023.

WHO (2020a): Decade of Healthy Aging. Basline Report Summary. Hg. v. Weltgesundheitsorganisation. Genf. Online verfügbar unter https://www.who.int/publications/i/item/9789240017900, zuletzt geprüft am 15.12.2023.

WHO (2020b): Older people are at highest risk from COVID-19, but all must act to prevent community spread. Kluge, Hans H. P. Online verfügbar unter https://www.who.int/europe/news/item/03-04-2020-statement-older-people-are-at-highest-risk-from-covid-19-but-all-must-act-to-prevent-community-spread, zuletzt geprüft am 20.10.2023.

WHO (2021): Global Report on Ageism. Hg. v. World Health Organisation. Genf. Online verfügbar unter https://iris.who.int/bitstream/handle/10665/340208/9789240016866-eng.pdf?sequence=1, zuletzt geprüft am 15.12.2023.

Wieseler, Christine (2020): Epistemic Oppression and Ableism in Bioethics. In: *Hypatia* 35 (4), S. 714–732. DOI: 10.1017/hyp.2020.38.

Wiesing, Urban (2017): Indikation. Theoretische Grundlagen und Konsequenzen für die ärztliche Praxis. 1. Aufl. Stuttgart: W. Kohlhammer.

Wiesing, Urban; Ehni, Hans-Jörg (2014): Die Deklaration von Helsinki des Weltärztebundes – Ethische Grundsätze für die Forschung am Menschen. In: Christian Lenk, Gunnar Duttge und Heiner Fangerau (Hg.): Handbuch

Ethik und Recht der Forschung am Menschen. Berlin, Heidelberg: Springer Berlin Heidelberg, S. 517–524.

Wilder, Marcee E.; Kulie, Paige; Jensen, Caroline; Levett, Paul; Blanchard, Janice; Dominguez, Luis W. et al. (2021): The Impact of Social Determinants of Health on Medication Adherence: a Systematic Review and Meta-analysis. In: *Journal of general internal medicine* 36 (5), S. 1359–1370. DOI: 10.1007/s11606-020-06447-0.

Wilińska, Monika; de Hontheim, Astrid; Anbäcken, Els-Marie (2018): Ageism in a Cross-Cultural Perspective: Reflections from the Research Field. In: Liat Ayalon und Clemens Tesch-Römer (Hg.): Contemporary Perspectives on Ageism, Bd. 19. New York: Springer (International Perspectives on Aging, 19), S. 425–440.

Willems, S.; Maesschalck, S. de; Deveugele, M.; Derese, A.; Maeseneer, J. de (2005): Socio-economic status of the patient and doctor-patient communication: does it make a difference? In: *Patient education and counseling* 56 (2), S. 139–146. DOI: 10.1016/j.pec.2004.02.011.

Williams, Kristine N.; Herman, Ruth; Gajewski, Byron; Wilson, Kristel (2009): Elderspeak communication: impact on dementia care. In: *American journal of Alzheimer's disease and other dementias* 24 (1), S. 11–20. DOI: 10.1177/1533317508318472.

Wilson, Yolonda; White, Amina; Jefferson, Akilah; Danis, Marion (2019): Intersectionality in Clinical Medicine: The Need for a Conceptual Framework. In: *The American journal of bioethics* 19 (2), S. 8–19. DOI: 10.1080/15265161.2018.1557275.

WMA (2008): Declaration of Helsinki. Ethical Principles for Medical Research Involving Human Subjects. World Medical Association. Online verfügbar unter https://www.wma.net/wp-content/uploads/2018/07/DoH-Oct2008.pdf, zuletzt geprüft am 15.12.2023.

Wurm, Susanne (2020): Altersbilder und Gesundheit. In: Andreas Frewer, Sabine Klotz, Christoph Herrler und Heiner Bielefeldt (Hg.): Gute Behandlung im Alter? Menschenrechte und Ethik zwischen Ideal und Realität. Bielefeld: transcript Verlag (Menschenrechte in der Medizin, 8), S. 25–41.

Wurm, Susanne; Diehl, Manfred; Kornadt, Anna E.; Westerhof, Gerben J.; Wahl, Hans-Werner (2017): How do views on aging affect health outcomes in adulthood and late life? Explanations for an established connection. In: *Developmental review* 46, S. 27–43. DOI: 10.1016/j.dr.2017.08.002.

Wylie, Alison (2004): Why Standpoints Matter. In: Sandra G. Harding (Hg.): The feminist standpoint theory reader. Intellectual and political controversies. New York: Routledge, S. 339–351.

Wylie, Alison (2012): Feminist Philosophy of Science. Standpoint Matters. In: *Proceedings and Addresses of the American Philosophical Association* (86), Artikel 2, S. 47–76. Online verfügbar unter https://www.jstor.org/stable/43661298 , zuletzt geprüft am 10.12.2023.

Wyman, Mary F.; Shiovitz-Ezra, Sharon; Bengel, Jürgen (2018): Ageism in the Health Care System: Providers, Patients, and Systems. In: Liat Ayalon und Clemens Tesch-Römer (Hg.): Contemporary Perspectives on Ageism, Bd. 19. New York: Springer (International Perspectives on Aging, 19), S. 193–212.

Yoshizaki-Gibbons, Hailee M. (2021): Integrating critical disability studies and critical gerontology to explore the complexities of ageing with disabilities. In: Michelle Putnam und Christine Bigby (Hg.): Handbook on Ageing with Disability. 1. Aufl. New York City: Routledge, S. 32–43.

Young, Jessica A.; Lind, Christopher; Orange, J. B.; Savundranayagam, Marie Y. (2019a): Expanding current understandings of epistemic injustice and dementia: Learning from stigma theory. In: *Journal of aging studies* 48, S. 76–84. DOI: 10.1016/j.jaging.2019.01.003.

Young, Rebecca E.; Goldberg, Joel O.; Struthers, C. Ward; McCann, Doug; Phills, Curtis E. (2019b): The Subtle Side of Stigma: Understanding and Reducing Mental Illness Stigma from a Contemporary Prejudice Perspective. In: *J Social Issues* 75 (3), S. 943–971. DOI: 10.1111/josi.12343.

Zhang, Min; Zhao, Hui; Meng, Fan-Ping (2020): Elderspeak to Resident Dementia Patients Increases Resistiveness to Care in Health Care Profession. In: *Inquiry: a journal of medical care organization, provision and financing* 57, Artikel 46958020948668. DOI: 10.1177/0046958020948668.